面部除皱术
实战图解

主　编　张陈威　王志军
副主编　聂云飞　柳　超　李高峰

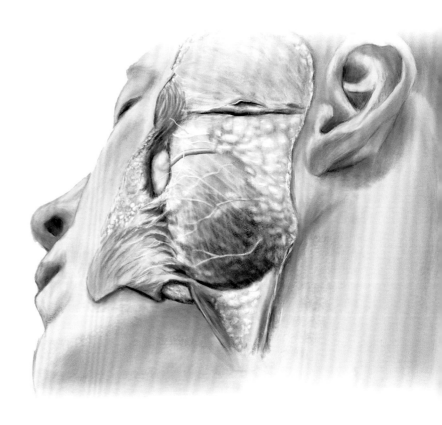

ATLAS OF FACIAL
RHYTIDECTOMY

人民卫生出版社
·北京·

图书在版编目（CIP）数据

面部除皱术实战图解 / 张陈威，王志军主编.
北京 ： 人民卫生出版社，2025. 1. -- ISBN 978-7-117
-37389-0

I. R622-64

中国国家版本馆 CIP 数据核字第 2025PQ8026 号

人卫智网	www.ipmph.com	医学教育、学术、考试、健康，购书智慧智能综合服务平台
人卫官网	www.pmph.com	人卫官方资讯发布平台

面部除皱术实战图解
Mianbu Chuzhoushu Shizhan Tujie

主　　编：张陈威　　王志军
出版发行：人民卫生出版社（中继线 010-59780011）
地　　址：北京市朝阳区潘家园南里 19 号
邮　　编：100021
E - mail：pmph @ pmph.com
购书热线：010-59787592　　010-59787584　　010-65264830
印　　刷：北京盛通印刷股份有限公司
经　　销：新华书店
开　　本：889×1194　　1/16　　印张：17
字　　数：431 千字
版　　次：2025 年 1 月第 1 版
印　　次：2025 年 1 月第 1 次印刷
标准书号：ISBN 978-7-117-37389-0
定　　价：228.00 元

打击盗版举报电话：**010-59787491**　　E-mail：**WQ @ pmph.com**
质量问题联系电话：**010-59787234**　　E-mail：**zhiliang @ pmph.com**
数字融合服务电话：**4001118166**　　E-mail：**zengzhi @ pmph.com**

编 者（以姓氏汉语拼音为序）

付记乐　南方医科大学南方医院

黄其然　东莞市东部中心医院（暨南大学附属第六医院）

黄子龙　深圳博颜知美医疗美容诊所

李　丹　柳大烈医生集团

李　琼　东莞市东部中心医院（暨南大学附属第六医院）

李高峰　深圳艺星医疗美容医院

李建赤　深圳市光明区人民医院

李晓平　深圳喜丽医疗美容门诊部

柳　超　柳大烈医生集团

罗　恺　深圳美丽方案医疗美容诊所

聂云飞　宜春学院美容医学院

宁博强　深圳漾妃轻颜诊所

彭君强　梅州市中医医院

尚绍辉　深圳爱尚美医疗美容门诊部

王志军　大连大学整形外科研究所

严文辉　中国医学科学院肿瘤医院深圳医院

袁　强　北京联合丽格第二医院

张陈威　柳大烈医生集团

张亚梅　深圳思莉医疗美容门诊部

张中强　深圳市龙华区中心医院

郑旭东　深圳丝域禾颜布她医疗美容诊所

插　画　张陈威

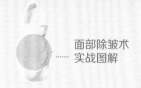

由整形美容的"美"随想而说

真善美，作为中国美容外科发展宗旨，已成为医疗行为的原则之一，我认为这是再好不过的事情了。譬如，真——真实、真诚；善——善意，医学伦理学原则；美——美学、美容、美体、生命活力之美。真善美，更是人类生存追求的目标，也是社会政治、经济生活的指导原则：真，是人们对物质世界的认知和求证，对普遍真理的追索；善，是生产实践中相互利他的行为和道德规范；美，是审视物质和精神的愉悦感受和普遍认同的规则。审美活动是双向的，审美双方相互依存。审美者的评价取决于个体的内在美学素养。文化积淀和美学意识的培养因人而异，从而导致美学价值的参差不齐。

美容外科医生，作为审美的主动一方，通过手术改变求美者的外观，故其文化素质和美学修养可改善后者的生活与精神风貌。因此，美容外科医生提高文化素养、培育美学涵养就格外重要了，这也将成为现今的整形美容专业与传统外科医疗的重要区别之一。换言之，美容外科医生必须是个美学家，美盲的人做不了美容外科医生，充其量只是个手术匠人而已。在提高美学素养的过程中，强调"形象思维"是非常重要的，要启发和培养自己的形象思维能力。用具体形象诠释语言叙述和构想，要善于想象和联想。在转化过程中去发现美、创造美。每例求美者的手术，都是外科医生对个体美的发掘和肯定，并通过灵巧的双手和真诚的努力去实现它。

美容外科是整形外科的分支专业，整形外科必然是美容外科的基础。美容外科应遵循整形外科的基本理论、基础知识、基本技能和整形外科原则。然而，在社会上那些不遵循甚至违背整形外科理论、原则的医疗"怪象"却屡见不鲜。由于美容外科医生在缺乏基础知识、理论和原则的状态下行医，就像墙上芦苇，头重脚轻根底浅，是很难获得优秀可靠的效果。也就是说，背离了宗旨原则，忘记了初心，是不会走在正确道路上的。

上述的基础知识、基本理论、基本技能是科学，完全能体现**真**。遵循医学伦理学原则和整形外科原则，虽然不是完全但也能部分地体现**善**。美容外科的美字，是有必要搞懂的"关键词"。美容外科的美，指美容外科医生应该是美学家，能够应用容貌美、形体美的美学知识和理论。关于后者已有的内容丰富而厚实，待研究的课题数不胜数。然而，业内外几十年来经常把医疗美容与生活美容、美甲、美发混为一谈（统称为美业），这是对"美"的肤浅字面理解。

美容外科医生是追求形态与功能俱佳的外科医生。题中应有之义的方案与技术，就是不损害功能的容貌美和形体美之效果。这既是要求与追求，又是任务与天职。随之而来的是美容外科医生为了很好地完成任务而必须解决的自身建设问题——学习和研究容貌美学与形体美学。因为，只有学到并掌握了那些关于长度、弧度、角度、凹度，关于比例、黄金分割、三庭五眼等一系列的干巴巴但又活灵活现、栩栩如生的数值，才能指导我们手术设计甚至每一个操作细节。在面部，还需要理解和掌握包括眼、鼻和不限于这些的喜怒哀乐悲恐惊的灵动表情变化的机制（生理、情绪）。后者，为生命活力美的内容之一。笔者将前者与后者分别称为"静态美（学）"与"动态美（学）"。这些知识和理论对我们来说如此重要，那么美容外科医生要从哪些渠道学习获得？答案有三——一，人体测量学中有部分现成的内容；二，从人体绘画艺术课中学习获得是最佳途径；三，策划标准的科研设计展开测量、观察，是美容外科医生迈向专家学者的困难而光荣之路径。上述的第三个路径，对于我国的美容外科事业具有现实和历史意义。这是因为以往的知识和理论多针对的是西方人，而东方人和西方人在面型、解剖、文化背景等方面存在较大的差异。

《面部除皱术实战图解》是一本名副其实的图谱，全书共有607幅图。前半部分是关于面颈部解剖的手绘图，接近200幅；后半部分是关于除皱手术的照片和手绘图，400余幅。由此不难看出，本图谱的写作、绘制、出版过程，走过了多少艰苦卓绝、辛勤努力的日日夜夜。张陈威博士仅绘画这项能力的养成，就历时十年时间。功夫不负有心人。当本图谱展现在读者面前的时候，至少有以下三点是完全可以肯定的。

第一，书中解剖图反映的是亚洲人的面部、颈部解剖情况。由于东、西方人面部解剖学方面的差异较大，所以这一点尤为重要。

第二，本书前半部通过大量由张陈威博士自绘的精美示意图对面颈部解剖进行了全面、深入、精准的介绍。学习掌握面颈部解剖的系统性、细节性、整体性实属不易，但这对整形美容外科医师职业生涯的重要性不言而喻。张陈威博士作为一名整形美容外科医生，前瞻而坚定地认识到了这一点，务实、严谨、深入地开展了相关研究，并在解剖基础上根据亚洲人面型改良 SMAS 术式，取得了满意的手术效果。

第三，本书后半部分内容是以按图说话的形式细致阐述了面部除皱手术。张陈威博士将对面颈部结构性、层次性、动态性方面的完整把握运用在自己的手术设计中。图谱中介绍的手术方法、技术是可信、有效的，非常值得开展手术者学习、掌握。近年来 SMAS 热度升高的趋势在国内已初现端倪，而目前选择适合国人特点和满足求美者需求的术式至关重要，强调学术交流的科学性、先进性、实用性显得尤为重要。SMAS 作为一项对手术功底要求高、技巧性强的美容外科手术绝不能被商业化带偏了，更不能走歪路，否则会给求美者带来灾难性后果。

事实上，SMAS 并不是一项新技术——早在 1976 年 Skoog 医生就首创了这种面颈部年轻化手术方法。高位 SMAS 技术也在世界上流行了十多年了。至于我们面对各种纷繁的"推广方法"时，选择的原则没有变——规范、严谨的方法或技术方能保证以安全为前提的手术效果。

笔者以此为序，向诸位同道推荐此书。

中华医学会医学美学与美容学分会副主任委员

王志军

北京美吉拉医疗美容医院

白承新

二〇二四年十月 北京

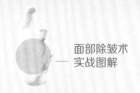

前言

　　随着人们日益增长的物质精神需求，面部年轻化美容项目需求日益增加。近年来，微整形的兴起使得面部除皱术被冷落，但其适应证与微整形并不是完全重合的。对于中重度面颈部衰老的求美者而言，面部除皱术几乎是不可替代的。现在随着人们对面部除皱术重要作用的再度认知，面部除皱术再度兴起。然而，面部除皱术涉及的面部解剖结构复杂，手术方法也多种多样，这给许多医生和求美者带来了一定的选择困难。

　　面部除皱术是面部年轻化手术中难度最大、风险最高的手术。很多医师想学习掌握该术式，但目前相关的学习资料大多以文字描述为主、辅以简单的线条图，而对手术涉及的很多抽象概念阐释不明、解剖结构示意不清，因此现有资料对手术操作的指导性不强。笔者在学习面部除皱术的过程中发现，仅靠术中照片及文字描述，难以完全理解手术技术和细节，而手术示意图的配合使用可以使手术技术更加直观易懂。基于此，笔者决定绘著一本图谱，通过大量的手术照片配合以精美的示意图，帮助读者深入理解面部除皱术的技术要点，真正掌握面部除皱术。笔者最初曾考虑委托医学插画师完成示意图，然而鉴于面部除皱手术的复杂性与手术细节的繁杂，仅具备绘画技能而对手术理解一无所知的插画师恐怕难以胜任。因为其医学解剖方面知识有限，许多细微的手术要点无法准确表达。事实上，单凭术中照片难以准确判断各种深层组织结构，因为脂肪组织往往会覆盖其他组织，遍布各处，许多关键的解剖结构只能根据自身理解来推断，而非肉眼所见。于是，结合自己绘画的特长，笔者决定亲自承担手绘工作，尽管工作量之大令人望而生畏，但这也是笔者倾注心血绘著此书的理由。经过2年多的努力，终于完成了书中所示的系列手术示意图。这些示意图的完成，不仅是我10年绘画技巧与对面部解剖精确理解的结晶，更使本书的阅读价值与参考作用大为增加。

　　本书以面部除皱术手术为核心，紧密围绕面部除皱术手术阐述相关知识，全面讲解面部除皱术。全面覆盖从解剖、衰老理论知识、手术原理，到术前咨询沟通、术前检查、手术方案设计、手术操作每个步骤要点、术后处理等各个方面。其中，以高位SMAS除皱术为例，详细地阐释了该手术的全过程及注意事项。术中照片提供了手术过程的实景呈现，配上详细手绘的对应的示意图，能让读者更好地理解和掌握手术。全书有607张图片，其中有超过300张手术示意图，均为笔者手绘。这些手绘图以生动细致为特征，可以深入浅出地阐释手术原理，最直观地展现面部除皱术的操作细节，帮助读者理解掌握技术要点。对于初学者有章可循，对于有一定经验的医师，亦可从中吸取经验和得到理论指导。

　　本书适用于所有学习和实践面部除皱术的医师及理性求美者。医师通过阅读本书，能够深刻理解面部除皱术并掌握其手术技术。同时，本书也可作为沟通的工具，帮助求美者全面而直观地了解拟接受手术的相关内容，增强手术信心。

　　总之，《面部除皱术实战图解》是一册集手术解剖、技术原理和实操内容于一体的参考书籍。我相信这些精挑细选的手术照片与用心绘制的示意图将对广大医师和求美者有所裨益。这也是编写此书的初衷，希望本书能够成为大家学习和实践面部除皱手术的有力工具。本书内容虽然倾注了大量心血，仍不免有疏漏或不足之处，恳请同道与读者批评指正，在此表示由衷感谢！

　　这里，我要特别感谢我的家人，谢谢他们的理解与支持。正是有他们的鼓励与包容，我才能专心致志地完成这部令我骄傲的作品。

张陈威

二〇二四年十月 深圳

目录

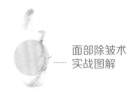

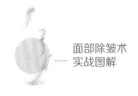

第六章
高位 SMAS 除皱术 161

第一章

面部除皱术相关解剖

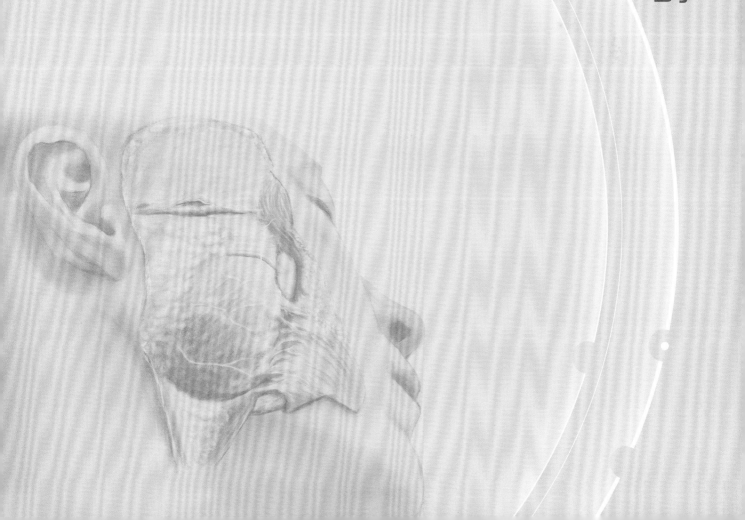

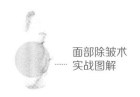

认识面部解剖结构是面部手术安全性的基石。精通面部解剖，才能设计出更合理的年轻化手术方案，可以获得一个"自然的"手术效果，并且有较久的疗效和较少的并发症。本章重点讲解与面部除皱术相关的面颈部基础解剖，以简单实用为主，省略相关性不大的部分。首先讨论面部 5 层组织的解剖构造，然后讲解面神经、表情肌、面部血供和感觉神经支配，最后针对面颈部各区作详细的局部解剖分析。精细的插图将有助于清晰地阐述和理解面部解剖结构。

第一节　面部软组织层次

■ 面部软组织由 5 层主要的组织构成，它们如同洋葱呈同心圆层状排列而成。不同层次之间通过面部支持韧带相互连接。

■ 面部的 5 层组织结构由浅至深分别是：①皮肤层；②皮下组织层；③肌肉腱膜层；④支持韧带及软组织间隙层；⑤骨膜和深筋膜层（图 1-1-1）。

■ 这种分层方式有利于系统性理解和归纳面部解剖知识。不仅有助于理解面部衰老的病理机制，也为面部除皱术时逐层解剖的手术操作提供了实用方法。

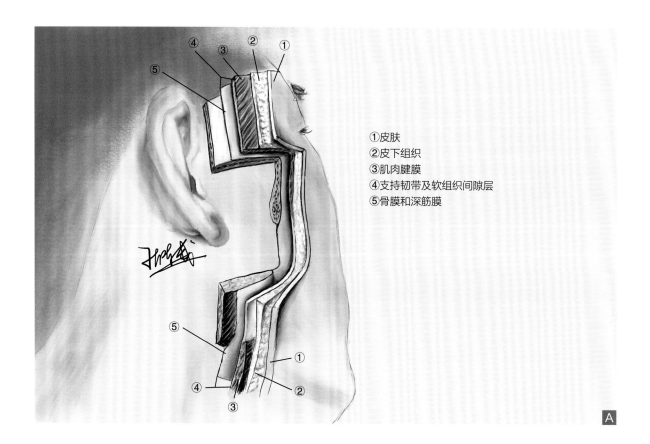

①皮肤
②皮下组织
③肌肉腱膜
④支持韧带及软组织间隙层
⑤骨膜和深筋膜

A

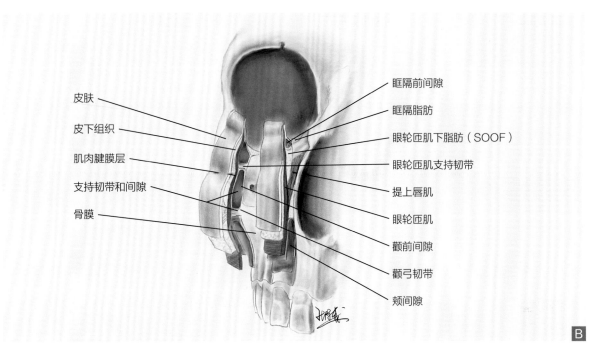

皮肤

皮下组织

肌肉腱膜层

支持韧带和间隙

骨膜

眶隔前间隙

眶隔脂肪

眼轮匝肌下脂肪（SOOF）

眼轮匝肌支持韧带

提上唇肌

眼轮匝肌

颧前间隙

颧弓韧带

颊间隙

B

▲ 图 1-1-1 面部的软组织结构示意图

A. 面部的 5 层软组织结构如同洋葱呈同心圆层状排列；B. 面部软组织不同层次之间通过支持韧带相互连接。

■ 在头皮这 5 层结构表现得最清晰，但头皮的第 1～3 层是紧密连接在一起的，很难完整分离开来。为了适应面部的不同功能需求，在不同的部位面部的 5 层结构会发生明显的变化和压缩（图 1-1-2）。

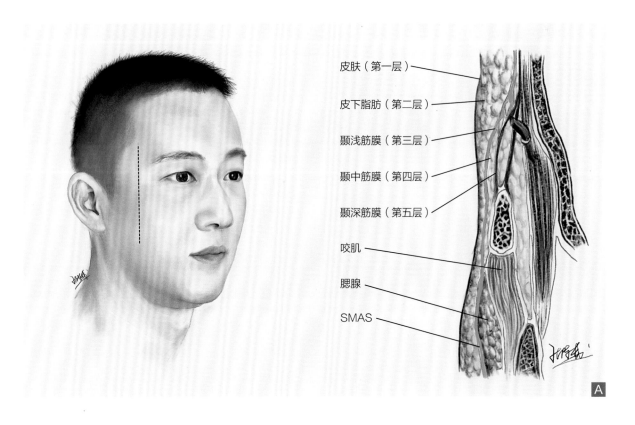

皮肤（第一层）

皮下脂肪（第二层）

颞浅筋膜（第三层）

颞中筋膜（第四层）

颞深筋膜（第五层）

咬肌

腮腺

SMAS

A

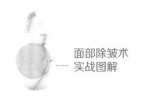
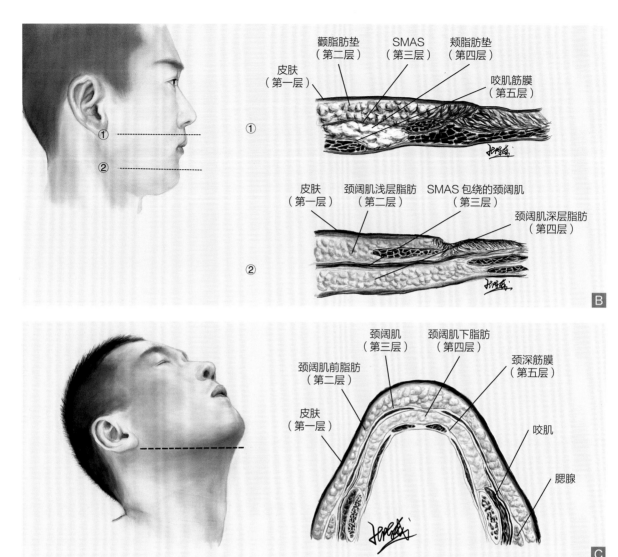

▲ 图 1-1-2　为了适应面部的功能，面部软组织的 5 层结构在不同的部位会发生明显的变化和压缩

A. 右侧颞区冠状位断面解剖示意图；B. 鼻唇沟（①）和木偶纹（②）的横断面解剖示意图；C. 颈部横断面解剖示意图。

一、皮肤层

- 皮肤的厚度在不同部位差异很大。眼睑皮肤最薄，鼻尖及前额皮肤最厚。
- 真皮层富含血管网这一重要的结构。皮瓣的血供由真皮下血管网供应。
- 皮瓣剥离时，真皮下需保留数毫米厚的脂肪，以保护真皮下血管网的完整性，提高皮瓣的存活率。

二、皮下组织层

- 皮下组织由 2 部分组成：皮下脂肪和皮肤纤维韧带。
- 皮下脂肪主要作用是提供组织容积。每个人独特的外貌特征很大程度上取决于面部脂肪。

■ 皮下脂肪厚度分布差异很大：面颊部非常厚，最厚的皮下脂肪层在鼻唇沟；耳后乳突处皮下脂肪非常薄；嘴唇和眼睑部位几乎没有皮下脂肪（图 1-1-3）。

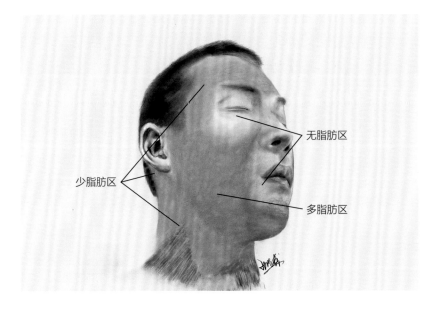

◀ 图 1-1-3　皮下脂肪厚薄分布不均示意图

面中部及下颌缘区域（红色区域）为多脂肪区；额部、颞部、乳突区及颈部（蓝色区域）皮下脂肪较少，为少脂肪区；眶周和口周区域（黄色区域）几乎无皮下脂肪，为无脂肪区。

■ 皮肤纤维韧带是指从深层穿过皮下组织向浅层走行的支持韧带，用于连接真皮和其深面的 SMAS 筋膜（图 1-1-4）。

■ 皮肤纤维韧带将皮下脂肪分隔成许多脂肪小叶，并将其紧密包绕在皮肤纤维韧带组成的筋膜网状物中。

■ 皮下组织层与其浅层的真皮连接较紧密，而与其深面的 SMAS 筋膜连接较疏松。因此紧贴 SMAS 筋膜进行皮下剥离比较容易，而在靠近真皮层进行皮下剥离较为困难。

■ 皮肤纤维韧带在面部不同区域的分布数量、比例是不一样的。其分布密度和方向的差异，是皮下脂肪区域划分的解剖学基础。

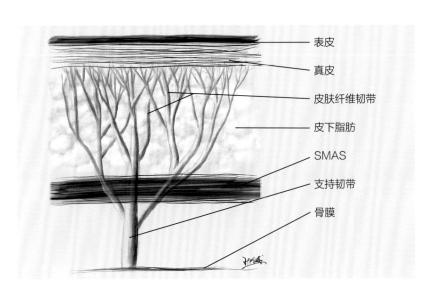

◀ 图 1-1-4　皮肤纤维韧带及其相关结构示意图

皮肤纤维韧带连接真皮与其深面的 SMAS 筋膜，并将皮下脂肪分隔成许多小叶。

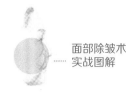

三、肌肉腱膜层

■ 肌肉腱膜层（superficial musculo-aponeurotic system，SMAS）为第 3 层软组织，其在面部不同的区域有不同的名称。在头皮部的 SMAS 被称为帽状腱膜，在颞部的 SMAS 是颞浅筋膜，在眶周的 SMAS 被称为眼轮匝肌筋膜，在面中部和面下部的 SMAS 被称为 SMAS 筋膜，在颈部则是颈阔肌。但事实上它们在整个面部是连成一体的。SMAS 向上过颧弓和颞浅筋膜连续，再向上和帽状腱膜连续；向前上接眼轮匝肌、额肌；向后上接耳上肌、耳后肌和帽状腱膜；向下移行为颈阔肌（图 1-1-5）。

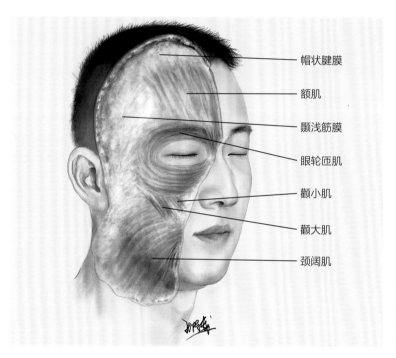

帽状腱膜

额肌

颞浅筋膜

眼轮匝肌

颧小肌

颧大肌

颈阔肌

◀ 图 1-1-5　面部肌肉腱膜层示意图
肌肉腱膜层在面部不同的区域有不同的名称且厚薄不均，但它们在整个面部是连成一体的。

■ 第 3 层软组织的厚薄变化不等。在腮腺咬肌区 SMAS 最厚，而在前颊部 SMAS 最薄且不连续。

■ SMAS 深面除颊脂肪垫区外，其余区域脂肪量均很少，甚至缺如。在腮腺区和胸锁乳突肌区，SMAS 深面几乎没有脂肪，与深层结构紧密结合；在咬肌区和颧弓区，SMAS 深面有薄层脂肪；颈阔肌 SMAS 深面除韧带处，余部与深面组织结构连接疏松。颞区 SMAS 深面组织以颞浅动脉额支为界，上方是帽状腱膜下疏松结缔组织，下方是颞中筋膜及其中的面神经颞支。

■ 临床上通常把 SMAS 分为两个部分——不可移动 SMAS 和可移动 SMAS。不可移动 SMAS 紧密覆盖在腮腺表面，形成了腮腺韧带。可移动 SMAS 位于腮腺前方，只有充分游离和提拉这一部分 SMAS，才能获得良好效果（图 1-1-6）。

■ 根据 SMAS 所含肌肉或腱膜成分可将 SMAS 分为肌性区域、腱膜性区域和混合性区域（图 1-1-7）。

■ 肌性区域由浅层表情肌构成，属于 SMAS 的周围部，包括额肌、眼轮匝肌、颧大肌、颧小肌和颈阔肌所占据的范围。可以额肌、眼轮匝肌和颧大肌外侧缘以及颈阔肌后上缘为界与其余二区分开。

■ 腱膜性区域即中央部，主要由致密结缔组织膜构成，其间含有少量肌纤维。质地坚韧结实耐牵拉。包括胸锁乳突肌区的颈浅筋膜、耳前区的耳前腱膜和颞区的颞浅筋膜。

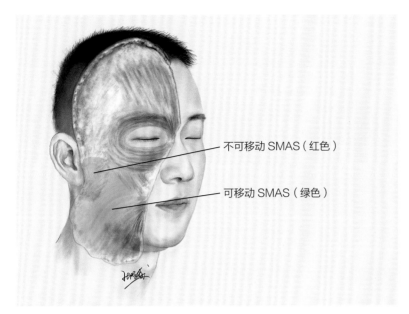

不可移动 SMAS（红色）

可移动 SMAS（绿色）

◀ 图 1-1-6　根据 SMAS 移动性分区示意图

临床上通常将腮腺区的 SMAS 称为不可移动 SMAS（红色区域），将腮腺前方的 SMAS 称为可移动 SMAS（绿色区域）。因腮腺区 SMAS 的耳前腱膜与其深面的腮腺咬肌筋膜连接非常紧密，缺乏移动性，不预先在其深面剥离的话，无法通过牵拉提升。腮腺前方的 SMAS 与其深面组织连接疏松，通过游离和提拉这部分 SMAS，能获得良好的效果。

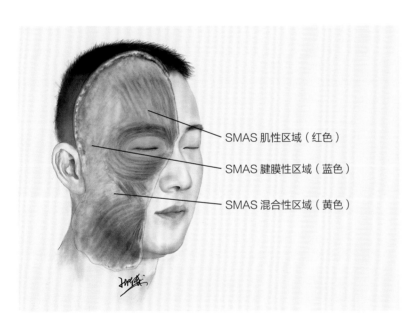

SMAS 肌性区域（红色）

SMAS 腱膜性区域（蓝色）

SMAS 混合性区域（黄色）

◀ 图 1-1-7　根据 SMAS 所含成分进行分区示意图

SMAS 可分为肌性区域（红色区域）、腱膜性区域（蓝色区域）和混合性区域（黄色区域）。肌性区域由浅层表情肌构成；腱膜性区域主要由致密结缔组织膜构成；而混合性区域则位于颧大肌外侧缘的下半与耳前筋膜之间，为宽约 1.6cm 的纵行带状区。肌性区和腱膜性区 SMAS 均较为坚韧结实耐牵拉；混合区 SMAS 薄弱易撕裂，不耐牵拉。

- 混合性区域位于颧大肌外侧缘的下半与耳前筋膜之间，为宽约 1.6cm 的纵行带状区，其结构特点是由细薄且相互分离的纵横肌束和其间的菲薄结缔组织纤维膜交织而成。纵行肌束为颧大肌、颧小肌的下半部分和笑肌；横行肌束为颈阔肌的前缘；膜的浅面脂肪是颧脂肪垫，深面脂肪是颊脂肪垫。混合性区域为"SMAS 薄弱区"，不耐牵拉。

四、支持韧带及软组织间隙层

（一）支持韧带

- 面部有纤维组织将皮肤等软组织和骨骼及筋膜紧密连接，这些纤维布满整个面部如同一片森林。树

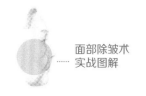

根稳扎在骨膜或深筋膜，树枝向上穿过面部各层组织结构，向外放射出许多细小的分支植入真皮内。在这片森林中，有些树木比较粗壮、结实，因此为方便表述和记忆，将其后缀以"韧带"命名（图 1-1-8）。

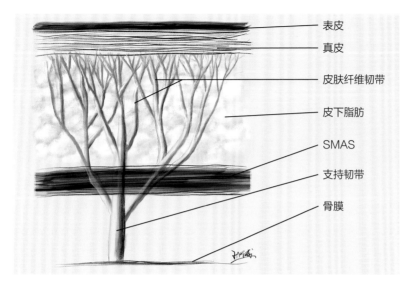

表皮

真皮

皮肤纤维韧带

皮下脂肪

SMAS

支持韧带

骨膜

◀ 图 1-1-8　支持韧带示意图

支持韧带如同一棵树，树根稳扎在骨膜或深筋膜，树枝向上穿过面部各层组织结构，向外放射出许多细小的分支植入真皮内。支持韧带将面部软组织和骨骼及筋膜紧密连接。

■ 起源于骨膜，止于真皮层，维系皮肤与重要骨缝界面骨膜之间的联系的韧带，称之为"真性韧带"，如颧弓韧带、下颌韧带；起源于筋膜，垂直贯穿并止于真皮层，维系各筋膜层之间联系的韧带，称之为"假性韧带"，如咬肌皮肤韧带、颈阔肌 - 耳韧带。

■ 支持韧带的位置正好是面神经分支从深层向浅层走行的位置，因此重要的神经血管总是紧贴着支持韧带，这一点对于外科医生来说非常重要。

■ 面部重要的支持韧带巧妙地分布在咀嚼区和表情区的交界处，即经眶外侧缘的垂直线上（图 1-1-9）。

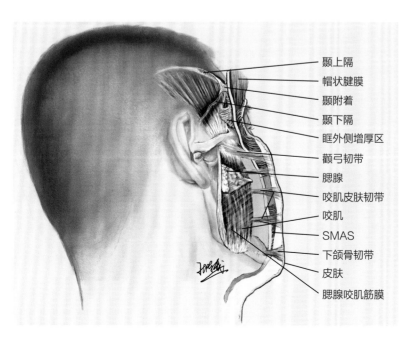

颞上隔

帽状腱膜

颞附着

颞下隔

眶外侧增厚区

颧弓韧带

腮腺

咬肌皮肤韧带

咬肌

SMAS

下颌骨韧带

皮肤

腮腺咬肌筋膜

◀ 图 1-1-9　面部重要支持韧带分布规律示意图

面部重要的支持韧带巧妙地分布在经眶外侧缘的垂直线上。

1. 眶韧带（orbital ligaments，OL）（图 1-1-10）

- 韧带长 6～8mm，中心位于颧额缝之上，连接眶外上颞嵴骨膜与真皮以悬吊额部和眉部。
- 外观表现为数条结实的白色纤维在颞嵴旁。
- 有小动静脉及感觉神经支穿行通过此区域。术中遇到这个韧带时最好先止血再离断韧带。

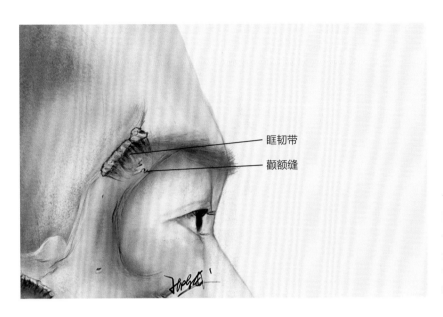

◀ 图 1-1-10 眶韧带示意图
眶韧带起于颧额缝处的骨膜，止于真皮，属于"真性韧带"。呈数条结实的白色纤维，其间有小血管和感觉神经穿支通过。离断此韧带时最好先止血再离断韧带。

2. 下颌骨韧带（mandibular ligaments，ML）（图 1-1-11）

- 下颌骨韧带短、粗、结实，位于下颌骨体前中部 1/3 的接缝处。起自下颌骨下缘上约 0.6cm 处的外侧面骨膜，距下颌角点约 5.3cm，纤维伸向浅面止于真皮。
- 呈双排平行于下颌体长轴的结缔组织条带状。
- 此韧带将下颌骨前部的骨膜通过颈阔肌前部的纤维与颏下部前方的皮肤相连以悬吊下面部和上颈部。
- 如欲矫治下颌下颈阔肌和皮肤的松垂及"火鸡颈"，需剪断下颌骨韧带。

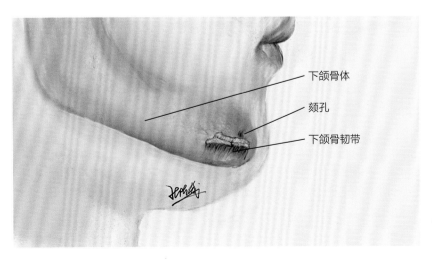

◀ 图 1-1-11 下颌骨韧带示意图
下颌骨韧带起自下颌体前中 1/3 的接缝处，距下颌体下缘约 0.6cm 处的外侧面骨膜。韧带呈双排条带状，约 0.68cm（长）×2.95cm（宽）×0.53cm（厚），伸向浅面止于真皮。

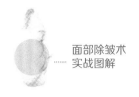

3. 颧弓韧带（zygomatic ligaments, ZL）（图 1-1-12、图 1-1-13）

- 它位于耳屏间切迹游离缘前方约 4.3cm 处，在颧大肌、颧小肌起始部后方，沿颞颧缝处的颧弓前 1/3 的下缘走行，纤维束穿 SMAS 和浅筋膜，呈束带状止于皮肤，以悬吊侧面部和中面部。
- 颧弓韧带的近骨面有面神经颧支、面横动脉通过，行于该韧带的上、下方或穿经该韧带。
- 细小的感觉神经支和面横动脉分支穿行其中，随颧弓韧带斜向浅面到达皮肤。
- 术中切断该韧带时应特别注意在浅表的位置精确操作，以保护血管和面神经。

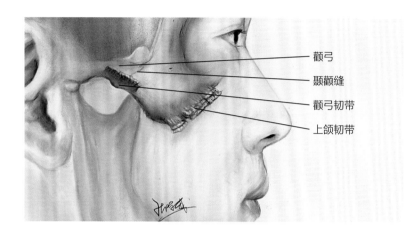

颧弓
颞颧缝
颧弓韧带
上颌韧带

◀ 图 1-1-12 颧弓韧带示意图
颧弓韧带位于耳屏间切迹游离缘前方约 4.3cm 处，在颧大肌、颧小肌起始部后方，沿颞颧缝处的颧弓前 1/3 的下缘走行，纤维束穿 SMAS 和浅筋膜，呈束带状止于皮肤，以悬吊侧面部和中面部。

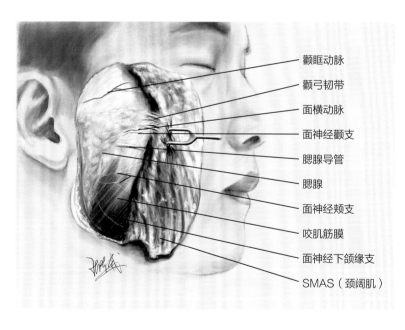

颧眶动脉
颧弓韧带
面横动脉
面神经颧支
腮腺导管
腮腺
面神经颊支
咬肌筋膜
面神经下颌缘支
SMAS（颈阔肌）

◀ 图 1-1-13 颧弓韧带及其毗邻结构示意图
颧弓韧带的近骨面有面神经颧支、面横动脉通过，行于该韧带的上、下方或穿经该韧带；术中离断该韧带时应特别注意在浅表的位置精确操作，以保护血管和面神经。

4. 颊上颌韧带（buccalmaxillary ligaments）（图 1-1-14）

- 它是唯一既含有真性韧带又含有假性韧带的复合体。
- 其真性组成部分位于复合体上部，又名上颌韧带。其起自提上唇肌起点的下方、颧上颌缝的骨膜表面，斜向外下方行走。深层有提口角肌穿过，浅层有颧大肌、颧小肌穿过，以皮肤支持韧带的形式止于皮肤，悬吊颊部组织在前面部。

■ 其假性组成部分位于复合体下部，在颊前方鼻唇沟的外侧。其起自颊黏膜上方的纤维筋膜，组成疏松具有高度弹性的纤维组织，向表面穿过颧脂肪垫，支撑颊前部致密的皮下脂肪。

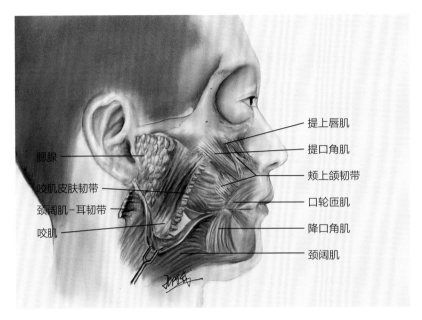

提上唇肌
提口角肌
颊上颌韧带
口轮匝肌
降口角肌
颈阔肌

腮腺
咬肌皮肤韧带
颈阔肌-耳韧带
咬肌

◀ 图 1-1-14 颊上颌韧带示意图
颊上颌韧带既有真性韧带成分又有假性韧带成分。真性韧带成分位于上方，又名上颌韧带。起自提上唇肌起点的下方的颧上颌缝骨膜，斜向外下方走行，止于皮肤。假性韧带成分位于颊前方鼻唇沟的外侧。其起自颊黏膜上方的纤维筋膜，向表面穿过颧脂肪垫，支撑颊前部致密的皮下脂肪。

5. 颈阔肌-耳韧带（platysma-auricular ligaments，P-AL）（图 1-1-15）

■ 其指连接颈阔肌后上缘与致密区的那部分 SMAS。其将颈阔肌后缘、耳垂和 SMAS、下颌角之上的皮肤紧密联系起来。

■ 颈阔肌-耳韧带在腮腺和下颌骨为颊部提供了强有力的侧方固定。

■ 耳大神经紧贴于该韧带的后部，当解剖较深或方向有误时容易损伤或切断耳大神经。

■ 将颈阔肌-耳韧带离断后，要把断端重新拉紧固定在三角形致密区或乳突区的筋膜、骨膜上，此即韧带的重建技术。

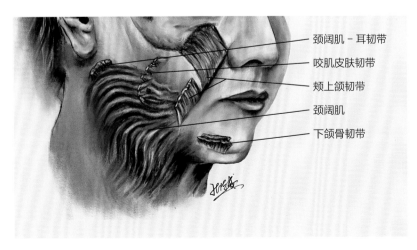

颈阔肌-耳韧带
咬肌皮肤韧带
颊上颌韧带
颈阔肌
下颌骨韧带

◀ 图 1-1-15 颈阔肌-耳韧带示意图
耳垂后下方的皮下组织很少，此处真皮与 SMAS 和腮腺被膜等直接紧密相连，形成三角形的致密区。颈阔肌-耳韧带是连于颈阔肌后上缘与耳垂后下方三角形致密区之间的筋膜性韧带，其实质是颈阔肌后上缘与致密区之间的 SMAS。行面部除皱术时，需离断此韧带，以便将颊颈部皮肤和颈阔肌向后上提紧固定。

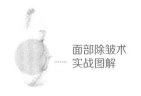
6. SMAS-颧颊部韧带（SMAS-malar ligaments，SMAS-ML）（图 1-1-16）

- 其又称咬肌皮肤韧带，纵向排列于咬肌前缘，是咬肌前缘肌膜纤维的延伸，与面颊中部皮肤相连。

- 最上和最下两组短而粗韧，中间的较细长薄弱。

- 最上一组的上方紧邻面神经颧支和面横血管分支。腮腺导管也横行附近。

- 最下一组的上方有面动脉、面静脉经过，下方有面神经下颌缘支经过。

- 除皱术中须离断 SMAS-ML（尤其 SMAS 除皱术），对改善面内侧区的口角外侧囊袋和鼻唇沟有效。

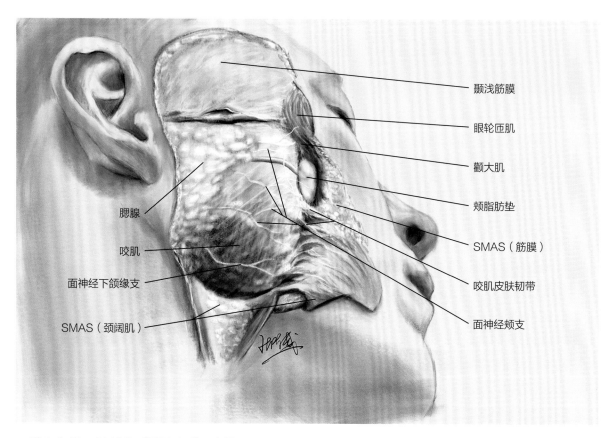

颞浅筋膜

眼轮匝肌

颧大肌

颊脂肪垫

SMAS（筋膜）

咬肌皮肤韧带

面神经颊支

腮腺

咬肌

面神经下颌缘支

SMAS（颈阔肌）

▲ 图 1-1-16　SMAS-颧颊部韧带示意图

SMAS-颧颊部韧带（咬肌皮肤韧带）位于咬肌前缘，纵向排列，与颧弓韧带形成倒 L 形。其由多条致密结缔组织束带组成，起自咬肌筋膜，向浅层穿过 SMAS，止于面颊皮肤。咬肌皮肤韧带与神经、血管关系比较密切，与面神经颧支、颧大肌、腮腺导管、面静脉和颊脂肪垫毗邻。

7. 颈阔肌悬韧带（suspensory platysma ligaments，SPL）（图 1-1-17）

- 上段位于腮腺与胸锁乳突肌之间，附着于与颈阔肌相续的 SMAS 腱膜性区的深面。

- 下段位于下颌角及下颌下腺与胸锁乳突肌之间，附着在颈阔肌深面。

- 面神经颈支出腮腺叶下极，紧贴韧带前面下行一段距离后分支布于颈阔肌。

- 颈外静脉在韧带后方的胸锁乳突肌浅面下降。

- 面静脉沿下颌下腺上缘后行，穿过 SPL 中下段汇入颈外静脉。

- 其作用是在下颌角上、下方向深面牵拉悬吊颈阔肌-SMAS，保持颈侧区从低到高的圆滑曲线。

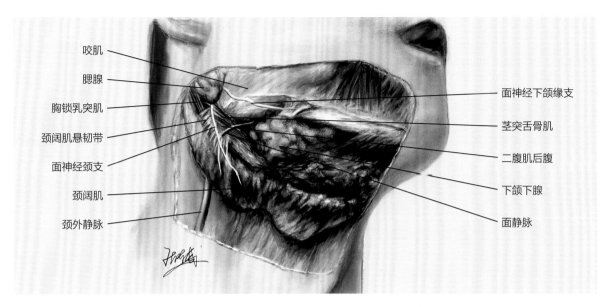

▲ 图 1-1-17 颈阔肌悬韧带示意图

颈阔肌悬韧带被颈阔肌覆盖，从后上向前下方走行。起于茎突下颌韧带、茎突舌骨肌和二腹肌后腹，经腮腺与下颌角和下颌下腺之间，再经胸锁乳突肌前方行向浅面。上部纤维止于与颈阔肌相续的 SMAS 腱膜性区，下部纤维止于颈阔肌深面。面神经颈支紧贴韧带前面下行。颈外静脉和耳大神经深面走行于韧带后面。离断该韧带时注意保护其周围的血管和神经。

8. 眼轮匝肌支持韧带（orbicularis retaining ligaments，ORL）（图 1-1-18）

- 在眶内侧及眶上、下方有眼轮匝肌支持韧带，在眶外侧移行为眶外侧增厚区。
- 起于眶缘和眶前壁骨膜，与眶隔在弓状缘处融合，为无渗透性的膜状结构。其向浅层穿过眼轮匝肌，止于皮肤。
- 外侧的眼轮匝肌支持韧带较为松弛且长，而内侧的眼轮匝肌支持韧带则较为紧致且短。
- 眼轮匝肌支持韧带是眼轮匝肌的锚定点，一旦松解开，其上方的眼轮匝肌便可自由移动。

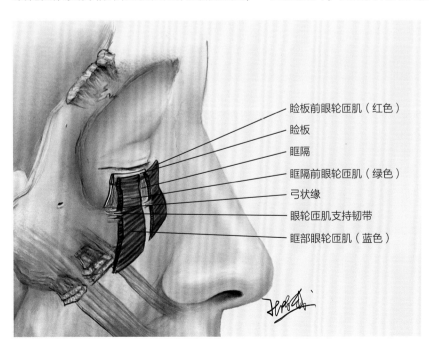

◀ 图 1-1-18 眼轮匝肌支持韧带示意图

眼轮匝肌支持韧带为双层无渗透性的膜状纤维结构，位于眶内侧及眶上、下缘。起自眶缘及眶周骨膜，向浅层穿过眼轮匝肌止于真皮。其为眼轮匝肌的锚定点，有支持眼轮匝肌和限制眼轮匝肌过度活动的作用。

13

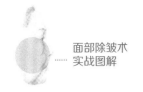
- 下睑眼轮匝肌支持韧带可分为上、下两层。
- 眼轮匝肌支持韧带与颧骨皮韧带围成近似三角形的区域，称为"颧袋三角"（图 1-1-19）。

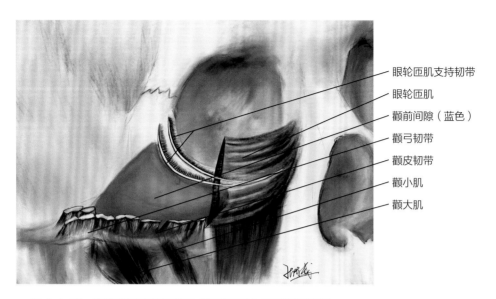

眼轮匝肌支持韧带

眼轮匝肌

颧前间隙（蓝色）

颧弓韧带

颧皮韧带

颧小肌

颧大肌

▲ 图 1-1-19　眼轮匝肌支持韧带与"颧袋三角"的关系示意图

眼轮匝肌支持韧带与颧皮韧带围成近似三角形的区域，称为"颧袋三角"（蓝色区域）。

9. 泪沟韧带（tear trough ligaments，TTL）（图 1-1-20）

- 它是骨皮韧带，起自上颌骨，穿过并连接面部的 5 层软组织，终止于泪沟部的真皮。
- 它是泪沟畸形的解剖学基础。
- 泪沟韧带在外侧面延续为眼轮匝肌支持韧带，其是形成眶颧沟的解剖学基础。
- 泪沟 - 眶下韧带复合体是主要的面中部支持韧带。

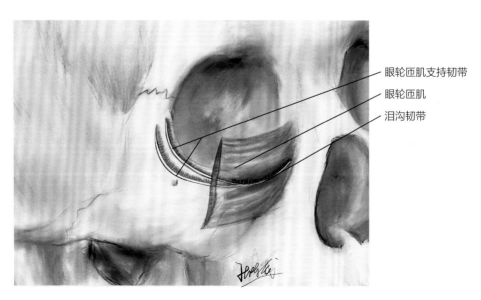

眼轮匝肌支持韧带

眼轮匝肌

泪沟韧带

▲ 图 1-1-20　泪沟韧带示意图

泪沟韧带可以理解为下睑眼轮匝肌支持韧带的内侧部分，即泪槽对应的位置。其起自眶周骨膜，
向浅层穿过面部的 5 层组织结构，止于泪沟处皮肤。是泪沟畸形的解剖学基础。

10. 颧皮韧带（zygomatic cutaneous ligaments，ZCL）（图 1-1-21）

- 起于颧骨表面的骨膜，内侧起自提上唇肌起点的外侧，形似间断横行排列的纤维束位于颧骨表面。
- 纤维束向外上方走行，向浅面穿过眶部眼轮匝肌和颧脂肪垫，止于皮肤。
- 纤维束之间有脂肪填充，质地较坚韧。
- 其构成颧前间隙的下界。

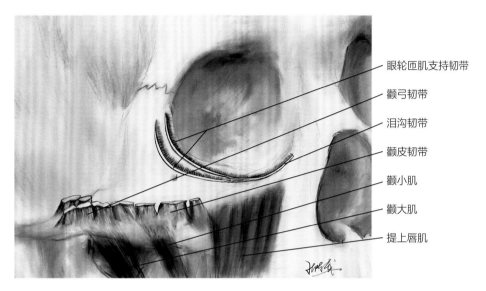

眼轮匝肌支持韧带

颧弓韧带

泪沟韧带

颧皮韧带

颧小肌

颧大肌

提上唇肌

▲ 图 1-1-21　颧皮韧带示意图

颧皮韧带位于颧骨表面，间断横行排列。起于颧骨表面的骨膜，内侧达提上唇肌起点的外侧。纤维束向外上方走行，向浅层穿过眼轮匝肌和颧脂肪垫，止于皮肤。质地较为坚韧，其构成颧前间隙的下界。

（二）软组织间隙

- 在面部第 3 层和第 5 层之间存在一个滑动平面，该疏松网状层即为面部第 4 层组织——"软组织间隙"。其存在使面部表情肌的活动和深面的咀嚼运动之间相对独立。同时也保证了各表情肌之间能独立运动，互不影响。
- 第 4 层软组织虽为滑动平面，但其却内含重要而复杂的结构，如面神经分支、支持韧带等，它们位于各个软组织间隙的边界。还有深层表情肌从深层向浅层穿过，止于浅层软组织。
- 如果把软组织间隙比作房间，那么它有地板（底部）、天花板（顶部），四周外缘还有墙（韧带）。
- 重要的神经血管通常走行在软组织间隙的底部和外围的韧带附近，就如房屋内的水电路通常埋入地板或沿着墙角或走行在墙内。在侧面部，面神经分支永远位于间隙的深部和外围，这对实施面部除皱术的外科医生来说非常重要。

　　具有外科意义的重要软组织间隙如下。

1. 颞上间隙（upper temporal space）（图 1-1-22）

- 颞上间隙顶部是颞浅筋膜，底部是颞深筋膜，其外周是颞上间隔（superior temporal septum，STS）和颞下间隔（inferior temporal septum，ITS）它们是颞韧带附着（temporal ligamentous adhesion，

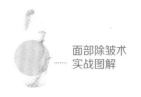
TLA）向后和向外侧的延伸部分。

■ 颞上间隔可以通过锐性分离松解，但需要注意保护眶上神经的外侧（深）支，此神经沿着颞上间隔的内侧 0.5cm 处行走。

■ 颞下间隔是一个重要的解剖标志，因为面神经颞支正好平行行走于此间隙的下方。

■ 在颞上间隙下方，是重要的三角形解剖结构，颧颞神经的内侧支和外侧支、哨兵静脉在这个区域的第 4 层通过。

■ 颞上间隙为眉外侧和上颊部的手术提供了安全手术的路径，这个间隙可以轻而易举地钝性分开，直至其四周外缘。

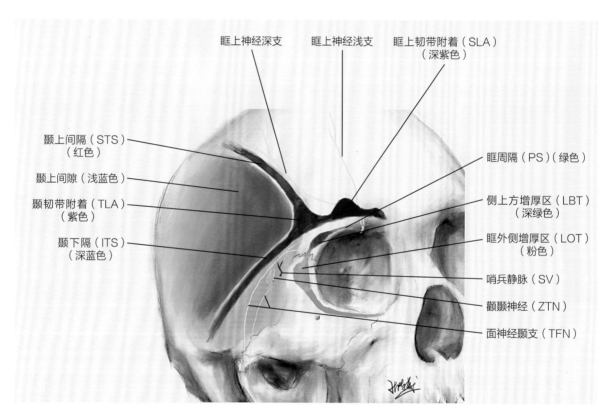

▲ 图 1-1-22　颞上间隙示意图

颞上间隙（浅蓝色区域）位于颞浅筋膜和颞深筋膜之间。外周是颞上间隔（红色）和颞下间隔（深蓝色）。颞上间隔的内侧有眶上神经外侧深支走行，颞下间隔的下方有面神经颞支走行。颞上间隙下方的三角形区域（橘色）内有颧颞神经、哨兵静脉通过。颞上间隙非常疏松，很容易钝性分开，为眉外侧和上颊部手术提供了安全的手术路径。

2. 颧前间隙（prezygomatic space）（图 1-1-23）

■ 位于颧骨体的浅面，类似三角形。间隙的底部是颧肌的起点，间隙的顶部是眼轮匝肌，上界是眼轮匝肌支持韧带，下界是颧皮韧带。间隙内容眼轮匝肌下脂肪（sub-orbicularis oculi fat，SOOF）。

■ 其存在保证了眶下部的眼轮匝肌可以在颧肌表面自由活动，使两者活动相对独立。

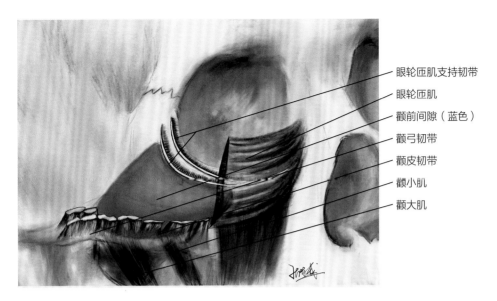

眼轮匝肌支持韧带
眼轮匝肌
颧前间隙（蓝色）
颧弓韧带
颧皮韧带
颧小肌
颧大肌

▲ 图 1-1-23　颧前间隙示意图

颧前间隙（蓝色区域）是位于颧骨体浅面的三角形间隙。其底部是颧肌的起点，顶部是眼轮匝肌，上界是眼轮匝肌支持韧带，下界是颧皮韧带。眼轮匝肌下脂肪（SOOF）位于其内。颧前间隙的存在，保证了颧肌和眼轮匝肌的活动相对独立，互不干扰。

3. 上颌前间隙（premaxillary space）（图 1-1-24）

- 它是一个位于上颌骨表面的四边形空间，位于颧前间隙的内侧，其底部由提上唇肌构成，顶部是眼轮匝肌。
- 该间隙的存在保证了间隙顶部的眼轮匝肌和间隙底部的提上唇肌可以独立运动而不会相互干扰。

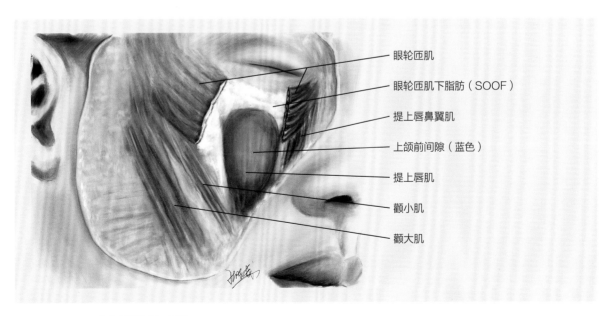

眼轮匝肌
眼轮匝肌下脂肪（SOOF）
提上唇鼻翼肌
上颌前间隙（蓝色）
提上唇肌
颧小肌
颧大肌

▲ 图 1-1-24　上颌前间隙示意图

上颌前间隙（蓝色区域）位于上颌骨表面，颧前间隙的内侧，呈四边形。底部是提上唇肌，顶部是眼轮匝肌。其存在保证了眼轮匝肌能在提上唇肌的浅面自由活动。

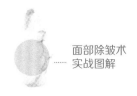

4. 中部咬肌前间隙（middle premasseter space）（图 1-1-25）

- 其是一个矩形的空间，位于下部咬肌前间隙的上方、腮腺凹陷处，覆盖在咬肌的表面。顶部是 SMAS 筋膜，底部是咬肌筋膜。
- 面神经颊支上、下干位于该间隙外围，分别在间隙的上、下缘。腮腺导管也紧贴着此间隙上缘。
- 颊脂肪垫的咬肌突起是其中唯一的内容物。

5. 下部咬肌前间隙（lower premasseter space）（图 1-1-25）

- 间隙顶部是颈阔肌，底部是咬肌筋膜。后界是颈阔肌耳前筋膜的前缘；前界是咬肌韧带，位于咬肌前缘。下界呈肠系膜样，没有韧带结构，有面神经下颌缘支沿其下界走行。
- 此间隙位于咬肌下半部的浅层。其保证了在张口时不会牵拉或扭曲其表层的软组织。

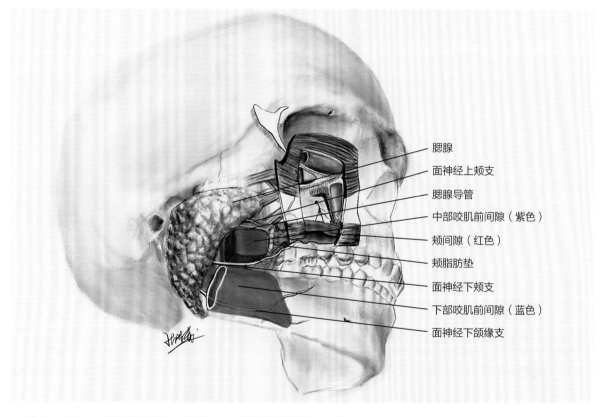

▲ 图 1-1-25 中部咬肌前间隙、下部咬肌前间隙及颊间隙示意图

中部咬肌前间隙（紫色区域）是个矩形空间，位于腮腺凹陷处，咬肌的表面。间隙的顶部是 SMAS 筋膜，底部是咬肌筋膜。上下颊支分别位于间隙的上下缘，腮腺导管也紧贴此间隙的上缘。下部咬肌前间隙（蓝色区域）位于咬肌下半部的浅层，中部咬肌前间隙的下方。其顶部是颈阔肌，底部是咬肌筋膜，后界是颈阔肌耳前筋膜，前界是位于咬肌前缘的咬肌皮肤韧带。有面神经下颌缘支沿其下界走行。该间隙的存在保证了在张口活动时不会牵拉或扭曲其表层的软组织。

6. 颊间隙（buccal space）（图 1-1-25、图 1-1-26）

- 位于前面部，在咬肌前缘的内侧，颊肌和颊筋膜的浅面。年轻人的颊间隙位于口角平面的上方。
- 此间隙内含颊脂肪垫。
- 该间隙保证其浅层的颊部鼻唇沟软组织的自由活动，缓冲此处软组织受到下颌过度活动的影响。

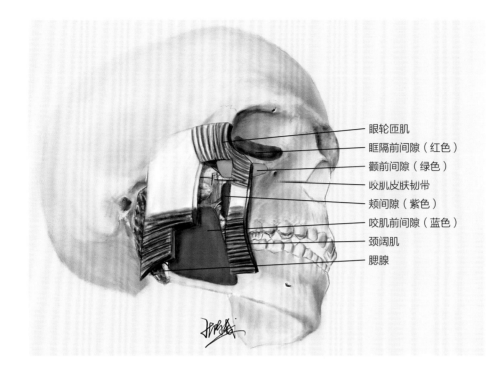

眼轮匝肌
眶隔前间隙（红色）
颧前间隙（绿色）
咬肌皮肤韧带
颊间隙（紫色）
咬肌前间隙（蓝色）
颈阔肌
腮腺

◀ 图 1-1-26 颊间隙
示意图

颊间隙（紫色区域）位
于咬肌前缘的内侧，颊
肌和颊筋膜的浅面。颊
间隙内含颊脂肪垫。该
间隙的存在保证其浅层
的颊部软组织自由活动，
缓冲下颌过度活动对此
处软组织的影响。

五、骨膜和深筋膜层

- 第 5 层组织是面部层次最深的软组织，由覆盖骨骼的骨膜和覆盖深层软组织结构的深筋膜构成。
- 在侧面部，颞肌和咬肌覆盖在骨骼的表面，深筋膜代替了腱膜覆盖在肌肉表面。在颧弓上方是颞深
筋膜，在颧弓下方是咬肌筋膜，腮腺筋膜也是深筋膜的一部分（图 1-1-27、图 1-1-28 ）。

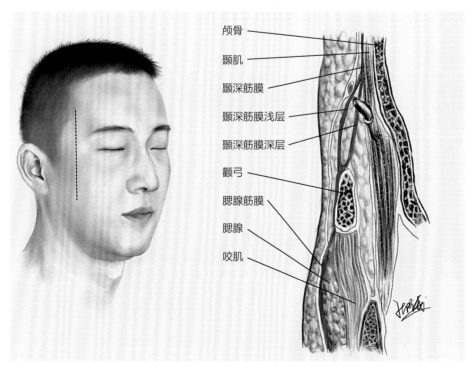

颅骨
颞肌
颞深筋膜
颞深筋膜浅层
颞深筋膜深层
颧弓
腮腺筋膜
腮腺
咬肌

◀ 图 1-1-27 右侧面
部冠状位深筋膜示意图

骨膜和深筋膜是面部第
5 层软组织，位置最深。
在侧面部，深筋膜（紫
色）覆盖在颞肌和咬肌
的表面。在颧弓上方是
颞深筋膜，在颧弓下方
是腮腺咬肌筋膜。

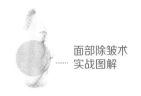

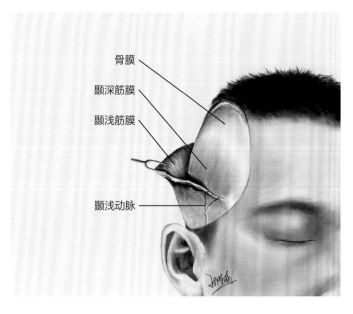

骨膜

颞深筋膜

颞浅筋膜

颞浅动脉

◀ 图 1-1-28 颞深筋膜示意图

在颞区，颞肌覆盖在骨骼表面，深筋膜代替了腱膜覆盖在肌肉的表面。

■ 颈深筋膜浅层向上延续，在腮腺后缘分为深、浅两层分别从腮腺的深面和浅面包裹腮腺，形成腮腺鞘。两层在腮腺前缘处融合，并移行为薄且透明的咬肌筋膜，覆盖于咬肌表面。其外科意义在于面神经分支、腮腺导管、面动静脉位于咬肌筋膜内（图 1-1-29、图 1-1-30）。

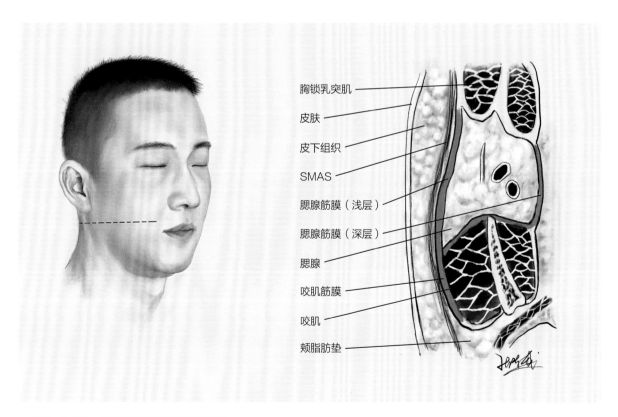

胸锁乳突肌

皮肤

皮下组织

SMAS

腮腺筋膜（浅层）

腮腺筋膜（深层）

腮腺

咬肌筋膜

咬肌

颊脂肪垫

▲ 图 1-1-29 腮腺咬肌区横断面示意图

颈深筋膜浅层向上延续，在腮腺后缘分为深、浅两层（紫色），分别从腮腺的深面和浅面包绕腮腺，形成腮腺鞘。深浅两层腮腺筋膜在腮腺前缘处融合，移行为咬肌筋膜（紫色）。

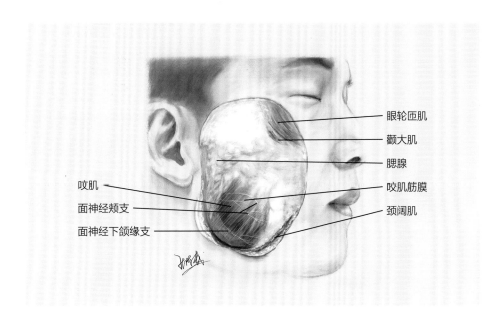

◀ 图 1-1-30　咬肌筋膜示意图

咬肌筋膜薄且透明，其外科意义在于面神经分支、腮腺导管、面血管位于咬肌筋膜内。

■ 封套筋膜是颈深筋膜浅层，封闭着全部颈项部。包绕胸锁乳突肌和斜方肌形成两个肌鞘，包绕腮腺和下颌下腺，形成两个腺体筋膜鞘。上方附着于颈部上界各结构，并延续为腮腺咬肌筋膜，下部附着于颈部下界各结构（图 1-1-31、图 1-1-32）。

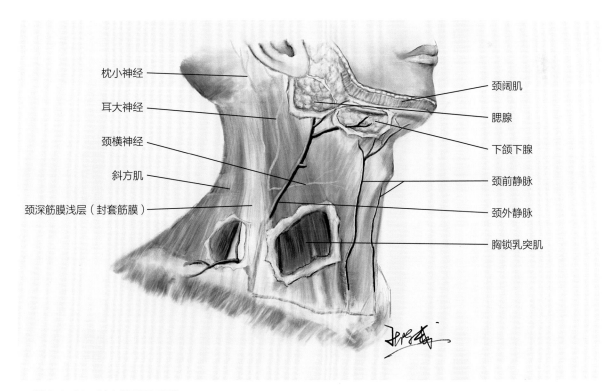

▲ 图 1-1-31　封套筋膜示意图
封套筋膜是颈深筋膜浅层，封闭着整个颈项部。上方附着于颈部上界各结构，并延续为腮腺咬肌筋膜，下部附着于下界各结构。

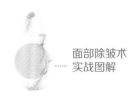

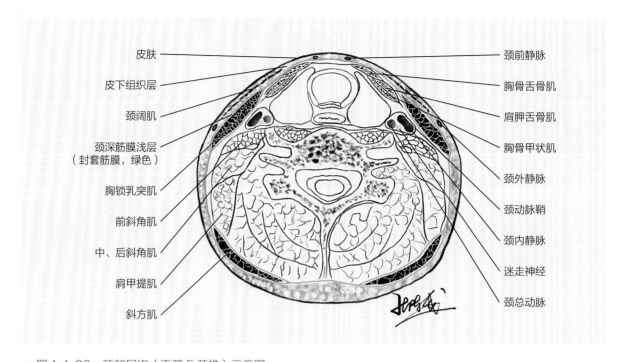

皮肤 ⸺⸺⸺⸺ 颈前静脉

皮下组织层 ⸺⸺⸺⸺ 胸骨舌骨肌

颈阔肌 ⸺⸺⸺⸺ 肩胛舌骨肌

颈深筋膜浅层
（封套筋膜，绿色）⸺⸺⸺⸺ 胸骨甲状肌

胸锁乳突肌 ⸺⸺⸺⸺ 颈外静脉

前斜角肌 ⸺⸺⸺⸺ 颈动脉鞘

中、后斜角肌 ⸺⸺⸺⸺ 颈内静脉

肩甲提肌 ⸺⸺⸺⸺ 迷走神经

斜方肌 ⸺⸺⸺⸺ 颈总动脉

▲ 图 1-1-32　颈部层次（平第 5 颈椎）示意图

封套筋膜（绿色）包绕着胸锁乳突肌和斜方肌形成两个肌鞘，同时包绕着腮腺和下颌下腺，形成两个腺体筋膜鞘。

第二节　面　神　经

- 因面神经在二维平面上的走行位置、分支组合个体差异变化很大，因此研究面神经体表投影的走行路线价值很有限。唯一恒定不变的是面神经走行的层次。理解面神经的三维路径对外科医师来说更为重要。

- 面神经分支从腮腺穿出后仍然走行在第 5 层组织内。它们在向前面部走行过程中，出现在眶外侧缘垂直线附近，分支从第 5 层穿过第 4 层进入第 3 层，移行到表情肌的深面。

- 手术中需要离断韧带以获取组织的移动性。因面神经从第 5 层移行至第 3 层，通常走行在支持韧带的附近，韧带离断部位非常靠近面神经分支，故离断韧带必须极度小心谨慎。

- 面神经分支穿出腮腺上缘后走行在颞中筋膜内，穿出腮腺前缘和下极后走行在腮腺咬肌筋膜内。随后渐行渐浅，从深面支配表情肌（除了部分深层肌肉：颏肌、提口角肌、颊肌）。

- 面神经各分支间相互吻合交通，特别是颧支和颊支有许多交通支相互连接，形成一个不规则的网状分布，直至进入肌肉。因而当面神经部分分支受到损伤时，可通过这些吻合支得到一定代偿。但不同个体各分支间吻合情况有较大差异，在无吻合或吻合支较少时，单支的损伤也可造成较明显的面瘫症状。

一、面神经腮腺外分支

面神经主干在腮腺深、浅叶之间通常分为颞面干和颈面干。颞面干约在下颌髁颈处分为颞支、颧支及上颊支。颈面干与下颌后缘平行，行向前下分出下颊支、下颌缘支及颈支（图 1-2-1）。

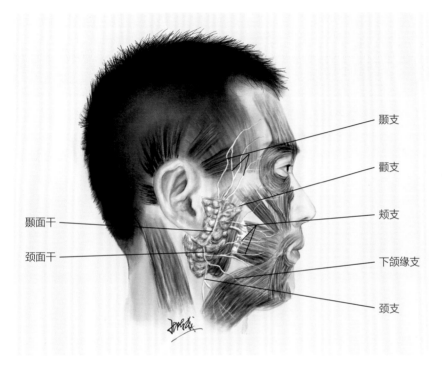

◀ 图 1-2-1　面神经在腮腺内分支示意图

面神经由茎乳孔穿出颅外进入腮腺后，在腮腺实质内通常分为颞面干和颈面干。这两干再发出分支，相互交织吻合成腮腺丛。腮腺丛发出 5 组分支，支配面部的表情肌。颞支、颧支及上颊支主要来自颞面干。下颊支、下颌缘支及颈支主要来自颈面干。

图中标注：颞支、颧支、颊支、下颌缘支、颈支、颞面干、颈面干

（一）颞支（图 1-2-2）

- 颞支于颧弓的下方几乎垂直地向上穿出腮腺上缘，后方邻颞浅动脉。其紧贴颧弓骨膜表面上行越过颧弓后段浅面入颞中筋膜内，在此区神经受筋膜和脂肪层的保护，然后它从颧弓上方约 2cm 处浅出进入颞浅筋膜的深面。

- 面神经颞支不止一支。各颞支斜向前上走行时渐走向浅层，开始是前后排列，逐渐转变成上下排列。并且后位颞支趋向浅层的速率大于前位颞支。后位颞支在颧弓上 1.5cm 处，提前穿出颞中筋膜并分支到耳前肌和额肌。前位颞支在眼轮匝肌外缘附近时才穿出颞中筋膜并分支到眼轮匝肌。

- 面神经颞支在颞浅动脉额支下方并与之平行走行，向前上方跨过哨兵静脉。颞浅动脉额支和哨兵静脉为定位面神经颞支的位置提供了一个较好的标志。采用颞部切口入路，在颞深筋膜浅层的表面进行剥离时，一旦看到了哨兵静脉，颞支应该就位于颞上间隙的顶部，在颞浅筋膜深面一层薄膜样组织内。

- 耳屏前 1.7cm、外眦水平外 5.1cm、眉梢水平外 3.5cm 和眉梢上方 2.1cm 这 4 点连接成的弧线，可作为"安全线"。面神经颞支均分支分布在"安全线"的内侧，外侧无面神经颞支分布。

- 颞支支配额肌、眼轮匝肌上份、皱眉肌、降眉间肌、降眉肌。该支受损，临床上可表现为同侧不能抬眉、同侧额纹消失。

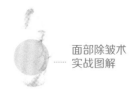

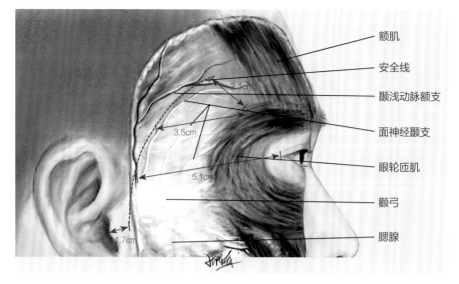

额肌

安全线

颞浅动脉额支

面神经颞支

眼轮匝肌

颧弓

腮腺

◀ 图 1-2-2 面神经颞支走行位置示意图

面神经颞支从腮腺上缘发出，紧贴颧弓骨膜越过颧弓，走行在颞中筋膜内，渐行渐浅。在颧弓上方约2cm处浅出进入颞浅筋膜的深面，渐走行进入颞浅筋膜内的耳前肌和耳上肌，由额肌和眼轮匝肌的外侧深面入肌。入肌前各颞支先吻合交织成神经网，再发出分支入肌。

（二）颧支（图 1-2-3）

- 颧支在腮腺与颧大肌之间走行。其从腮腺前、上缘转折处浅出，这是腮腺最靠前的位置，而颧大肌起始部最靠后，因此颧支到达颧肌的行程很短。

- 颧支穿出腮腺后走行在咬肌筋膜内，通常在颧弓下方1cm范围内、腮腺导管的头侧向前行进。

- 面横动脉主干及其分支与颧支伴行，水平行走在咬肌表面，面横动脉、面横静脉可作为颧支的定位标志。

- 在颧大肌的起点附近，颧弓韧带最为强韧致密。上、下位颧支分别经过颧弓韧带的束间和下缘附近向前走行，并在此处浅出移行到颧大肌、颧小肌的深方，进入支配此肌肉。

- 在颧大肌的外侧缘，颧支通常会发出一个分支在眼轮匝肌的下外侧角进入支配眼轮匝肌。

- 颧支支配眼轮匝肌、颧大肌、颧小肌及提上唇肌。损伤后可造成睑裂闭合不全、同侧鼻唇沟变浅甚至消失。

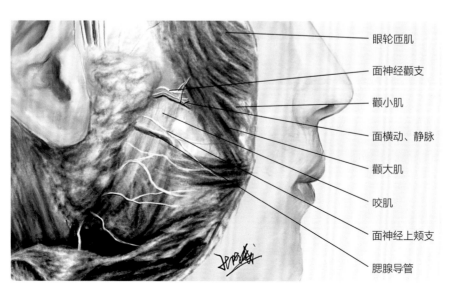

眼轮匝肌

面神经颧支

颧小肌

面横动、静脉

颧大肌

咬肌

面神经上颊支

腮腺导管

◀ 图 1-2-3 面神经颧支走行及毗邻结构示意图

颧支常为2~3支，在腮腺与颧大肌之间的行程很短。其从腮腺前、上缘转折处穿出腮腺后，在颧弓下方1cm范围内紧贴咬肌，在腮腺咬肌筋膜内水平向前走行。行程中常有面横动、静脉伴行。其进入颧大肌、颧小肌的深方，从深面支配颧大肌、颧小肌。在颧大肌外侧缘通常会发出一个分支从眼轮匝肌外下角进入支配眼轮匝肌。

（三）颊支（图 1-2-4）

- 颊支位于咬肌筋膜内。上位颊支通常较下位颊支提前穿出咬肌筋膜。因此在行 SMAS 下分离时，咬肌上半神经支受损伤的可能性大于下半神经支。
- 上颊支在腮腺导管头侧，沿着中部咬肌前间隙的上缘走行。在咬肌中、前部位时上颊支就陆续浅出到 SMAS 深面，继续向前走行到达咬肌前缘，在咬肌韧带上点附近离开咬肌筋膜。
- 下颊支约在耳垂水平穿出腮腺后，在腮腺导管的尾侧沿着中部咬肌前间隙的下缘走行在咬肌筋膜内。到达咬肌前缘后，在咬肌皮肤韧带下点附近，下颊支穿出咬肌筋膜移行到 SMAS 筋膜的深面、颊脂肪垫的浅面。
- 在颊脂肪垫区，面神经颧支、上下颊支、下颌缘支在行程中常相互吻合成网，此后才进入到各自支配的表情肌内，这种结构保证了肌肉的多重神经支配，各神经支之间有一定的代偿作用。
- 颊支支配口轮匝肌、颊肌及其他口周围肌。颊支损伤后可表现为人中歪斜向健侧，鼓腮漏气，不能做吹口哨动作。

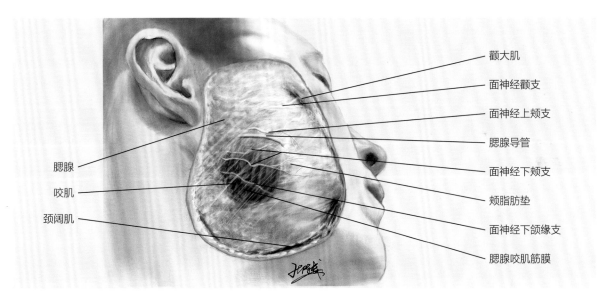

▲ 图 1-2-4　面神经颊支走行分布及走行示意图

上、下颊支分别走行在腮腺导管的头侧和尾侧，绝大多数都位于腮腺导管上、下方 1.0cm 范围内，向前出腮腺前缘后，在咬肌筋膜内走行。位于腮腺导管上方者称为上颊支，多数较粗，位置较恒定，其体表投影为耳屏间切迹与鼻翼下缘的连线；位于腮腺导管下方者称为下颊支，多细小且位置不恒定。上、下颊支之间多相互吻合成网，再发出分支支配上唇的各辐射状肌、口轮匝肌和颊肌。

（四）下颌缘支（图 1-2-5）

- 下颌缘支在下颌角附近穿出腮腺后紧贴着咬肌，在咬肌筋膜内沿咬肌前间隙的下缘走行。其穿过咬肌皮肤韧带的最下组，越过面动静脉的表面走行在下颌韧带的前面。其行达降口角肌时浅出穿透深筋膜，从肌肉深面入肌支配下唇的肌群。
- 下颌缘支位置较深，在咬肌筋膜内，且咬肌筋膜与 SMAS 之间尚有薄层脂肪间隔。因此下颌缘支

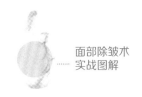
不易被伤及。但因为它所支配的目标肌肉缺少其他神经分支交叉支配，仅 10%～15% 的人下颌缘支与其他分支有交通，所以当其损伤后情况往往比较严重。

■ 下颌缘支跨越面血管处的颈阔肌和浅筋膜逐渐变薄，而且位置比血管更表浅，因此这个点也是下颌缘支最容易受损的位置。

■ 下颌缘支跨过面血管后走行在下颌骨下缘的上方，可借助面血管在咬肌前缘的搏动点定位下颌缘支。

■ 下颌缘支主要支配降口角肌、降下唇肌和颏肌。损伤后会引起下唇诸肌瘫痪，出现嘴角歪斜。

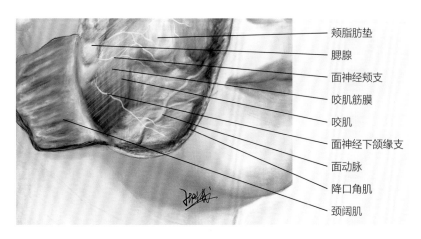

颊脂肪垫
腮腺
面神经颊支
咬肌筋膜
咬肌
面神经下颌缘支
面动脉
降口角肌
颈阔肌

◀ 图 1-2-5　面神经下颌缘支走行示意图

下颌缘支多为 1~2 支，较细小，位置变化较大。从腮腺前下缘穿出后，走行在咬肌筋膜内。在下颌角后方越过下颌后静脉的浅面，在咬肌前缘下端，越过面血管的浅面。继续向前上走行至降口角肌时浅出深筋膜至肌肉的深面，布于降口角肌、降下唇肌及颏肌。下颌缘支的各分支之间吻合较少，如损伤易导致下唇诸肌瘫痪。

（五）颈支（图 1-2-6）

■ 颈支从腮腺尾部前端穿出后，随即穿透深筋膜，在颈阔肌深面与深筋膜之间的薄层疏松结缔组织内走行。颈支相对于下颌缘支走行更浅，因此在颈阔肌下剥离时，颈支发生医源性损伤的风险更高。

■ 颈支刚浅出腮腺的一段是垂直下降的，越过面静脉的浅面斜向前下到达下颌下腺鞘膜与颈阔肌之间，陆续分支进入颈阔肌。

■ 颈支在下颌角至下颌下腺的一段邻近颈阔肌悬韧带的前方。

■ 面神经颈支只有一支，支配颈阔肌。

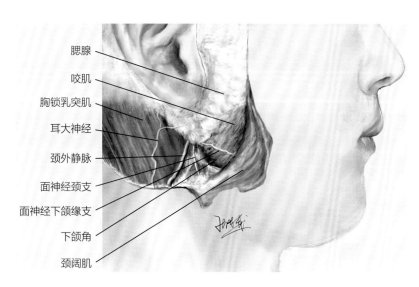

腮腺
咬肌
胸锁乳突肌
耳大神经
颈外静脉
面神经颈支
面神经下颌缘支
下颌角
颈阔肌

◀ 图 1-2-6　面神经颈支及其毗邻结构示意图

颈支只有一支，从腮腺尾端穿出后，在下颌角后方约 1cm 处浅出颈筋膜浅层至颈阔肌深面达下颌下三角，分支布于颈阔肌。

二、面神经的角神经支

- 面神经颊支接受颧支后共同组成角神经。
- 角神经跨越内眦支配双侧皱眉肌、降眉肌和降眉间肌。
- 皱眉肌受面神经的颞支和角神经支双重支配。

第三节　表　情　肌

一、表情肌的特点

- 绝大部分表情肌位置较浅，大部分面部表情肌都位于第 3 层。
- 表情肌主要倾向于分布在眼眶和口腔的表面或者周围。这些肌肉有些是环形的，具有括约作用；有些呈辐射状，具有开大作用。
- 表情肌属于皮肌，肌纤维固着于皮肤（颊肌除外）。收缩时会拉紧面部皮肤，直接引起皮肤的运动，改变其原有形状和外观，产生喜、怒、哀、乐等各种表情。当其松弛时，有弹性的皮肤就返回原来的状态，故面部表情肌的对抗作用较弱。
- 面部肌肉本身有一个层次上的顺序。浅层表情肌（如额肌、眼轮匝肌和颈阔肌）分别覆盖上面部、中面部和下面部。它们没有直接附着在骨骼上，而是通过垂直分布的支持韧带间接地和骨骼相连。额肌沿着上颞线通过颞上间隔附着，眼轮匝肌通过眶外侧部增厚区和颧皮韧带固定，颈阔肌上缘有咬肌皮肤韧带固定。深层表情肌包括面上部的皱眉肌和降眉间肌，口周的提肌群和降肌群，围绕口周的口轮匝肌和最下部的颏肌（图 1-3-1、图 1-3-2）。

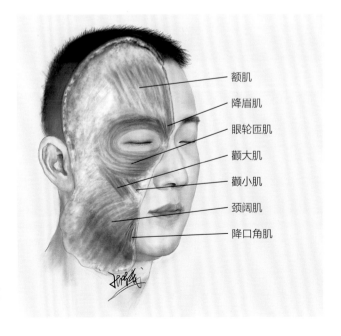

额肌
降眉肌
眼轮匝肌
颧大肌
颧小肌
颈阔肌
降口角肌

- 大部分面部表情肌是由肌肉深方的神经分支支配的。支配神经分支可以支配的上方表浅层的肌肉只有提口角肌、颊肌和颏肌。

▶ 图 1-3-1　浅层表情肌示意图

浅层表情肌如额肌、眼轮匝肌和颈阔肌分别覆盖上面部、中面部和下面部。此外还有降眉肌、颧大肌、颧小肌及降口角肌。这些肌肉位置都比较表浅。

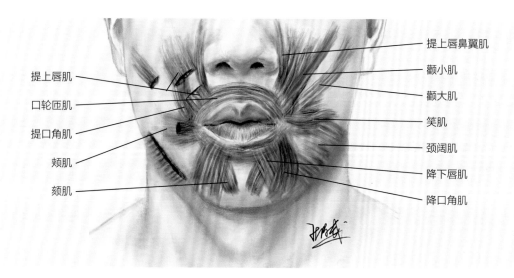

提上唇鼻翼肌

颧小肌

颧大肌

笑肌

颈阔肌

降下唇肌

降口角肌

提上唇肌

口轮匝肌

提口角肌

颊肌

颏肌

▲ 图 1-3-2　口周围肌示意图

口周深层表情肌包括口周的提肌群和降肌群和围绕口周的口轮匝肌和最下部的颏肌。

二、与面部除皱术关系密切的表情肌

（一）眼轮匝肌（图 1-3-3）

- 眼轮匝肌可分为眶部眼轮匝肌、眶隔前眼轮匝肌和睑板前眼轮匝肌。
- 眶部眼轮匝肌位于眼轮匝肌的外围，浅部起自内眦腱，深部起于内眦眶缘。在眉部，肌纤维与额肌和皱眉肌相互交织。主要负责降眼眉和提升下眼睑。
- 眶部眼轮匝肌直接促使眼眉下垂，特别是在颞外侧区。从这个角度看，眼轮匝肌的外侧半属于降肌的成分。
- 眶隔前眼轮匝肌位于眶隔前，覆盖眶隔。其有完成眼睑闭合的功能。
- 睑板前眼轮匝肌位于睑板前面，与睑板紧密相连，为不随意肌。收缩时可使睑缘贴近眼球，主要负责完成日常瞬目、睡眠时闭眼等闭睑动作。
- 眼轮匝肌受面神经颞支和颧支支配。

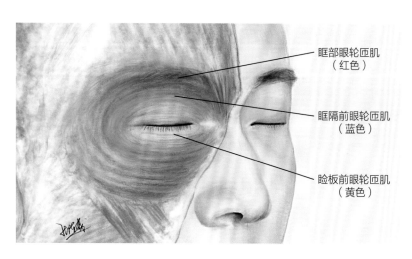

眶部眼轮匝肌
（红色）

眶隔前眼轮匝肌
（蓝色）

睑板前眼轮匝肌
（黄色）

◀ 图 1-3-3　眼轮匝肌分区示意图

眼轮匝肌可分为眶部眼轮匝肌（红色区域）、眶隔前眼轮匝肌（蓝色区域）和睑板前眼轮匝肌（黄色区域）。眶部眼轮匝肌主要负责降眼眉和提升下眼睑。眶隔前眼轮匝肌和睑板前眼轮匝肌主要负责眼睑闭合。眼轮匝肌的外侧半属于降肌的成分。

（二）颧大肌和颧小肌（图 1-3-4）

- 耳屏游离缘距颧大肌外缘约 5.0cm。
- 颧大肌、颧小肌几乎平行走行，颧大肌走行于颧小肌的外侧。
- 颧大肌、颧小肌与提口角肌一起，在收缩时产生明显的颧骨笑，一种最常见的笑。
- 由于颧大肌、颧小肌的位置比较表浅，行深层除皱术时容易受到损伤。
- 颧大肌、颧小肌主要受面神经颧支支配。

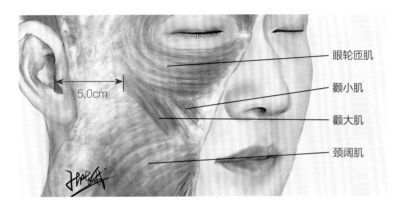

◀ 图 1-3-4　颧大肌及颧小肌示意图

颧大肌、颧小肌位于皮下，呈扁带状，起自颧颞缝前方的颧骨。颧大肌向内下方斜越咬肌和面血管的浅面，止于口角的皮肤和黏膜，有上提口角的功能。颧小肌位于颧大肌内侧，肌纤维起自颧颌缝后方的颧骨，与颧大肌平行，止于上唇外侧部分的肌肉。功能相对较小，收缩时可向外上方提拉口角，提起上唇以暴露上颌牙齿。颧大肌、颧小肌受面神经颧支支配。

图中标注：眼轮匝肌、颧小肌、颧大肌、颈阔肌、5.0cm

（三）颈阔肌（图 1-3-5）

- 起自上三角肌区和胸肌区的颈筋膜，与降口角的肌肉一同止于下颊部和口角。
- 呈大扇形，颈阔肌有较大的解剖变异。
- 绝大部分颈阔肌上缘位于耳垂内侧缘与面部相连的最低点的水平或以下约 1.8cm 内的水平。

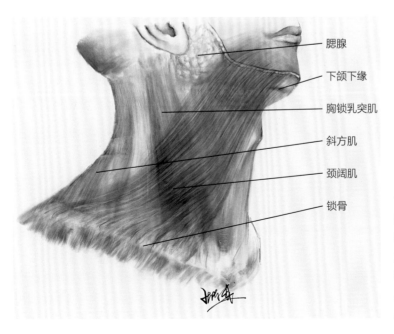

图中标注：腮腺、下颌下缘、胸锁乳突肌、斜方肌、颈阔肌、锁骨

◀ 图 1-3-5　颈阔肌示意图

颈阔肌为菲薄而宽阔的大扇形扁肌，位于颈前外侧部脂肪层的深面。起自肩部的三角肌和胸大肌筋膜。前部纤维止于下颌缘，部分纤维与对侧纤维在中线处左右交叉；中部肌纤维与口周辐射状肌相融合；后部纤维与腮腺咬肌筋膜相连续。

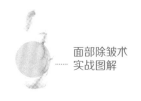
- 参与降下唇的功能。在讲话、咀嚼、吞咽和做面部表情时此肌肉收缩频繁。
- 颈阔肌对形成"火鸡颈"起主要作用。
- 受面神经的颈支支配，偶尔由下颌缘支的神经分支支配其前部。

（四）口轮匝肌（图 1-3-6）

- 其位于口唇内环绕口裂的环形肌，由深浅两部分不同方向的肌纤维组成的复合肌肉。
- 浅层纤维呈条索样，从唇的一侧皮肤和黏膜至对侧位于覆盖口角的其他肌肉的浅层。
- 浅层部分的肌肉将口唇压到牙齿上。
- 深层肌肉来源于颊肌，其主要作用是运动口唇离开牙齿。
- 口轮匝肌由面神经的颊支和下颌缘支支配。

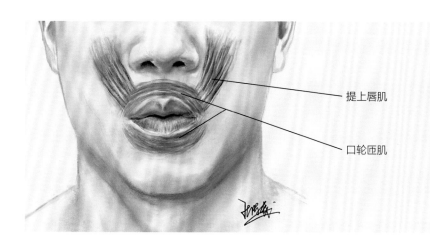

提上唇肌

口轮匝肌

◀ 图 1-3-6　口轮匝肌示意图
口轮匝肌呈扁形，为位于面下部中央的环形肌，与口唇的皮肤和黏膜紧密相连。可分为浅层和深层两部分。其主要功能是闭唇，并参与咀嚼、发音，协助吞咽等功能。

（五）笑肌（图 1-3-7）

- 其呈薄片状，为口周浅层表情肌。起自腮腺筋膜，行向前下，止于口角皮肤和黏膜，有时仅是颈阔肌的延续。

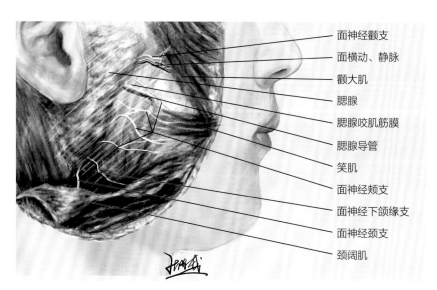

面神经颧支

面横动、静脉

颧大肌

腮腺

腮腺咬肌筋膜

腮腺导管

笑肌

面神经颊支

面神经下颌缘支

面神经颈支

颈阔肌

◀ 图 1-3-7　笑肌示意图
笑肌呈薄片状，位置表浅。起自腮腺腱膜，止于口角皮肤，收缩时可牵拉嘴角向外。部分肌纤维走行方向与颧大肌类似，因此很容易与颧大肌相混淆。

- 部分肌纤维走行方向与颧大肌类似，因此很容易与颧大肌相混淆。
- 此肌肉收缩时牵拉嘴角向外上方，产生微笑表情，并能使口角闭合。

（六）降口角肌（图 1-3-8）

- 呈尖朝上的三角形，起自下颌韧带外侧、下颌骨下缘前部，止于蜗轴和唇外侧。
- 降口角肌的许多肌纤维实际上与颈阔肌、口轮匝肌等的肌纤维相延续融合，不可区分。
- 在面部悲伤或愤怒表情时此肌肉将下唇和口角下拉。

（七）降下唇肌（图 1-3-8）

- 呈方形，亦称下唇方肌。起自下颌骨斜线，向内上方走行与对侧同名肌会合，共同止于下唇皮肤。
- 位于深方内侧，肌纤维几乎与降口角肌纤维垂直，外侧部稍被降口角肌遮盖。
- 其将下唇向下和向外牵拉，使下唇红唇缘外翻。

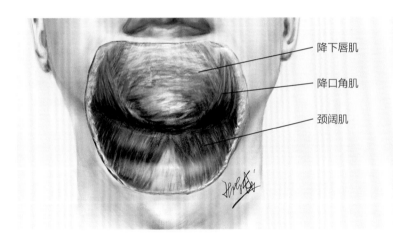

▲ 图 1-3-8　降口角肌及降下唇肌示意图

降口角肌位置表浅，呈大三角形。起自下颌韧带外侧的下颌缘，止于蜗轴和唇外侧，肌纤维与颈阔肌纤维交叉融合。收缩时可将口角和下唇下拉。降下唇肌位于深方，起自下颌骨的斜线，肌纤维几乎与降口角肌垂直，向内上方与口轮匝肌共同止于下唇的皮肤。收缩时将下唇向下外方牵拉。

（八）提上唇肌、提口角肌和提上唇鼻翼肌（图 1-3-9）

- 三者同属于上唇深部提升的肌肉，起到几乎垂直上提上唇的作用。

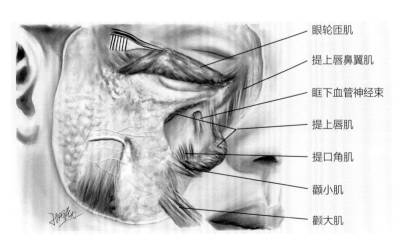

▲ 图 1-3-9　切断颧大肌、颧小肌并向下翻转，同时向上掀起眼轮匝肌显示深层结构

提上唇肌、提口角肌和提上唇鼻翼肌三者同属于上唇深部提升的肌肉，起到几乎垂直上提上唇的作用。

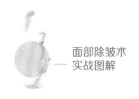

- 提上唇肌起于上颌骨眶下孔上方，行向内下并与口轮匝肌纤维交织，止于上唇皮肤。
- 提口角肌位于提上唇肌和颧大肌深面。起自眶下孔外下方的骨膜，止于蜗轴。
- 提上唇鼻翼肌，起自上颌骨额突的上方，向外下斜行并分为 2 束。其中一束肌纤维附着于鼻翼软骨和皮肤深层，另一束肌纤维止于上唇。

（九）颊肌（图 1-3-10）

- 颊肌位于深层，起自上颌骨牙槽突的后外侧面，止于口角皮肤。肌纤维与口轮匝肌深层纤维相互交织。
- 颊肌收缩可牵引口角向外，主要起"吸吮"作用。

（十）颏肌（图 1-3-10）

- 颏肌位于降下唇肌的深面，是下唇最深部的肌肉，呈锥状。
- 起自下颌骨切牙下方，行向内下，止于颏部皮肤。
- 颏肌收缩使下唇突起，并出现颏部皮肤皱纹。

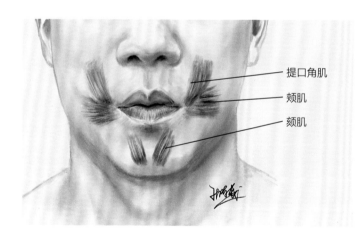

提口角肌
颊肌
颏肌

◀ 图 1-3-10　颊肌及颏肌示意图

颊肌位于深层，在颊脂肪垫和颊筋膜的深面，呈长方形，其主要功能是参与咀嚼。颏肌位于降下唇肌的深面，起自下颌骨切牙下方，止于颏部皮肤，收缩时上提颏部皮肤，使下唇前送时突起。

第四节　面部血供及感觉神经支配

　　熟知面部皮瓣血管供应对于实施面部除皱术的外科医师来说是至关重要的，特别是当求美者是吸烟者或有血管疾病时。保证皮瓣获得良好血供是面部除皱术中预防并发症的重要内容。

一、动脉血供

- 面颈部动脉血供主要来自颈外动脉（图 1-4-1）。

- 根据解剖标志面部动脉血供被分为三个区域：颧额缝与下颌切迹之间的连线外侧为外侧区；眶上孔与上颌第一磨牙之间的连线内侧为内侧区；内侧区与外侧区之间是中间区。
    - 外侧区包括：颞浅动脉的额支、颧眶动脉、面横动脉和咬肌动脉。
    - 中间区包括：眶上动脉、眶下动脉、面动脉、颏下动脉。
    - 内侧区包括：滑车上动脉、鼻背动脉、眦动脉、颏动脉和上、下唇动脉。
- 行面部除皱术时，面部皮瓣的血供很大程度上来自穿支动脉——主要是颞浅动脉、面横动脉、颏下动脉和面动脉。
- 面部除皱术中离断韧带、掀起皮瓣时，常需要分离支配皮瓣血供的面横动脉，甚至颏下动脉的皮瓣血供也会受到影响。此时面部皮瓣血供主要依赖于中间区的面动脉分支。因此术中保护面动脉及其分支不受破坏对面部除皱术中皮瓣的血供保障起着极其重要的作用。

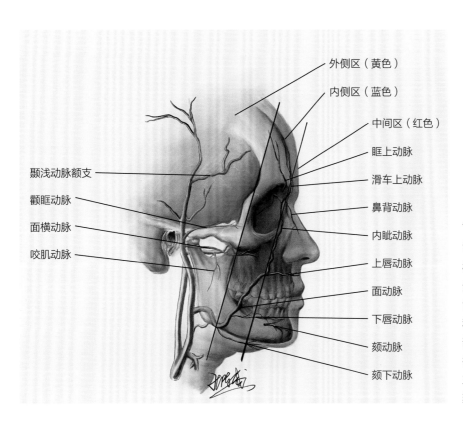

外侧区（黄色）
内侧区（蓝色）
中间区（红色）
眶上动脉
滑车上动脉
鼻背动脉
内眦动脉
上唇动脉
面动脉
下唇动脉
颏动脉
颏下动脉

颞浅动脉额支
颧眶动脉
面横动脉
咬肌动脉

◀ 图 1-4-1 面浅部动脉血供示意图
根据解剖标志面部动脉血供被分为三个区域：外侧区（黄色区域）、中间区（蓝色区域）和内侧区（红色区域）。行面部除皱术时，面部皮瓣的血供很大程度上来自穿支动脉——主要是颞浅动脉、面横动脉、颏下动脉和面动脉。

（一）颞浅动脉（图 1-4-1）

- 其可视为颈外动脉的直接延续，在耳前的位置固定、表浅且较粗。
- 在腮腺深面接续颈外动脉，伴耳颞神经前方上行，约于外耳门高度出腮腺筋膜上缘，其前、后分别有面神经颞支和颞浅静脉伴行。继而跨越颧弓根部表面，在颞中筋膜内上行，多在距颧弓上缘 2~3cm 处分为额支和顶支。
- 一般额支相对稳定，较粗，在颞浅筋膜内的神经上方平行走行，向前上与眼动脉分出的额支相交通；顶支向后，与耳后动脉和枕动脉相吻合。
- 颞浅动脉在面部的分支有：腮腺支、面横动脉、颧眶动脉、耳支和颞中动脉。

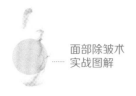

（二）面横动脉（图 1-4-1）

- 面横动脉多数为单支，位于腮腺管与颧弓之间。

- 该动脉起自颞浅动脉，水平前行穿出腮腺前缘，紧贴咬肌浅面走行，沿途分出小支布于腮腺、咬肌、腮腺导管和附近皮肤。

- 面横动脉分支常与面神经颧支伴行，术中可作为重要的解剖标志。

（三）面动脉（图 1-4-1）

- 面动脉是颈外动脉较大的分支。

- 起自颈外动脉前壁，经下颌下腺后上方的面动脉沟达咬肌附着处的前缘，在此处后方有面静脉伴行，并在此处发出颏下动脉。主干勾绕下颌骨下缘转至面部斜向前上，沿口角及鼻翼的外侧迂曲至内眦，更名为内眦动脉。

- 面动脉勾绕下颌骨下缘处，位置表浅，仅被皮肤和颈阔肌覆盖，在体表可触及其搏动。

- 面动脉在面部的分支有下唇动脉、上唇动脉、鼻外侧动脉和内眦动脉等。

二、面部静脉

　　头颈部的静脉有深、浅之分。浅静脉包括面静脉、颞浅静脉、颈前静脉和颈外静脉；深静脉包括颅内静脉、颈内静脉和锁骨下静脉等。其中浅静脉跟面部除皱术关系相对密切（图 1-4-2）。

（一）面静脉（图 1-4-2）

- 位置表浅。起自内眦静脉，在面动脉的后方下行。

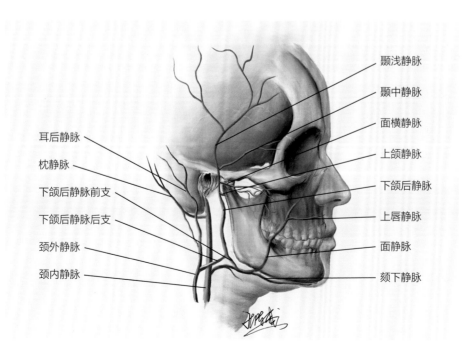

◀ 图 1-4-2 头颈部静脉示意图

头颈部的静脉有深、浅之分。浅静脉包括面静脉、颞浅静脉、颈前静脉和颈外静脉；深静脉包括颅内静脉、颈内静脉和锁骨下静脉等。其中浅静脉跟面部除皱术关系相对密切。

- 在下颌角下方跨过颈内、外动脉的表面，下行至舌骨大角附近注入颈内静脉。
- 面静脉通过眼上静脉和眼下静脉与颅内的海绵窦交通，并通过面深静脉与翼静脉丛交通，继而与海绵窦交通。面静脉缺乏静脉瓣。因此，面部发生化脓性感染时，若处理不当（如挤压等），可导致颅内感染。故将鼻根至两侧口角的三角区称为"危险三角"。

（二）下颌后静脉（图 1-4-2）

- 下颌后静脉收集面侧区和颞区的静脉血。
- 由颞浅静脉和上颌静脉在腮腺内汇合而成。
- 颞浅静脉起始于头皮内的静脉网，伴行于颞浅动脉的后方。
- 面横静脉为面横动脉的伴行静脉。常为两支，沿咬肌表面后方走行，注入颞浅静脉。
- 上颌静脉起自翼内肌和翼外肌之间的翼静脉丛。
- 下颌后静脉下行至腮腺下端处分为前、后两支。前支汇入面静脉；后支与耳后静脉和枕静脉汇合成颈外静脉。

（三）颈外静脉（图 1-4-2、图 1-4-3）

- 体表投影：下颌角至锁骨中点的连线。
- 颈外静脉主要收集头皮和面部的静脉血。
- 主要由下颌后静脉的后支、耳后静脉和枕静脉在下颌角处汇合而成。
- 沿胸锁乳突肌表面向下略向后行，至该肌后缘锁骨上方约 2.5cm 处穿深筋膜注入锁骨下静脉或静脉角。
- 在覆盖胸锁乳突肌的筋膜上方解剖过深则可能损伤到颈外静脉。如损伤则需要将其离断或结扎。

（四）颈前静脉（图 1-4-3）

- 颈前静脉为颈外静脉的属支，位于颈部浅筋膜内，属于颈部的浅静脉。

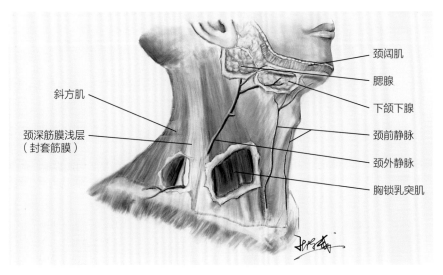

◀ 图 1-4-3　颈外静脉及颈前静脉示意图

颈外静脉在胸锁乳突肌表面，向下略向后下行至距离锁骨上方约 2.5cm 处穿颈浅筋膜注入锁骨下静脉或静脉角。颈前静脉起自颏下，在颈浅筋膜表面沿颈正中线两侧下行达颈根部。左、右颈前静脉在胸骨柄上方常有一横行的颈静脉弓。

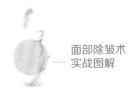

- 由颏部和下颌下方的颈上部的小静脉汇合而成，沿颈前正中线的两侧下行达颈根部。
- 两侧静脉各自继续沿颈静脉切迹行向外，经胸锁乳突肌深面注入颈外静脉或锁骨下静脉。
- 左、右颈前静脉在胸骨柄上方常有一横行交通支称为颈静脉弓。

三、感觉神经

- 面颈部感觉由三叉神经和颈丛支的分支支配（图 1-4-4）。
- 三叉神经有三个分支。
  - 第一分支眼神经：眼神经有五个皮肤分支：眶上神经、滑车上神经、滑车下神经、鼻背神经和泪腺神经。
  - 第二分支上颌神经：上颌神经有三个皮肤分支：眶下神经、颧面神经和颧颞神经。
  - 第三分支下颌神经：下颌神经有三个皮肤分支：颏神经、颊神经和耳颞神经。
- 耳大神经和颈横神经是 C_2 和 C_3 的终末皮肤分支，支配耳和颈前三角的感觉。
- 耳大神经从颈深筋膜穿出并于耳下 6.5cm 处跨越胸锁乳突肌筋膜。如损伤应以显微外科技术加以修复，否则将可能出现永久性耳麻木。
- 枕小神经沿胸锁乳突肌后缘向后上方走行，支配颈后三角的感觉。
- 耳颞神经在颞下窝发自下颌神经，向外入腮腺上部上行，继出腮腺上缘，在颞浅动脉的后方越过颧弓浅面上行于颞中筋膜内，继而分布于耳郭上部、外耳道、鼓膜前部及颞顶部皮肤。

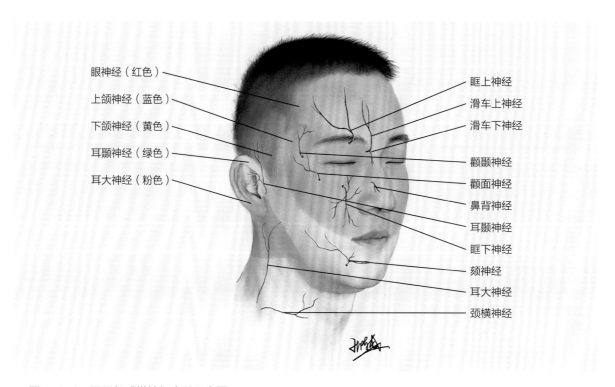

▲ 图 1-4-4　面颈部感觉神经支配示意图
面颈部感觉由三叉神经和颈丛支的分支支配。

第五节　面颈部分区

一、面部分区

1. 从外科学的角度考虑，我们可将面颈部分为三个区域（图 1-5-1）。

- 上面部：包括前额、眉间、颞部、眉和上睑等区域。
- 中面部：包括下睑、颊部和上唇等区域。
- 下面部及颈部：包括下唇、颏部、颏下、颈前、颈后等区域。

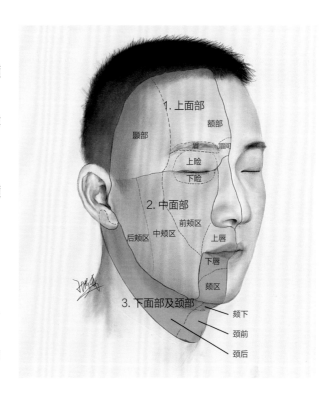

▶ 图 1-5-1　面颈部外科学角度分区示意图

从外科学的角度考虑，可将面颈部分为上面部、中面部、下面部及颈部。每一部分可以再分成几个亚单位。

2. 从功能的角度考虑，沿着眶外侧缘的垂直线将面部划分为正面的表情区和侧面的咀嚼区（图 1-5-2）。

- 沿眶外侧缘垂直线的深层，分布着一组面部支持韧带，它们把表情区和咀嚼区区分开来。
- 表情区是高度进化的结果，主要用于面部表情的交流。表情肌可以表现出精细的运动，这些区域是高度活动的部位，也是随着老化容易松弛的部位。

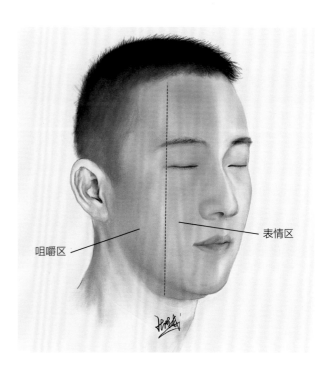

▶ 图 1-5-2　面部功能分区示意图

从功能的角度考虑，可沿着眶外侧缘的垂直线将面部划分为正面的表情区和侧面的咀嚼区。

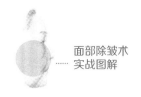

■ 咀嚼区主要是用于咀嚼，是相对不运动的部位。其解剖结构主要是颞肌、咬肌、腮腺及其导管。这些结构都位于深筋膜的深部。唯一的一块浅层肌肉是颈阔肌。

  3. 从解剖学角度考虑，根据其解剖特点和功能性质的不同，美容解剖学将面部分为 12 区（图 1-5-3）。

■ 跟面部除皱术关系比较密切的有：颞区、颧区、眶下区、腮腺咬肌区、颊区和颏区。

■ 其余分区（如额区、鼻区、眶区、唇区、耳区和面侧深区）与面部除皱术的关系相对没那么密切。

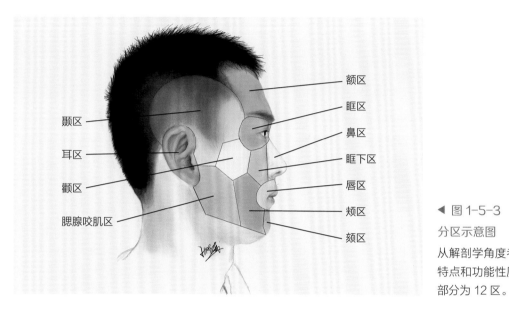

◀ 图 1-5-3　面部解剖学角度分区示意图

从解剖学角度考虑，根据其解剖特点和功能性质的不同，可将面部分为 12 区。

二、颈部分区

■ 以斜方肌前缘为界，颈部可分为前方的固有颈部和后方的项部。固有颈部就是我们通常所说的颈部（图 1-5-4）。

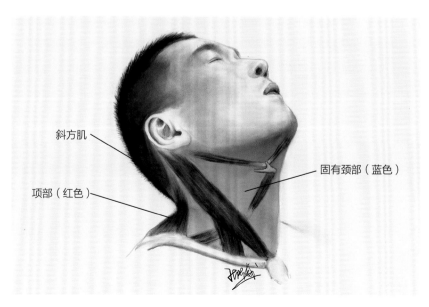

◀ 图 1-5-4　颈部分区示意图

以斜方肌前缘为界，颈部可分为前方的固有颈部（蓝色区域）和后方的项部（红色区域）。

■ 以胸锁乳突肌的前缘和后缘为界,又可以将固有颈部分为三个区,由后往前分别是颈侧区、胸锁乳突肌区和颈前区(图 1-5-5)。

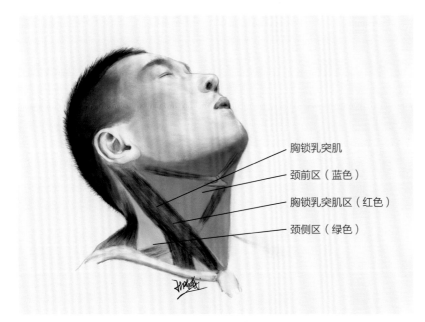

胸锁乳突肌

颈前区(蓝色)

胸锁乳突肌区(红色)

颈侧区(绿色)

◀ 图 1-5-5　颈部分区示意图
以胸锁乳突肌的前缘和后缘为界,又可以将固有颈部分为颈侧区(绿色区域)、胸锁乳突肌区(红色区域)和颈前区(蓝色区域)。

■ 颈前区以舌骨和二腹肌后腹为界,分为舌骨上区和舌骨下区(图 1-5-6)。

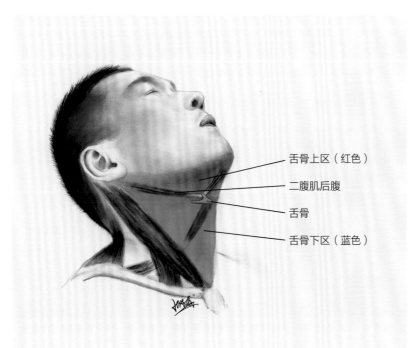

舌骨上区(红色)

二腹肌后腹

舌骨

舌骨下区(蓝色)

◀ 图 1-5-6　颈部分区示意图
颈前区以舌骨和二腹肌后腹为界,分为舌骨上区(红色区域)和舌骨下区(蓝色区域)。

■ 舌骨上区以二腹肌前腹为界可分为内侧的颏下三角和外侧的下颌下三角。舌骨下区以肩胛舌骨肌上腹为界,可分为外上方的颈动脉三角和内下方的肌三角(图 1-5-7)。

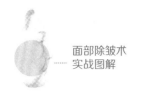
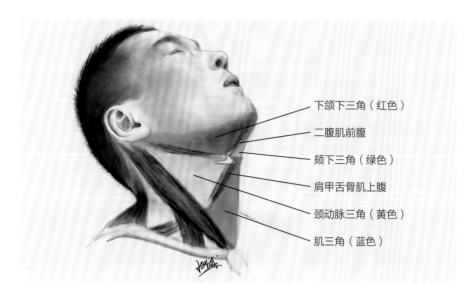

下颌下三角（红色）

二腹肌前腹

颏下三角（绿色）

肩甲舌骨肌上腹

颈动脉三角（黄色）

肌三角（蓝色）

◀ 图 1-5-7　颈部分区示意图

舌骨上区以二腹肌前腹为界分为内侧的颏下三角（绿色区域）和外侧的下颌下三角（红色区域）。舌骨下区以肩胛舌骨肌上腹为界，分为外上方的颈动脉三角（黄色区域）和内下方的肌三角（蓝色区域）。

第六节　面颈部各区局部解剖

一、颞区解剖

（一）颞区软组织层次

对于颞区软组织的解剖学知识，重点在于对颞区层次的理解。此区软组织由浅而深分为：皮肤、浅筋膜、颞浅筋膜、颞中筋膜、颞深筋膜浅层、颞浅脂肪垫、颞深筋膜深层、颞深脂肪垫、颞肌、颞骨骨膜（图 1-6-1）。

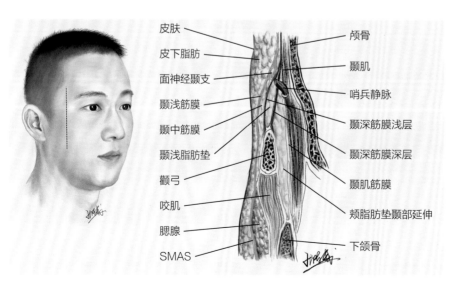

皮肤

皮下脂肪

面神经颞支

颞浅筋膜

颞中筋膜

颞浅脂肪垫

颧弓

咬肌

腮腺

SMAS

颅骨

颞肌

哨兵静脉

颞深筋膜浅层

颞深筋膜深层

颞肌筋膜

颊脂肪垫颞部延伸

下颌骨

◀ 图 1-6-1　颞区软组织层次示意图

颞区软组织由浅入深分为：皮肤、浅筋膜、颞浅筋膜、颞中筋膜、颞深筋膜浅层、颞浅脂肪垫、颞深筋膜深层、颞深脂肪垫、颞肌、颞骨骨膜。

1. 皮肤

- 颞部皮肤前部比较薄，后部较厚且致密，皮脂腺和汗腺分布较多。
- 颞区皮肤移动度较大。

2. 浅筋膜

- 浅筋膜较薄，皮下脂肪较少。
- 前下部位的皮下脂肪比较疏松，因此皮肤移动性也较大。

3. 颞浅筋膜（superficial temporal fascia）（图 1-6-2 ~ 图 1-6-4）

- 颞浅筋膜由致密的结缔组织薄膜构成。
- 颞浅筋膜是面部 SMAS 向上跨越颧弓向颞区的延伸，属于 SMAS 范畴。
- 颞浅筋膜向上延续为帽状腱膜，向前连接眼轮匝肌和额肌，向后连于耳上肌和耳后肌。
- 颞浅筋膜浅面除在眼、耳之间区域有少许的脂肪组织外，其余部位均缺乏脂肪，与浅筋膜结合紧密。
- 在颞浅动脉及其额支的前下方，颞浅筋膜的深面是颞中筋膜，其内含有面神经颞支。
- 在颞浅动脉及其额支的后上方，颞浅筋膜与颞深筋膜借腱膜下疏松结缔组织相隔，两者间易被钝性剥离。

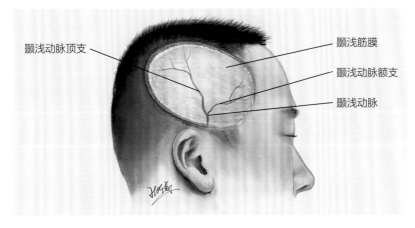

◀ 图 1-6-2 颞区切除头皮和皮下脂肪组织后所见

切除头皮和皮下脂肪组织后，显露颞浅筋膜，其属于 SMAS 范畴。颞浅筋膜内有颞浅动脉走行，渐行渐浅，有穿支供应浅面皮肤。颞浅动脉多在距颧弓上缘 2~3cm 处分为额支和顶支。

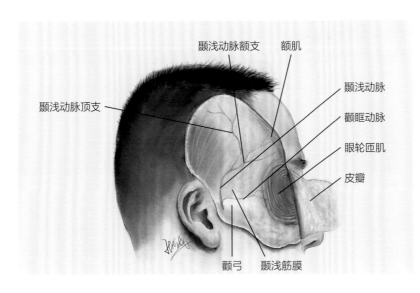

◀ 图 1-6-3 将颞区皮瓣掀起后所见

将皮瓣向前牵引，显露出深面的 SMAS 结构——颞浅筋膜、额肌、眼轮匝肌。颞浅筋膜内的颞浅血管和颧眶动脉分支清晰可见。颞浅筋膜表面不可见面神经分支，这是行颞部除皱术时能在皮肤与 SMAS 之间安全剥离的解剖学基础。

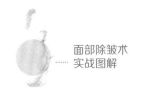

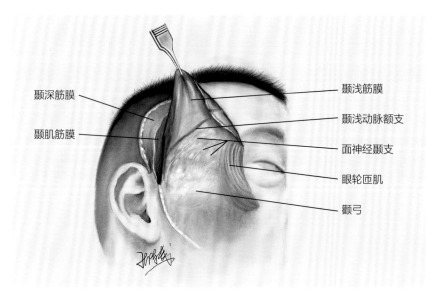

颞深筋膜

颞肌筋膜

颞浅筋膜

颞浅动脉额支

面神经颞支

眼轮匝肌

颧弓

◀ 图 1-6-4　解剖颞浅筋膜瓣所见

解剖掀起的颞浅筋膜瓣，可见面神经颞支走行在颞浅筋膜的疏松脂肪层内，颞浅动脉额支在其上方伴行。面神经颞支从颧弓上方约 2cm 处进入颞浅筋膜的深面。渐行渐浅，向前走行在眼轮匝肌和额肌的深面。

4. 颞中筋膜（mediotemporal fascia）（图 1-6-5）

- 它由含较多脂肪组织的疏松结缔组织构成。这些脂肪与内侧的眼轮匝肌下脂肪（SOOF）相延续。
- 后下方部分较厚，并与腮腺筋膜相续；向前上方至眼轮匝肌渐薄，最终移行为眼轮匝肌深面的筋膜。
- 在颞中筋膜浅面（包括颧弓浅面部分）分离可以获得颧弓上下连续的 SMAS 瓣，这是高位 SMAS 除皱术的解剖学基础。
- 颞中筋膜深面借帽状腱膜下疏松结缔组织的延续部分与颞深筋膜浅层相隔，两者极易钝性分离。
- 颞中筋膜的重要临床意义在于面神经颞支行于其中。面神经颞支出腮腺上缘后进入颞中筋膜向前上方走行，从后下方的较深处渐渐向前上方浅出。
- 其分布于颞部的血管主干也走行于颞中筋膜中。

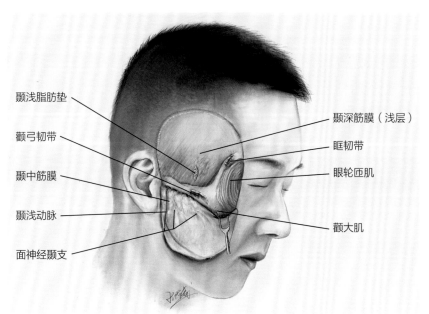

颞浅脂肪垫

颧弓韧带

颞中筋膜

颞浅动脉

面神经颞支

颞深筋膜（浅层）

眶韧带

眼轮匝肌

颧大肌

◀ 图 1-6-5　颞中筋膜及其毗邻结构示意图

切开并向下牵引颞浅筋膜瓣，显露出深面的结构。颞深筋膜浅层向下过颧弓浅面后与咬肌筋膜相连续。在颞深筋膜浅层的下部做一个小切口，可以暴露颞浅脂肪垫。面神经颞支紧贴骨膜表面上行越过颧弓后 1/3 段的浅面，走行在颞中筋膜内，向前上方走行过程中渐渐浅出，进入颞浅筋膜内。

5. 颞深筋膜浅层（图 1-6-6）

- 颞深筋膜为坚韧而致密的腱膜性结缔组织。
- 颞深筋膜起于颞线，下行至颞浅脂肪垫上缘处分为浅、深两层，分别在颞浅脂肪垫的浅、深面继续下行。
- 颞深筋膜浅层较深层为薄，向下过颧弓浅面后与咬肌筋膜连续；向前方在眶上缘和外缘处移行为骨膜；向后至颞窝后界续为骨膜。

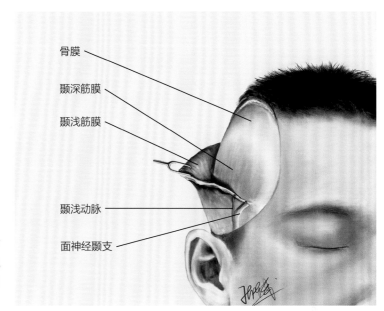

▶ 图 1-6-6　颞深筋膜浅层解剖示意图
沿切口边缘离断帽状腱膜，将颞浅筋膜向下掀起。在颞浅动脉及其额支的后上方，颞浅筋膜借腱膜下疏松结缔组织与颞深筋膜相隔，该层交通支少，是天然的手术平面。

图中标注：骨膜、颞深筋膜、颞浅筋膜、颞浅动脉、面神经颞支

6. 颞浅脂肪垫（superficial temporal fat pad，STFP）（见图 1-6-5）

- 颞浅脂肪垫位于颞深筋膜的浅层与深层之间。上达颧弓上约 3.7cm 处，下达颧弓上缘；前至颞窝前界，后至耳屏前约 2.4cm 处。
- 其前部以脂肪组织为主，后部以结缔组织筋膜为主。
- 前下部较厚，最厚处位于眼轮匝肌外缘附近；后上部较薄。
- 颞浅脂肪垫中有较粗的颞中静脉，自颧弓外上方弓形走向后下，行至腮腺上缘深面，最终注入颞浅静脉中。

7. 颞深筋膜深层（见图 1-6-1）

- 颞深筋膜深层较浅层为厚，沿颞浅脂肪垫深面下行至颧弓上缘移行为颧弓深面和上缘的骨膜。
- 颞融合线前方颞深筋膜的深层和浅层融合变为深层帽状腱膜。
- 颞深筋膜深层虽为致密的腱性组织，但在某些部位会有被血管神经穿过的孔洞，因此其并非完整的一层组织。

8. 颞深脂肪垫（deep temporal fat pad，DTFP）（见图 1-6-1）

- 其位于颞深筋膜深层的深面，是颊脂肪垫的颞延伸部。
- 颞深脂肪垫上界最高处距颧弓上缘约 1.8cm，前界近眶外缘，后界至耳轮脚附近，向下过颧弓深面

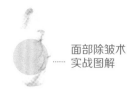

的前部与颊脂肪垫相连。

- 颞深脂肪垫有填充颞窝的作用，同时其将颞深筋膜和颞肌分隔开，防止颞肌的运动受到颞深筋膜的限制。

9. 颞肌（见图 1-6-1）

- 颞肌非常厚实坚韧，呈扇形，起自颞窝内侧壁骨面和颞深筋膜深层上部的内面，肌纤维形成粗大的扁束向下穿过颧弓的深面移行为肌腱，止于下颌骨冠突和下颌支前缘的上部。
- 颞肌作用是上提和后退下颌骨。由下颌神经支配。

10. 颞骨骨膜

- 颞骨骨膜为颞骨的骨外膜，菲薄且紧贴颞部不易剥离。

（二）颞区的支持韧带（图 1-6-7）

- 眉外侧 1/3 是靠颞韧带附着（temporal ligamentous adhesion，TLA）所固定。这条粘连带沿颞嵴向后延伸至颞融合线，形成颞上隔（superior temporal septum，STS），其将额前间隙和颞上间隙分隔开；向内侧延伸形成眶上韧带附着（supraorbital ligamentous adhesion，SLA）；向外侧延伸，自眶上缘向颧弓后部走行，形成颞下隔（inferior temporal septum，ITS），其将颞上间隙与下方三角形区域分开。

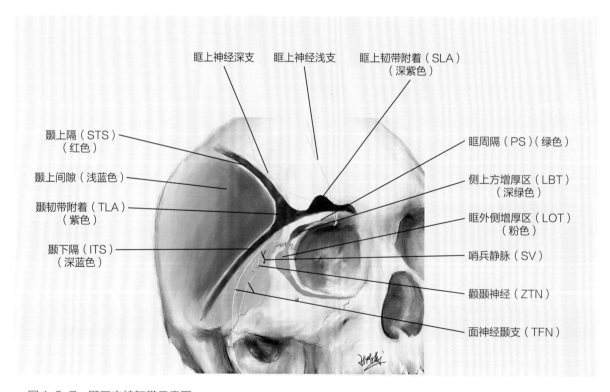

▲ 图 1-6-7　颞区支持韧带示意图

颞上隔（STS）与颞下隔（ITS）延伸汇合形成颞韧带附着（TLA）。TLA 向内延续是眶上韧带附着（SLA）。眶周隔（PS）在眶缘上。眶外侧增厚区（LOT）和侧上方增厚区（LBT）是眶周隔的一部分。颞下隔的下方是一个三角形区域，内有面神经颞支、颧颞神经、哨兵静脉等重要结构穿行。

- 眶周隔（periorbital septum，PS）在眶缘从眶上延续到眶外侧缘，逐渐变致密的区域称为眶周隔的侧上方增厚区（lateral brow thickening，LBT）；这条致密带继续向眶外侧延伸，形成了眶周隔的眶外侧增厚区（lateral orbital thickening，LOT）。眶外侧增厚区（LOT）和侧上方增厚区（LBT）同属于眶周隔（PS）的一部分。

- 重新定位眉外侧，最重要的分离区域是颞上隔、颞区韧带样粘连带、颞下隔和外上眶部的眶周隔。

- 颞下隔将颞区分为两个部分：间隔之上没有重要的结构，分离比较轻松；间隔之下的三角形区域内有面神经颞支恰在颞下隔下方，在颞浅筋膜下平行走行。哨兵静脉（sentinel vein，SV）和颧颞神经（zygomatico-temporal nerve，ZTN）内外侧支也在此区域的深面。

- 在颞融合线（颞上隔）内侧，有眶上神经的深支走行，要注意保护。眶上神经出眶上孔后，随即分为内侧浅支和外侧深支。深支在骨膜表面向颞融合线方向走行，通常在颞融合线内侧 0.5～1.5cm 处与其平行，呈弧形向上走行。

二、颧颊区解剖

（一）颧脂肪垫（图 1-6-8）

- 颧脂肪垫是内侧面颊部皮下脂肪的局域增厚。
- 近似一个三角形。鼻唇沟处边界较为清晰，而在眶缘和颧骨处逐渐变薄，界线不清。
- 顶点：位于口角外下方。
- 底部：沿下睑眼轮匝肌支持韧带呈一弧形。
- 内侧界：鼻唇沟和口下颌沟。
- 外侧界：颧大肌在颧骨表面的止点区到达口角外下方或下颌缘。

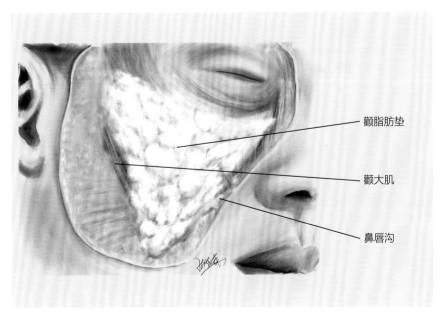

颧脂肪垫

颧大肌

鼻唇沟

◀ 图 1-6-8 颧脂肪垫解剖示意图

颧脂肪垫是皮下脂肪的局域增厚，近似三角形。其位置和形态对中面部的容貌具有非常重要的作用。

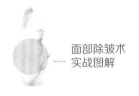

（二）与面部除皱术相关的颧区解剖示意（图 1-6-9 ~ 图 1-6-12）

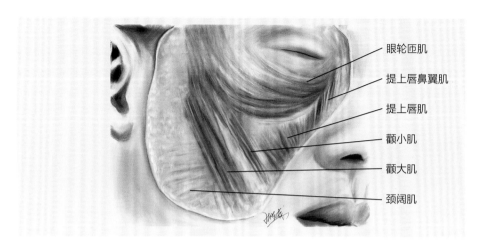

眼轮匝肌
提上唇鼻翼肌
提上唇肌
颧小肌
颧大肌
颈阔肌

◀ 图 1-6-9 去除颧区皮肤及皮下脂肪后所见
去除中面部的皮肤及皮下脂肪，显露深面的表情肌。可见环形的眼轮匝肌和作用于上唇、口角呈扇形分布的提肌。

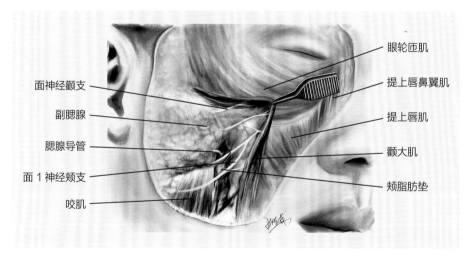

面神经颧支
副腮腺
腮腺导管
面1神经颊支
咬肌
眼轮匝肌
提上唇鼻翼肌
提上唇肌
颧大肌
颊脂肪垫

◀ 图 1-6-10 向内侧掀起颧大肌所见示意图
将颧大肌肌纤维从外侧向内侧掀起，可见面神经分支走行在深面的脂肪垫中，跨过咬肌前缘从深面支配颧大肌、颧小肌。

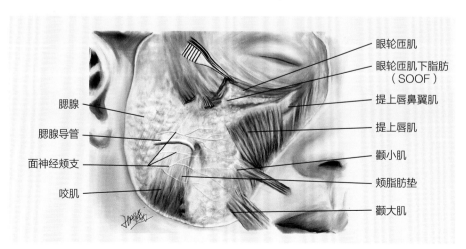

腮腺
腮腺导管
面神经颊支
咬肌
眼轮匝肌
眼轮匝肌下脂肪（SOOF）
提上唇鼻翼肌
提上唇肌
颧小肌
颊脂肪垫
颧大肌

◀ 图 1-6-11 颧大肌、颧小肌及眼轮匝肌深面解剖结构示意图
离断颧大肌、颧小肌并将其向下翻转，向上掀起眼轮匝肌。显露眼轮匝肌深面的眼轮匝肌下脂肪（SOOF）和呈扇形分布的提上唇肌。可见面神经分支在表情肌深面继续向内侧走行。

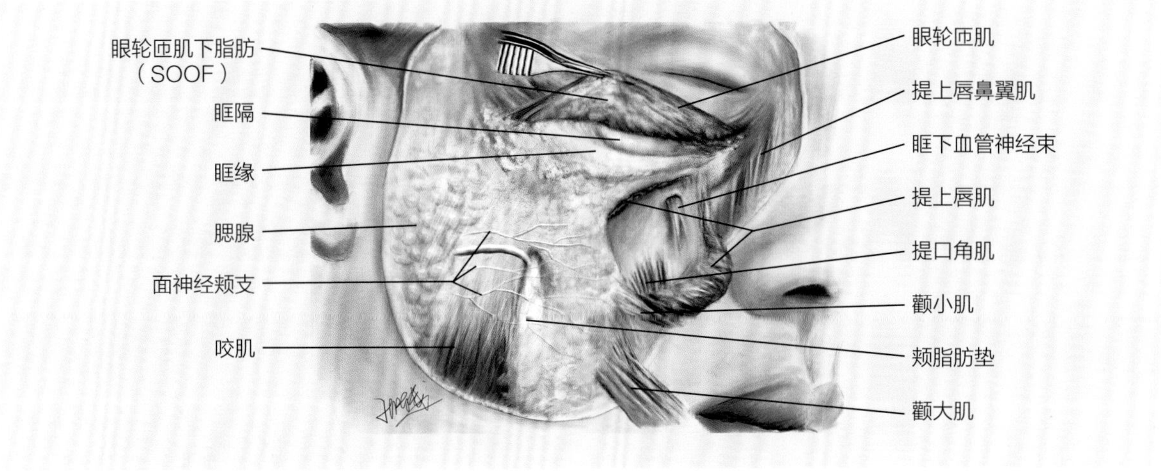
眼轮匝肌下脂肪
（SOOF）
眶隔
眶缘
腮腺
面神经颊支
咬肌
眼轮匝肌
提上唇鼻翼肌
眶下血管神经束
提上唇肌
提口角肌
颧小肌
颊脂肪垫
颧大肌

▲ 图 1-6-12 颧区深层组织解剖示意图

在眶下缘骨膜层面向上掀起眼轮匝肌，可见眶隔，内含眶脂肪。切断提上唇肌起点，并将其下翻，显露从眶下孔穿出的眶下神经血管束。并可见提口角肌起于眶下孔外下方附近的骨膜。

（三）颊区的层次结构

- 由浅至深分别是：皮肤、浅筋膜、SMAS、颊脂肪垫、颊筋膜、颊肌、黏膜下层和黏膜（图 1-6-13）。
- 颊部皮肤因含有较多粗大的弹性纤维，因此更具有弹性和延展性。
- 颊部皮下组织层比较疏松，含有较多的皮下脂肪。
- 肌肉腱膜层属于 SMAS 的混合区，较薄弱，不耐牵拉。内含颧大肌下半部分纵行的薄弱肌束和颈阔肌前上部分横行的薄弱肌束，以及其间菲薄的结缔组织。此区 SMAS 是肌性区和腱膜性区的过渡区域。

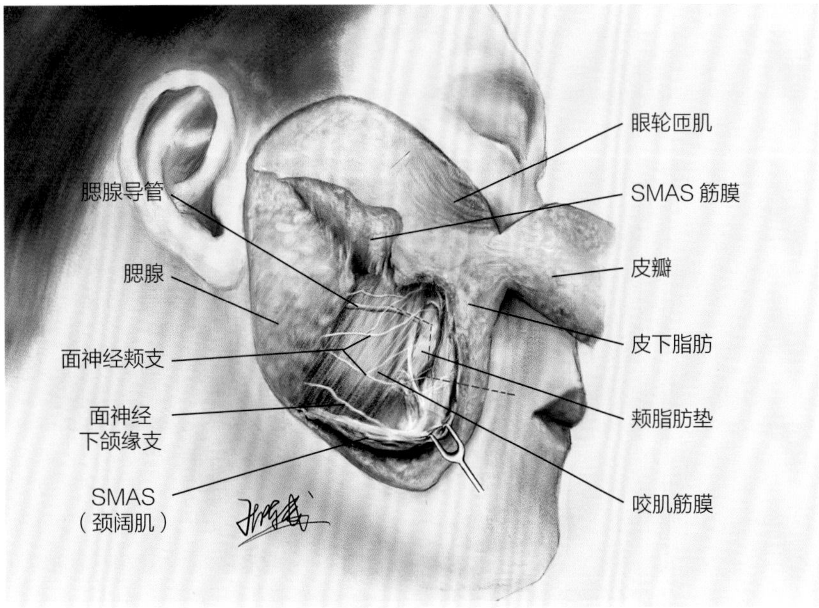
腮腺导管
腮腺
面神经颊支
面神经
下颌缘支
SMAS
（颈阔肌）
眼轮匝肌
SMAS 筋膜
皮瓣
皮下脂肪
颊脂肪垫
咬肌筋膜

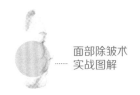
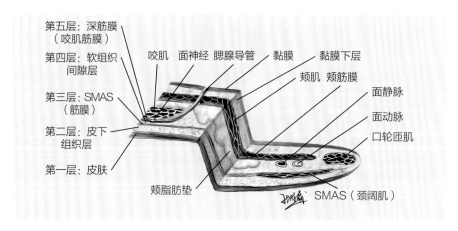

第五层：深筋膜
（咬肌筋膜）

第四层：软组织
间隙层

第三层：SMAS
（筋膜）

第二层：皮下
组织层

第一层：皮肤

咬肌　面神经　腮腺导管　黏膜　黏膜下层

颊肌　颊筋膜

面静脉

面动脉

口轮匝肌

颊脂肪垫

SMAS（颈阔肌）

◀ 图 1-6-13　颊区组织层次示意图

颊部的组织层次同样可以分为 5 层基本结构：皮肤、皮下组织层、肌肉腱膜层、软组织间隙层和深筋膜层。

（四）与面部除皱术相关的颊区解剖示意（图 1-6-14 ~ 图 1-6-16）

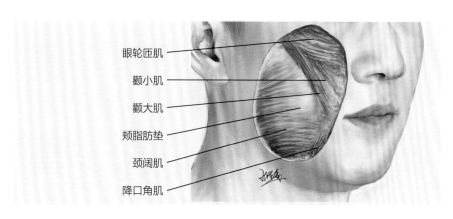

眼轮匝肌

颧小肌

颧大肌

颊脂肪垫

颈阔肌

降口角肌

◀ 图 1-6-14　去除颊部皮肤及皮下脂肪后所见

去除颊部皮下脂肪后，显露出深面的表情肌（眼轮匝肌眶部、颧大肌、颧小肌、颈阔肌和降口角肌）。颈阔肌薄而宽，肌纤维向内上方延伸与口周肌肉交叉延续。肌层下方有颊脂肪垫稍向外凸起。颈阔肌向前连接颧肌和口周肌。

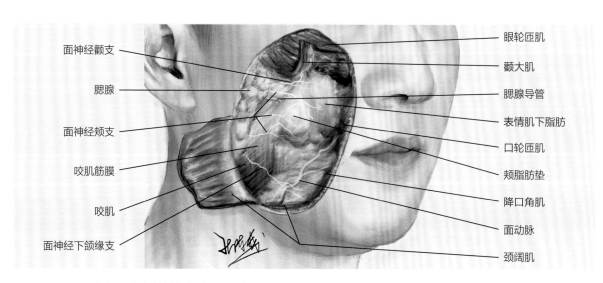

面神经颧支

腮腺

面神经颊支

咬肌筋膜

咬肌

面神经下颌缘支

眼轮匝肌

颧大肌

腮腺导管

表情肌下脂肪

口轮匝肌

颊脂肪垫

降口角肌

面动脉

颈阔肌

▲ 图 1-6-15　在颊区离断并掀起颧大肌和颈阔肌后所见

将颧大肌离断并向后上方掀起后显露其深面有一层较为致密的脂肪垫。面神经颧支从外向内走行其中，并发出分支支配颧大肌、颧小肌。将颈阔肌向后下方游离，可见其深面的腮腺咬肌筋膜和面神经分支。在咬肌前缘、颧大肌和颊肌之间有颊脂肪垫向颊部突起。面动脉在颈阔肌深面、颊肌前面的脂肪垫中沿口角部口轮匝肌外侧曲折上行。

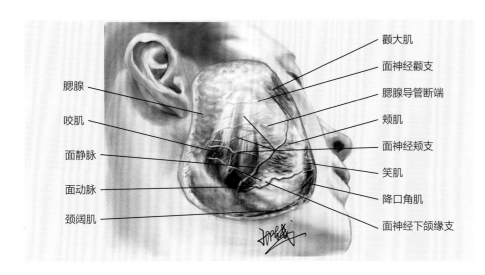

腮腺
咬肌
面静脉
面动脉
颈阔肌

颧大肌
面神经颧支
腮腺导管断端
颊肌
面神经颊支
笑肌
降口角肌
面神经下颌缘支

◀ 图 1-6-16 颊区深层组织解剖示意图
摘除颊脂肪垫后显露颊肌浅面的脂肪垫，面静脉走行其中。可见腮腺导管穿经颊脂肪垫，再穿过颊肌和颊黏膜，开口于平对第二磨牙的颊乳头。

（五）颊脂肪垫（图 1-6-17）

- 颊脂肪垫位于颊间隙内，是一个较大的脂肪块，质地类似于眶脂肪，颊脂肪垫的存在使面颊部显得更为丰满。
- 其可分为 1 个体部和颞突、颊突、翼突和翼腭突 4 个突起。其中与面部除皱术关系较为密切的是颞突和颊突。
- 体部位于颊筋膜和咬肌之间，呈扁长的脂肪块状。
- 颞突在颊脂肪垫的 4 个突起中形态最长。向上经颧弓深面、颞肌前缘延伸至颧弓上缘水平与颞深脂肪垫相连。
- 颊突从体部向前下方突起，延伸到颧大肌深面，并在颧大肌后缘、咬肌前缘和笑肌上缘围成的三角形区域内向浅面突起。腮腺导管和面神经颊支从其表面通过。

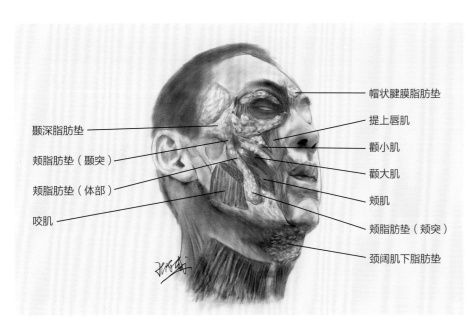

颞深脂肪垫
颊脂肪垫（颞突）
颊脂肪垫（体部）
咬肌

帽状腱膜脂肪垫
提上唇肌
颧小肌
颧大肌
颊肌
颊脂肪垫（颊突）
颈阔肌下脂肪垫

◀ 图 1-6-17 颊脂肪垫解剖示意图
颊脂肪垫位于颊肌和颊筋膜浅面，质地类似眶脂肪，其存在使面颊部显得更丰满。有腮腺导管、面神经颊支、颊神经、颊动脉从其表面或其间穿行通过。

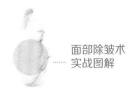

（六）鼻唇沟（图1-6-18、图1-6-19）

- 鼻唇沟（nasolabial sulcus）是由鼻翼两侧至口角外下方的浅沟。起于鼻翼沟，随即向口角外下方延伸，老年人可延伸至颏区与腮腺咬肌区之间。

- 鼻唇沟处皮下有致密的纤维与口周肌的真皮止点纤维相交错，因此鼻唇沟的长短、深浅和位置会随着肌肉的收缩而变化。

- 依据鼻唇沟与深面肌肉的相对应关系分为三段。

（1）上段（鼻肌横部区）：鼻唇沟上段是鼻肌横部在鼻唇沟皮肤的止点区域。

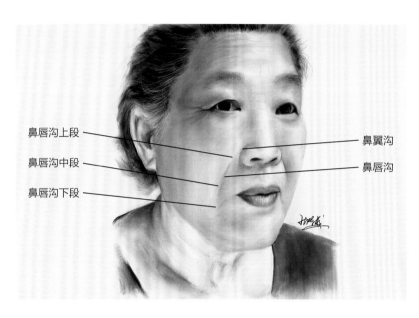

◀ 图1-6-18　鼻唇沟示意图

鼻唇沟是由于皮肤凹陷而形成的一条皮肤皱襞，亦称"鼻唇皱襞（nasolabial fold）"。口周放射状的肌群收缩，牵拉皮肤向外周移位，是形成鼻唇沟最主要的因素。同时，鼻唇沟外侧皮下脂肪多于内侧，颧脂肪垫的隆起也是形成鼻唇沟的解剖学基础。

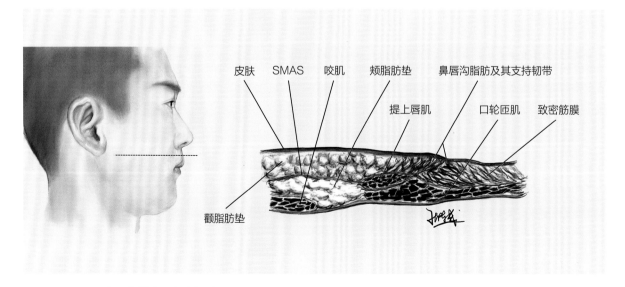

▲ 图1-6-19　鼻唇沟横断面解剖示意图

鼻唇沟部位上、下两侧组织的质地、密度和强度相差较大。内侧区真皮与表情肌之间连接紧密，缺乏脂肪；外侧区组织连接疏松，有较多脂肪组织。

（2）中段（提上唇肌区）：鼻唇沟中段是提上唇鼻翼肌、提上唇肌和颧小肌在鼻唇沟皮肤的止点区域。

（3）下段（蜗轴区）：鼻唇沟下段是颧大肌、降口角肌在鼻唇沟皮肤止点的区域。

- 鼻唇沟的长度和深度因人而异，随年龄的衰老会逐渐加深延长。
- 鼻唇沟形成的解剖学基础可分为动力软组织因素和非动力软组织因素，是两者相互作用的结果。

三、腮腺咬肌区解剖

（一）腮腺咬肌区的层次结构

腮腺咬肌区的层次结构由浅入深为皮肤、皮下组织层、SMAS、腮腺咬肌筋膜、腮腺和咬肌（图 1-6-20）。

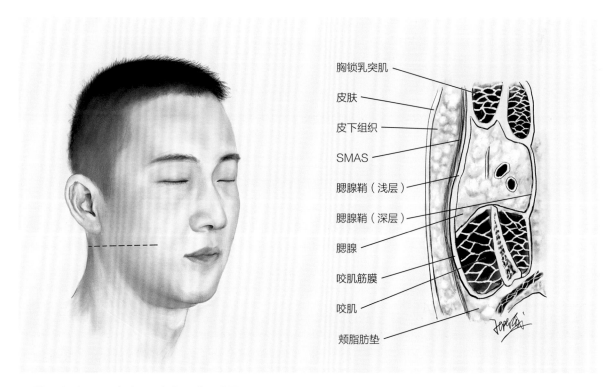

胸锁乳突肌
皮肤
皮下组织
SMAS
腮腺鞘（浅层）
腮腺鞘（深层）
腮腺
咬肌筋膜
咬肌
颊脂肪垫

▲ 图 1-6-20　腮腺咬肌区组织层次示意图
腮腺咬肌区由浅入深的层次为：皮肤、皮下组织层、SMAS、腮腺咬肌筋膜、腮腺和咬肌。

（二）与面部除皱术相关的腮腺咬肌区解剖示意（图 1-6-21 ~ 图 1-6-24）

（三）腮腺咬肌区的 SMAS 和腮腺咬肌筋膜（图 1-6-25）

- 腮腺咬肌区的 SMAS 以耳前腱膜为主，下部为颈阔肌。耳前腱膜与其深面的腮腺咬肌筋膜连接非常紧密，不易分离。

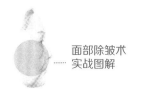

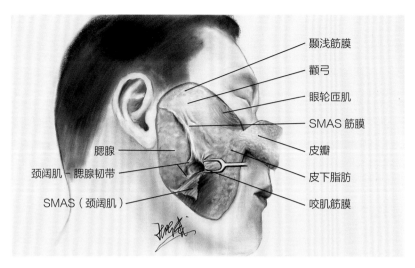

颞浅筋膜

颧弓

眼轮匝肌

SMAS 筋膜

皮瓣

皮下脂肪

咬肌筋膜

腮腺

颈阔肌 – 腮腺韧带

SMAS（颈阔肌）

◀ 图 1-6-21　在腮腺表面掀起 SMAS 后所见

掀起腮腺咬肌区皮瓣后，从腮腺浅层掀起 SMAS，显露留有薄层深筋膜的腮腺。SMAS 与腮腺之间连接较为紧密，特别是在腮腺边缘，面神经在此处穿出腮腺，手术解剖时应特别小心。在某些部位，特别是下极，腮腺与 SMAS 连接非常致密，称为"颈阔肌 – 腮腺韧带"。

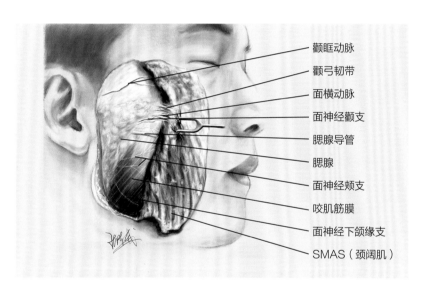

颧眶动脉

颧弓韧带

面横动脉

面神经颧支

腮腺导管

腮腺

面神经颊支

咬肌筋膜

面神经下颌缘支

SMAS（颈阔肌）

◀ 图 1-6-22　将 SMAS 向内侧掀起越过腮腺前缘后所见

将 SMAS 向内侧掀起。可见颧眶动脉沿颧弓上缘向外眦方向走行。在耳屏间切迹前方，特别是靠近颧大肌起始部处，可见致密结缔组织束带连接 SMAS 与颧弓下缘的骨膜，此即颧弓韧带，内有面神经颧支和面横动脉的穿支。手术离断颧弓韧带时应特别小心谨慎。

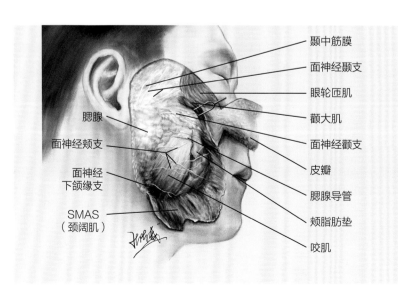

颞中筋膜

面神经颧支

眼轮匝肌

颧大肌

面神经颧支

皮瓣

腮腺导管

颊脂肪垫

咬肌

腮腺

面神经颊支

面神经
下颌缘支

SMAS
（颈阔肌）

◀ 图 1-6-23　解剖腮腺咬肌区 SMAS 深面组织所见

向内侧掀起颧大肌外侧缘，可见面神经颧支在其下走行。颈阔肌深面有面神经分支走行在菲薄且透明的咬肌筋膜内。咬肌前缘内侧为颊间隙，内含颊脂肪垫。颊脂肪垫包膜表面分布着面神经细小的分支。面神经下颌缘支从腮腺下端穿出后，在咬肌筋膜内约下颌体下缘的水平向前走行进入降口角肌深面。

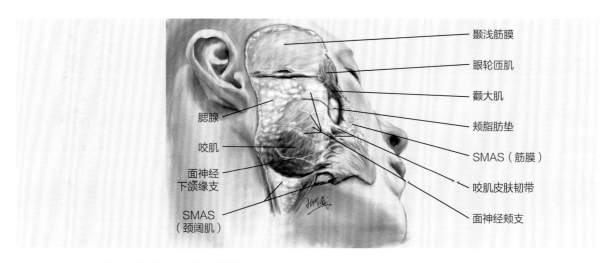

▲ 图 1-6-24 将下颌缘处颈阔肌切开并掀起后所见

将颈阔肌瓣切开并掀起后，可完整显示下颌缘支。其位于咬肌浅面的咬肌筋膜内。一般为 2~3 支，在下颌缘水平附近向前走行，越过面动、静脉，继续向前支配口角处的表情肌。

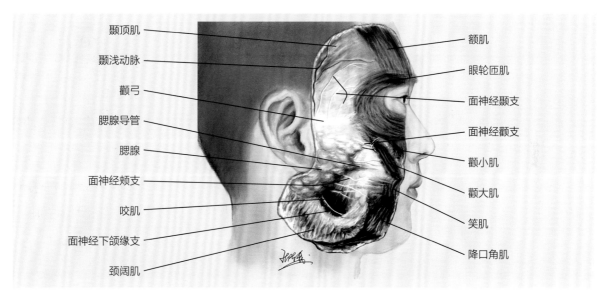

▲ 图 1-6-25 SMAS 及其毗邻重要结构示意图

腮腺导管水平以上的 SMAS 以筋膜成分为主，腮腺导管水平以下的 SMAS 主要是颈阔肌。咬肌筋膜覆盖在咬肌表面，菲薄且透明，属于面部第 5 层组织。内有面神经分支、腮腺导管和面横动脉从腮腺上缘、前缘和下缘穿出走行在咬肌表面的咬肌筋膜内。

- 封套筋膜是颈深筋膜浅层，向上延伸包绕腮腺和咬肌，即为腮腺咬肌筋膜。腮腺咬肌筋膜薄且透明，属于面部第 5 层组织（深筋膜）。在腮腺位置其与 SMAS 结合紧密需锐性分离。
- 深筋膜在腮腺后缘分为深、浅两层分别从腮腺的深面和浅面包裹腮腺，形成腮腺鞘。腮腺鞘分出许多纤维深入腮腺内，将腮腺分为许多小叶。因而腮腺鞘与腮腺结合紧密。
- 腮腺咬肌筋膜的重要意义在于面神经分支、腮腺导管、面动、静脉位于腮腺咬肌筋膜的深方。

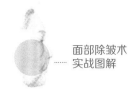
（四）腮腺（图 1-6-26）

- 腮腺可分为浅部、深部和峡部。

- 浅部位于耳垂前下方，覆盖下颌支和咬肌的后部。上达颧弓，下至下颌角水平。

- 腮腺实质内有众多的血管神经穿过。其中面神经出茎乳孔后进入腮腺，并逐渐分成颞支、颧支、颊支、下颌缘支和颈支从腮腺上缘、前缘和下端穿出。

- 纵行穿出腮腺上缘的血管神经，由后向前有耳颞神经、颞浅静脉、颞浅动脉和面神经颞支。

- 自上而下穿出腮腺前缘的结构有面神经颧支、面横动 / 静脉、面神经颊支上主干、腮腺导管和面神经颊支下主干。

- 从腮腺下端穿出的结构有面神经下颌缘支、颈支和下颌后静脉。

- 腮腺导管出腮腺前缘后走行在咬肌表面至咬肌前缘处，此段相当于鼻翼至口角连线中点与耳屏间切迹连线的中 1/3 段。在咬肌前缘直角转向内，穿过颊脂肪垫和颊肌，开口于平对上颌第二磨牙牙冠颊面相对应的颊黏膜处，开口处的黏膜略有隆起，称为腮腺管乳头。

- 腮腺的血运由颞浅动脉和面横动脉的分支供应；静脉回流至下颌后静脉。

- 腮腺的神经支配包括交感神经和副交感神经。感觉神经为耳颞神经。

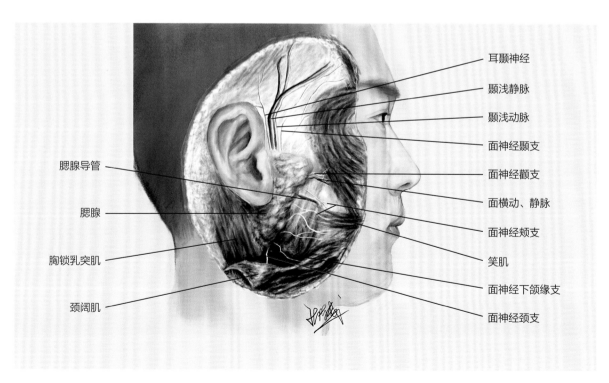

▲ 图 1-6-26　腮腺的毗邻结构示意图
腮腺实质内有众多的血管神经穿过。纵行穿出腮腺上缘的血管神经，由后向前有耳颞神经、颞浅静脉、颞浅动脉和面神经颞支。自上而下穿出腮腺前缘的结构有面神经颧支、面横动 / 静脉、面神经颊支上主干、腮腺导管和面神经颊支下主干。从腮腺下端穿出的结构有面神经下颌缘支、颈支和下颌后静脉。

（五）咬肌（图 1-6-27）

- 咬肌位于下颌支的外侧，呈长方形，可分为深、浅两部。
- 浅部大而厚，起于颧弓下缘的前 2/3，向后下止于下颌角和下颌支外侧面的下半部。
- 深部起自颧弓的深面和颧弓下缘的后 1/3，止于下颌支外侧面的上部，在浅部止点的上方。
- 深部大部分被浅部覆盖，只有在颞下颌关节的前下方和浅部上端的后方这个三角形区域内，深部未被浅部覆盖。
- 腮腺浅部覆盖咬肌后缘。有面神经分支、腮腺导管和面横动脉从腮腺上缘、前缘穿出走行在咬肌表面的咬肌筋膜内。
- 咬肌的主要作用是上提下颌骨和使下颌骨前移。

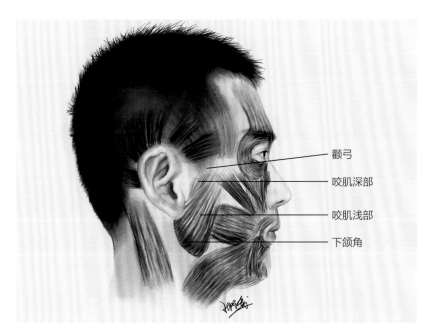

颧弓

咬肌深部

咬肌浅部

下颌角

◀ 图 1-6-27 咬肌解剖示意图
咬肌位于下颌支的外侧，呈长方形，可分为深、浅两部。咬肌的主要作用是上提下颌骨和使下颌骨前移。

四、口周围肌解剖

（一）口周围肌的特点（图 1-6-28、图 1-6-29）

- 口周围肌包括辐射状肌和环形肌。
- 辐射状肌一部分位于上唇的上方，属于"提肌"成分；另一部分位于下唇的下方，属于"降肌"成分。
- "提肌"主要有提上唇鼻翼肌、提上唇肌、提口角肌和颧大肌、颧小肌，其作用是上提上唇和牵引口角向外上方。
- "降肌"主要有降下唇肌和降口角肌，其作用是使下唇向下翻和向下牵拉口角。此外，还有笑肌、颊肌、颏肌、颈阔肌的末端纤维和环形的口轮匝肌。
- 口周围肌在口角外侧会聚，扪之呈结节状团块，称之为蜗轴。

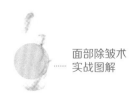
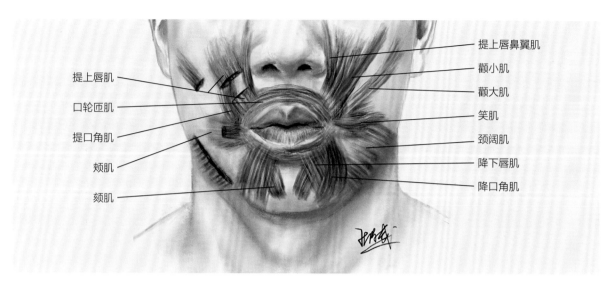

提上唇肌
口轮匝肌
提口角肌
颊肌
颏肌

提上唇鼻翼肌
颧小肌
颧大肌
笑肌
颈阔肌
降下唇肌
降口角肌

▲ 图 1-6-28　口周围肌解剖示意图

口周围肌包括辐射状肌和环形肌。位于上唇上方的肌肉主要起"提肌"的作用；而位于下唇下方的肌肉主要是"降肌"。
口周围肌协调运动，具有改变口唇和口角形态、丰富面部表情变化并参与咀嚼、协同发音等功能。

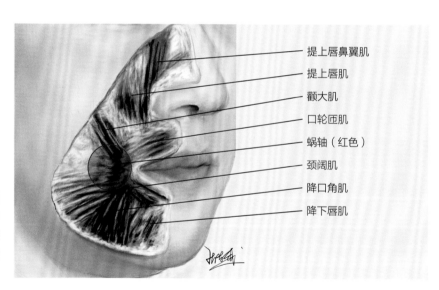

提上唇鼻翼肌
提上唇肌
颧大肌
口轮匝肌
蜗轴（红色）
颈阔肌
降口角肌
降下唇肌

▶ 图 1-6-29　蜗轴示意图

去除皮肤和皮下组织，显露出口
周围肌。诸多口周围肌向口角旁
一点汇聚，相互交织，最后形成
一致密、可活动的纤维肌性结
构，即蜗轴（红色区域）。

（二）口周围肌的层次（图 1-6-30～图 1-6-33）

■ 口周围肌根据起点不同可以分为四个不同的层次。

　　（1）第一层：最浅，为颧小肌和降口角肌。

　　（2）第二层：为降下唇肌、笑肌、颈阔肌末端纤维、颧大肌和提上唇鼻翼肌。

　　（3）第三层：为口轮匝肌和提上唇肌。

　　（4）第四层：最深，为颏肌、颊肌和提口角肌。

■ 大部分表情肌的支配神经都是从该肌肉的深面进入。只有颏肌、提口角肌和颊肌的神经支配是从肌
　　肉的浅面进入。

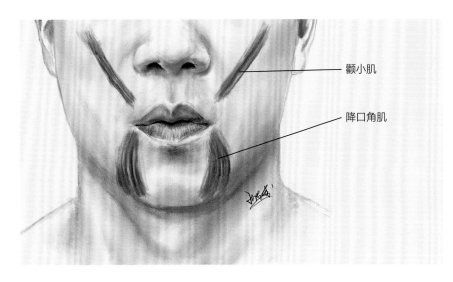

颧小肌

降口角肌

◀ 图 1-6-30　第一层口周围肌示意图

第一层口周围肌的位置最浅，包括颧小肌和降口角肌。颧小肌起于颧骨，止于上唇的肌性部分。降口角肌起自下颌骨下缘，肌纤维向上集中覆盖颏孔，部分肌纤维止于口角皮肤，部分肌纤维与口轮匝肌、笑肌和提口角肌相延续。

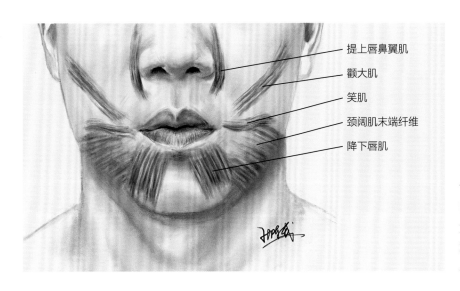

提上唇鼻翼肌

颧大肌

笑肌

颈阔肌末端纤维

降下唇肌

◀ 图 1-6-31　第二层口周围肌示意图

第二层口周围肌包括提上唇鼻翼肌、颧大肌、笑肌、降下唇肌和颈阔肌末端纤维。

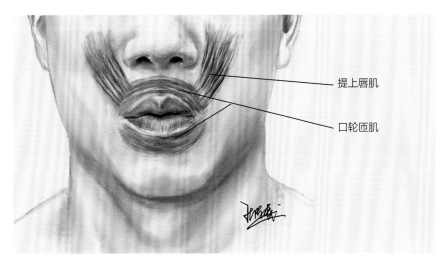

提上唇肌

口轮匝肌

◀ 图 1-6-32　第三层口周围肌示意图

第三层口周围肌包括提上唇肌和口轮匝肌。提上唇肌起自上颌骨、颧骨表面的筋膜，肌纤维向下与上唇口轮匝肌外侧部的肌纤维相交织。口轮匝肌为环绕口裂的环形肌，分上唇和下唇两部分，与口唇皮肤和黏膜紧密相连。

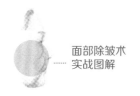
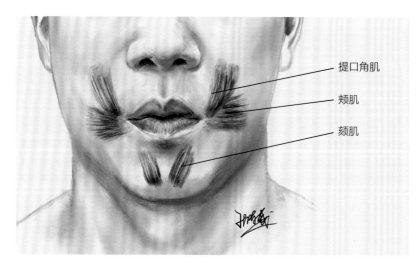

提口角肌

颊肌

颏肌

◀ 图 1-6-33 第四层口周围肌示意图

第四层口周围肌位置最深，包括提口角肌、颊肌和颏肌。提口角肌起于眶下孔下方附近的筋膜，止于口角。颊肌近似四边形，附着于磨牙牙槽突外面，肌深面附着的颊黏膜比较厚。颏肌位于降下唇肌的深面。与其他位于表情肌深面的支配神经不同，三者的支配神经均位于肌肉浅表面。

五、耳周区解剖

面部除皱术切口通常围绕耳郭进行设计，因此耳周区域的解剖亦至关重要（图 1-6-34、图 1-6-35、图 1-6-36）。

■ 乳突区和颞浅筋膜浅面的皮下脂肪很少，而在腮腺部位皮下脂肪逐渐增多。

■ 在耳轮脚前方，有耳颞神经、颞浅动、静脉及面神经颞支上行。

■ 在耳垂下方，颈阔肌后缘、耳垂和 SMAS、下颌角之上的皮肤紧密连接，此处即颈阔肌 - 耳韧带。耳大神经紧贴该韧带的后部。

■ 耳后区域皮下脂肪极少，有时乳突区真皮直接与胸锁乳突肌筋膜相连。耳大神经在此处位置表浅，剥离时需加倍小心。

■ 耳大神经从胸锁乳突肌后缘中点跨过胸锁乳突肌向耳垂方向走行。在外耳道下方约 6.5cm 处易损伤耳大神经。

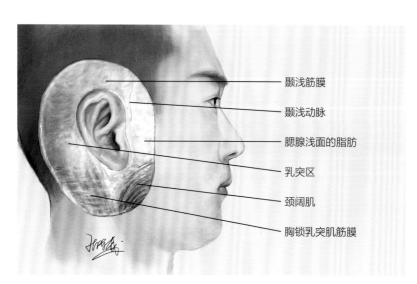

颞浅筋膜

颞浅动脉

腮腺浅面的脂肪

乳突区

颈阔肌

胸锁乳突肌筋膜

◀ 图 1-6-34 去除耳周皮肤后所见示意图

切除耳周皮肤，显露皮下脂肪分布。在乳突区和颞浅筋膜浅面的皮下脂肪很少，而在腮腺部位皮下脂肪逐渐增多。

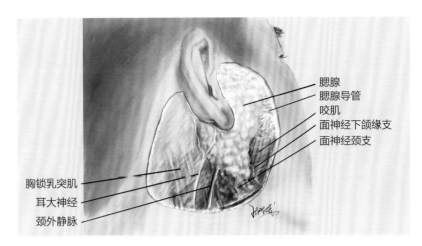

腮腺
腮腺导管
咬肌
面神经下颌缘支
面神经颈支

胸锁乳突肌
耳大神经
颈外静脉

◀ 图 1-6-35 去除耳后皮下脂肪及耳周 SMAS 后所见示意图

在耳后区域，去除耳后乳突区极少量的皮下脂肪后，可见在胸锁乳突肌筋膜下走行的耳大神经。其在腮腺后发出主要分支，在走向耳垂之前，沿途又有分支进入腮腺内。颈外静脉位于耳大神经前方，与其平行走行。

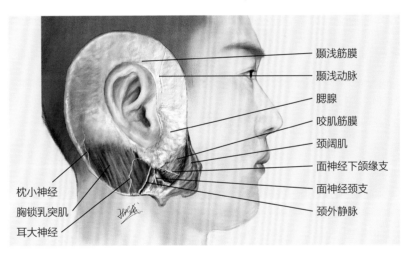

颞浅筋膜
颞浅动脉

腮腺
咬肌筋膜
颈阔肌
面神经下颌缘支
面神经颈支
颈外静脉

枕小神经
胸锁乳突肌
耳大神经

◀ 图 1-6-36 解剖耳大神经、颈外静脉以及腮腺下极组织所见示意图

在外耳道下方，耳大神经走行在胸锁乳突肌筋膜深面，向耳垂方向走行并发出分支支配区域感觉。颈外静脉位于耳大神经前方，沿胸锁乳突肌表面，SMAS 和颈浅筋膜之间向下略向后行。将腮腺表面的颈阔肌向下掀起，离断腮腺下极与颈阔肌的紧密连接（颈阔肌 - 腮腺韧带），露出从腮腺下极穿出的面神经颈支。

六、颏颈区解剖

（一）颏颈区软组织层次

■ 颈部的层次由浅而深依次是皮肤、浅筋膜、深筋膜及其包绕的颈部脏器（图 1-6-37）。

■ 颈前外侧部的皮肤较薄，活动度大；项部皮肤较厚，活动性较小。皮纹呈横行走向。

■ 颈部皮下脂肪属于组织学上的"纤维脂肪层"，对碱性成纤维细胞生长因子敏感，所以颈肌与颈部皮肤连接紧密。颏下及颈部皮下脂肪较多，特别是在颏下区，常有皮下脂肪增生堆积。

■ 在浅筋膜内含有颈阔肌、浅血管、皮神经等。

■ 颈深筋膜浅层又称封套筋膜，封闭着整个颈项部。上方附着于颈部上界各结构，并延续为腮腺咬肌筋膜，下部附着于颈部下界各结构。包绕两肌（胸锁乳突肌和斜方肌）两腺（腮腺和下颌下腺）（图 1-6-38）。

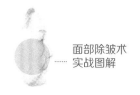

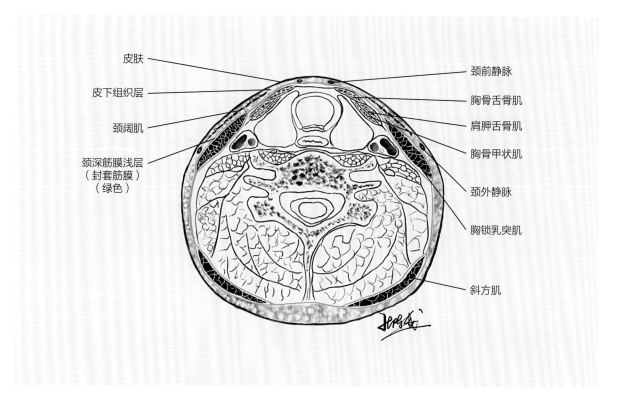

▲ 图 1-6-37 颈部组织层次（平第 5 颈椎）示意图

颈部的层次由浅而深是皮肤、浅筋膜、深筋膜及其包绕的颈部脏器。颈部浅筋膜含较多的脂肪，其内含有颈阔肌、浅血管和面神经颈支等。封套筋膜（绿色）包绕着胸锁乳突肌和斜方肌形成两个肌鞘，同时包绕着腮腺和下颌下腺，形成两个腺体筋膜鞘。

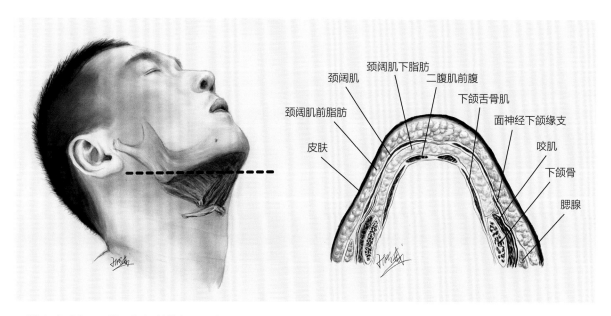

▲ 图 1-6-38 下颌下部解剖横断面示意图

下颌下部解剖横断面显示颈阔肌将颏颈部皮下脂肪分为浅层的颈阔肌前脂肪（即通常所说的皮下脂肪）和深层的颈阔肌下脂肪。面神经下颌缘支紧贴咬肌走行在颈阔肌深面。

（二）与面部除皱术相关的颏颈区解剖示意（图1-6-39～图1-6-44）

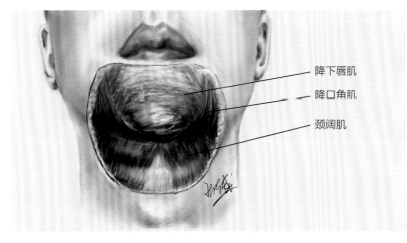

降下唇肌
降口角肌
颈阔肌

◀ 图1-6-39　切除颏部皮肤及皮下脂肪后所见

切除颏部上下的皮肤和皮下脂肪后，显露浅层的肌肉。可见降口角肌呈尖朝上的三角形，位置表浅。降下唇肌在降口角肌的深层，肌纤维几乎与降口角肌垂直。下颌缘上侧通常缺乏皮下脂肪，肌肉与颏部皮肤连接紧密。下颌缘之下有薄层皮下脂肪。皮下脂肪深面是颈阔肌层。左右两侧颈阔肌在中线处交叉融合。

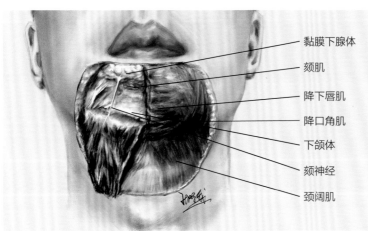

黏膜下腺体
颏肌
降下唇肌
降口角肌
下颌体
颏神经
颈阔肌

◀ 图1-6-40　切开右侧降口角肌、降下唇肌与口轮匝肌的连接，并将肌瓣向下翻转，显露深层结构

可见黏膜下的黏液腺及其支配神经——颏神经分支。另可见颏肌的断端。颏肌起自下颌骨切牙下方的骨膜，行向内下，止于颏部皮肤。在向下翻转肌瓣时需将其切断。

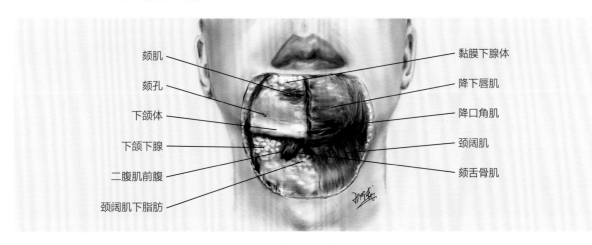

颏肌
颏孔
下颌体
下颌下腺
二腹肌前腹
颈阔肌下脂肪

黏膜下腺体
降下唇肌
降口角肌
颈阔肌
颏舌骨肌

▲ 图1-6-41　将右侧颏部肌瓣沿骨膜下平面向下剥离所见示意图

继续将肌瓣沿骨膜下平面向下剥离。在下颌缘处连接比较紧密，此处是降下唇肌和降口角肌的起点，需锐性剥离。剥离越过下颌缘后，向下进入下颌下区域，此时肌瓣与颈阔肌相延续，将其切断显露深面组织结构。可见颈阔肌深层有二腹肌和颏舌骨肌。在颈阔肌深层，左、右侧二腹肌前腹之间有颈阔肌下脂肪垫。

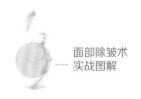

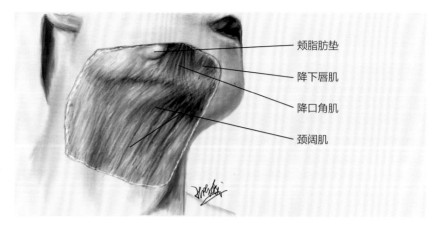

▶ 图 1-6-42 切除下颌区域的
皮肤和皮下脂肪后所见示意图
切除下颌区域的皮肤和皮下脂肪
后，显露出颈阔肌以及相延续的
降下唇肌、降口角肌。

颊脂肪垫
降下唇肌
降口角肌
颈阔肌

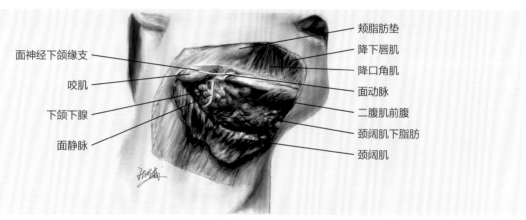

面神经下颌缘支
咬肌
下颌下腺
面静脉

颊脂肪垫
降下唇肌
降口角肌
面动脉
二腹肌前腹
颈阔肌下脂肪
颈阔肌

▲ 图 1-6-43　在下颌缘处横断颈阔肌，并将其下部分向下掀起，显露颈阔肌下深层结构
可见下颌骨下缘后份有咬肌附着，前份有二腹肌前腹附着，中间有个相对裸区，被部分下颌下腺、下颌下淋巴结以及脂肪
组织填充。可见面神经下颌缘支在下颌角附近咬肌筋膜内紧贴咬肌前行，在咬肌前缘处，在下颌缘的上方跨过面动、静脉
的表面继续向前走行支配下唇诸肌。

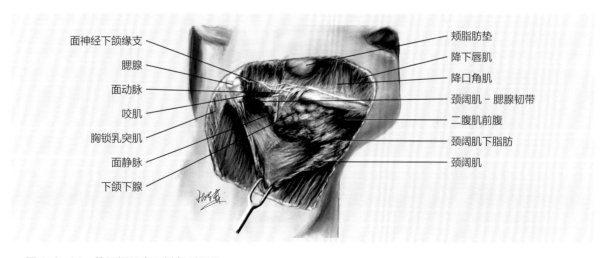

面神经下颌缘支
腮腺
面动脉
咬肌
胸锁乳突肌
面静脉
下颌下腺

颊脂肪垫
降下唇肌
降口角肌
颈阔肌 – 腮腺韧带
二腹肌前腹
颈阔肌下脂肪
颈阔肌

▲ 图 1-6-44　将颈阔肌向下掀起后所见
将颈阔肌完全向下掀起，露出深面的下颌下腺和面静脉。面动、静脉走行在下颌下腺的深、浅叶之间。面静脉只在下颌缘
处和下颌下腺体内与面动脉伴行紧密，其向后下走行后与下颌后静脉前支汇合成面总静脉，向后下至舌骨平面注入颈内静
脉。在左、右侧二腹肌前腹之间有颈阔肌下脂肪垫。

（三）颈阔肌及其供血动脉

- 为宽阔扁薄的皮肌。起自肩部的三角肌和胸大肌筋膜，向上越过锁骨和下颌骨下缘，止于下颏部及口角，外上方续为 SMAS 筋膜。

- 颈阔肌前部肌纤维附着于下颌骨下缘，中线部纤维与对侧纤维交叉。后部纤维附着于面下部皮肤，部分肌纤维移行于降下唇肌和笑肌。

- 颈阔肌上内侧缘部分肌纤维在中线处与对侧肌纤维相互融合形成倒 V 字形。根据两侧颈阔肌间相互融合的程度可分为三个类型：Ⅰ 型表现为仅仅颏下有极少部分融合（约 2cm），两侧颈阔肌在舌骨上区即见相互分离；Ⅱ 型表现为在舌骨水平两侧颈阔肌即相互融合，连接紧密；Ⅲ 型表现两侧颈阔肌相互独立，完全不存在肌纤维的融合联系，各自独立止于颏部（图 1-6-45 ~ 图 1-6-47）。

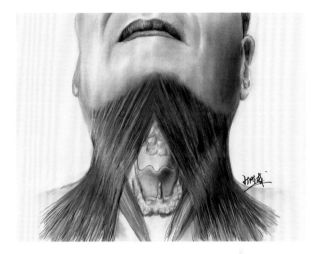

- 颈阔肌受面神经颈支支配，其由下颌角下方入肌。颈阔肌区皮肤的感觉神经为颈丛发出的颈横神经。

- 颈阔肌的动脉均来自深动脉的穿支，主要有上、中、下 3 个来源。上部以颏下动脉为主；中部为甲状腺上动脉的穿支和颈外动脉的直接小分支；下部主要为颈横动脉的浅支（图 1-6-48）。

- 颈阔肌主要参与降下唇及口角运动。在讲话、吞咽、咀嚼及表情活动时也有此肌肉参与。

▲ 图 1-6-45　Ⅰ 型颈阔肌示意图
两侧颈阔肌仅在颏下有少部分融合（约 2cm），在舌骨上区即可见相互分离。

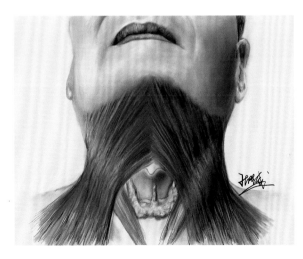

▲ 图 1-6-46　Ⅱ 型颈阔肌示意图
两侧颈阔肌在舌骨水平即相互融合，连接紧密。

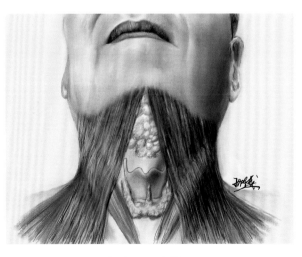

▲ 图 1-6-47　Ⅲ 型颈阔肌示意图
两侧颈阔肌相互独立，完全不存在肌纤维的融合联系，各自独立止于颏部。

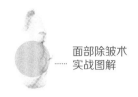
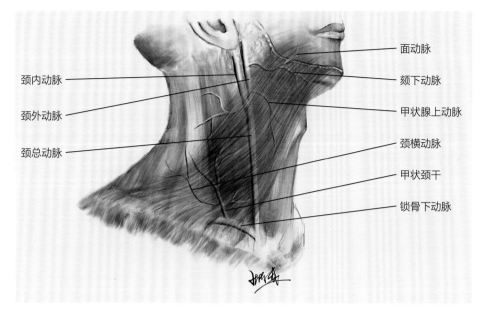

颈内动脉

颈外动脉

颈总动脉

面动脉

颏下动脉

甲状腺上动脉

颈横动脉

甲状颈干

锁骨下动脉

◀ 图 1-6-48　颈阔肌动脉供应示意图

颈阔肌的动脉均来自深动脉的穿支。胸锁乳突肌浅面的颈浅筋膜与颈阔肌相连续。上部以颏下动脉为主；中部为甲状腺上动脉的穿支和颈外动脉的直接小分支；下部主要为颈横动脉的浅支。

（四）颈部浅静脉

1. 颈部浅筋膜内静脉的特点

- 除颈前静脉和颈外静脉的位置比较恒定外，其余浅静脉的位置和组合多变。
- 无动脉伴行。
- 除注入处外无静脉瓣。
- 穿经深筋膜时，血管壁与周围深筋膜连接紧密，故损伤时不能自行闭合而出血不止。
- 浅淋巴结沿静脉排列。

2. 颈前静脉（图 1-6-49）

- 由颏部和下颌下方的颈上部的小静脉汇合而成。
- 沿颈正中线两侧下降至颈根部，在胸锁乳突肌前方进入胸骨上筋膜间隙，再继续沿颈静脉切迹在胸锁乳突肌深面向外走行，在该肌后缘注入颈外静脉。
- 有时颈前静脉只有一条，称为"颈正中静脉"。位于正中线附近，向下多分为左右两支注入颈外静脉。

3. 颈外静脉（图 1-6-49）

- 位置较为恒定。主要由下颌后静脉的后支和耳后静脉在下颌角处汇合而成。
- 沿胸锁乳突肌表面，SMAS 和颈浅筋膜之间向下略向后行，在胸锁乳突肌后缘距离锁骨约 2.5cm 处穿深筋膜注入锁骨下静脉或静脉角或颈内静脉。沿途还收纳枕静脉、颈横静脉和颈前静脉。

（五）颈丛皮支（图 1-6-50）

- 颈丛皮支均从胸锁乳突肌后缘中点处穿出深筋膜，向前、上、下方呈放射状散开。
- 枕小神经沿胸锁乳突肌后缘上行，支配枕区外侧部的皮肤。
- 耳大神经位置表浅，在胸锁乳突肌表面向耳垂方向上行，途中有颈外静脉伴行。支配耳郭和腮腺区的皮肤。

- 颈横神经向前走行在胸锁乳突肌中部的浅面和颈外静脉的深面，支配颈前部皮肤感觉。
- 锁骨上神经向下呈伞状展开，可分为内侧支、中间支和外侧支。

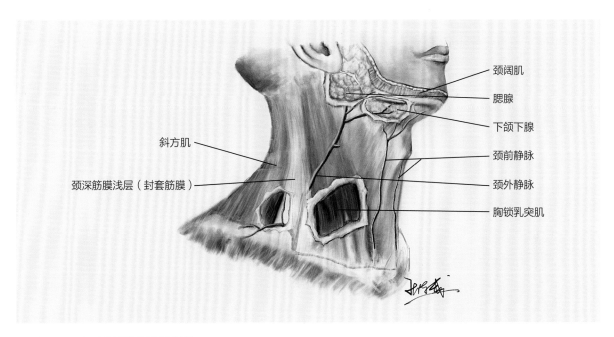

▲ 图 1-6-49　颈部浅静脉示意图

颈前静脉和颈外静脉的位置相对恒定。颈前静脉沿颈正中线两侧下降至颈根部，再在胸锁乳突肌深面向外走行，在该肌后缘注入颈外静脉。颈外静脉主要由下颌后静脉的后支和耳后静脉在下颌角处汇合而成，沿胸锁乳突肌表面向下略向后行，注入锁骨下静脉或静脉角或颈内静脉。沿途还收纳枕静脉、颈横静脉和颈前静脉。

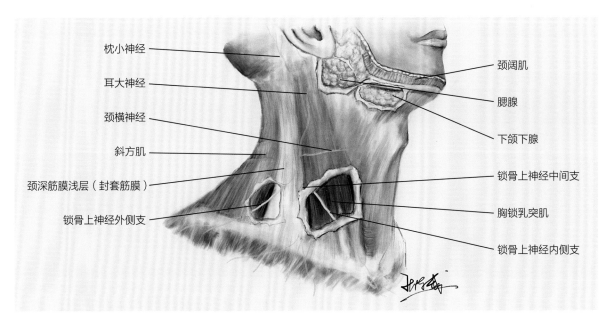

▲ 图 1-6-50　颈丛皮支解剖示意图

颈丛皮支均从胸锁乳突肌后缘中点处穿出深筋膜，向前、上、下方呈放射状散开。主要的皮支有枕小神经、耳大神经、颈横神经和锁骨上神经。分布支配上至耳郭和腮腺区，下至第 2 肋以上的颈胸部，前至颈正中线，后至枕区外侧部的皮肤。

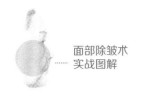

第七节　面部脂肪隔室

　　多年来人们一直认为面部脂肪大部分是以融合在一起的形成存在的，因此面部年轻化技术都围绕着对软组织的整体提拉、复位进行。2007 年 Rohrich 提出脂肪隔室的概念，为面部老化提供了一个前瞻性理念，即不同的脂肪隔室所发生的变化是不同的。掌握这些解剖学知识有助于更好地作面部年轻化术前评估，能指导手术进行更精准的操作。

一、脂肪隔室的特点

- SMAS 将皮下脂肪分为浅层脂肪和深层脂肪。浅层脂肪位于真皮与 SMAS 之间，深层脂肪则处在 SMAS 与骨膜或深筋膜之间（图 1-7-1、图 1-7-2）。
- 区分浅层脂肪与深层脂肪具有重要意义。浅层脂肪的萎缩下垂可以通过面部除皱术进行提升复位，而深层脂肪的老化萎缩往往需要补充容量，达到面部年轻化或改善面部轮廓的效果。
- 面部支持韧带并不是在穿行 SMAS 过程中分散扩展的，而是在特定的位置穿过浅筋膜，形成纤维隔膜，再分散嵌入皮肤组织。纤维隔膜将脂肪分隔为多个独立团块状的脂肪隔室。
- 深层脂肪隔室与浅层脂肪隔室并非完全重合，而是有轻微的交错，这样有利于增加结构的稳固性。每个脂肪隔室的脂肪厚度、纤维致密度也不尽相同。
- 有些纤维隔膜是膜样结构，比如眼轮匝肌支持韧带，可直接作为脂肪隔室的边界；而大部分纤维隔膜为条索状纤维组织，位于脂肪隔室之间。这些纤维隔膜对脂肪隔室起到支撑和悬吊的作用。

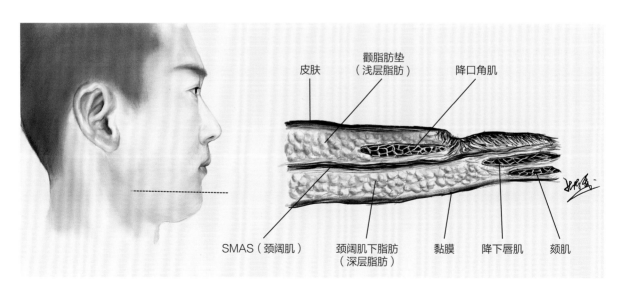

▲ 图 1-7-1　下唇横断面解剖示意图

SMAS 将皮下脂肪分为浅层脂肪和深层脂肪。

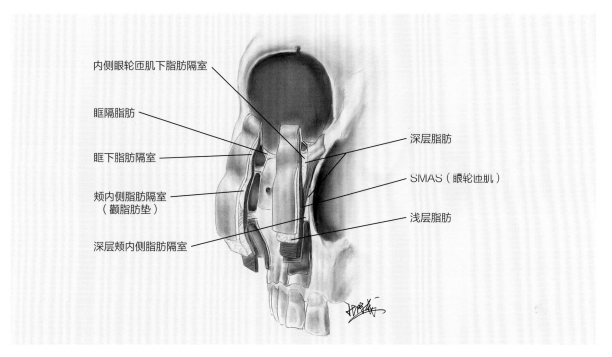

▲ 图 1-7-2　中面部脂肪分布特点示意图

浅层脂肪位于真皮与 SMAS 之间，深层脂肪则处在 SMAS 与骨膜或深筋膜之间。浅层脂肪的萎缩下垂可以通过面部除皱术进行提升复位，而深层脂肪的老化萎缩往往需要补充容量。

- 纤维隔膜是脂肪隔室的边界，同时也是面颊部血管、神经从深层向浅层移行的部位。
- 随着年龄的增长，浅层脂肪隔室和深层脂肪隔室都会逐渐萎缩，但每个脂肪隔室的萎缩程度和速率并不是均匀一致的。

二、浅层脂肪隔室

- 浅层脂肪隔室主要位于 SMAS 筋膜与皮肤之间。与面部除皱术关系密切的浅层脂肪隔室主要包括颞颊外侧脂肪隔室、颊中部脂肪隔室、颊内侧脂肪隔室、下颌脂肪隔室和鼻唇沟外侧脂肪隔室（图 1-7-3）。

（一）颞颊外侧脂肪隔室（lateral temporal-cheek fat）

- 其位于耳前，腮腺表面，沿颞浅动脉向颞部延伸。
- 前界是腮腺前缘，此处通常有少量纤维组织。后界为颈阔肌 - 耳韧带。
- 狭长且菲薄，脂肪较少，主要由血管和纤维组成。

（二）颊中部脂肪隔室（middle cheek fat）

- 其位于颞颊外侧脂肪隔室的内侧，腮腺前缘与咬肌前缘之间，是面部除皱术中面颊部剥离的主要区域。

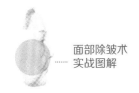

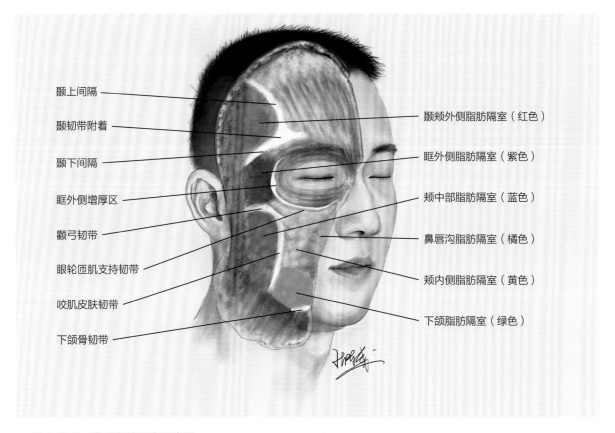

颞上间隔

颞韧带附着

颞下间隔

眶外侧增厚区

颧弓韧带

眼轮匝肌支持韧带

咬肌皮肤韧带

下颌骨韧带

颞颊外侧脂肪隔室（红色）

眶外侧脂肪隔室（紫色）

颊中部脂肪隔室（蓝色）

鼻唇沟脂肪隔室（橘色）

颊内侧脂肪隔室（黄色）

下颌脂肪隔室（绿色）

▲ 图 1-7-3　浅层脂肪隔室示意图

与面部除皱术关系密切的浅层脂肪隔室主要包括颞颊外侧脂肪隔室（红色区域）、颊中部脂肪隔室（蓝色区域）、颊内侧脂肪隔室（黄色区域）、下颌脂肪隔室（绿色区域）和鼻唇沟外侧脂肪隔室（橘色区域）。

- 上界是颧弓韧带，后界是腮腺前缘，前界是咬肌皮肤韧带。其前界与颊内侧脂肪隔室和下颌脂肪隔室相邻，此处也是面部表情区与咀嚼区的交界区域。
- 形态较厚，血管少，相对易于剥离。

（三）颊内侧脂肪隔室（medial cheek fat）

- 颊内侧脂肪隔室即颧脂肪垫，位于颧骨和上颌骨上方，并为前面颊部贡献组织容量。
- 后侧界是颧弓韧带；上界为眼轮匝肌支持韧带，与眶下缘紧邻。
- 现代面部除皱术中，颧脂肪垫的提升复位是重点内容，也是难点。

（四）下颌脂肪隔室（inferior jowl fat）

- 其位于咬肌皮肤韧带下部的前方，下颌骨韧带的上方。覆盖于面部区域的颈阔肌表面。
- 内含疏松饱满的脂肪组织，血管少，易于剥离。
- 下颌脂肪隔室内没有深部的附着点，其解剖位置依赖咬肌皮肤韧带所支持。随着年龄老化，支持韧带支撑力逐渐减弱，下颌脂肪隔室会下垂到颈部并向外突出，致使下颌缘轮廓不清晰，是口角囊袋的成因之一。

（五）鼻唇沟脂肪隔室（nasolabial fat）

- 其位于梨状孔周围、鼻唇沟旁，颊脂肪垫的前方。
- 通常由厚而致密的纤维脂肪组织构成。
- 几乎不随年龄发生老化萎缩，其松弛下垂是法令纹加深的原因之一。

三、深层脂肪隔室（图1-7-4）

- 深层脂肪隔室位于 SMAS 的深面，眶骨和面中部的骨膜表面，部分紧密附着于骨膜。
- 与面部除皱术关系密切的深层脂肪隔室主要包括外侧眼轮匝肌下脂肪隔室、内侧眼轮匝肌下脂肪隔室、深层颊内侧脂肪隔室（内、外侧部）和颊脂肪垫。
- 下眼睑的深层脂肪位于眼轮匝肌深面，称为眼轮匝肌下脂肪（SOOF），分为内侧和外侧。
- 前面颊部软组织的容量主要依赖于颧颊部深层脂肪组织。其位于提上唇肌的深方，同样可分为内侧和外侧两部分（深层颊内侧脂肪隔室内侧部和深层颊内侧脂肪隔室外侧部）。
- 深层颊内侧脂肪隔室外侧部对于维持前面颧颊部的突度非常重要。其与外侧的颊脂肪垫颊突延续融合，将前面颊与侧面颊融为一体。
- 年轻时下眼睑深层脂肪与颧颊部深层脂肪融合在一起，支持下睑和面颊。但随着年龄老化，深层脂肪发生老化萎缩，面颊部容量减少，使下眼睑的垂直长度增加，下睑与颧颊出现明显的分界出现眶下 V 畸形。

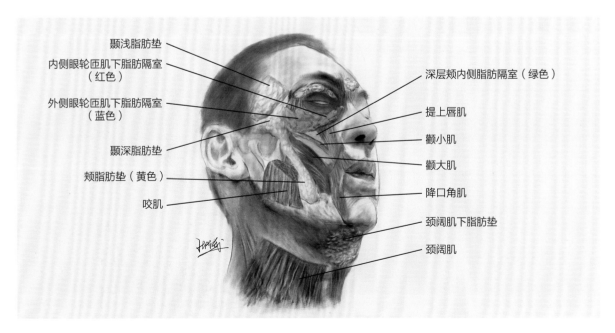

▲ 图 1-7-4　深层脂肪隔室示意图

与面部除皱术关系密切的深层脂肪隔室主要包括外侧眼轮匝肌下脂肪隔室（蓝色区域）、内侧眼轮匝肌下脂肪隔室（红色区域）、深层颊内侧脂肪隔室（内、外侧部）（绿色区域）和颊脂肪垫。

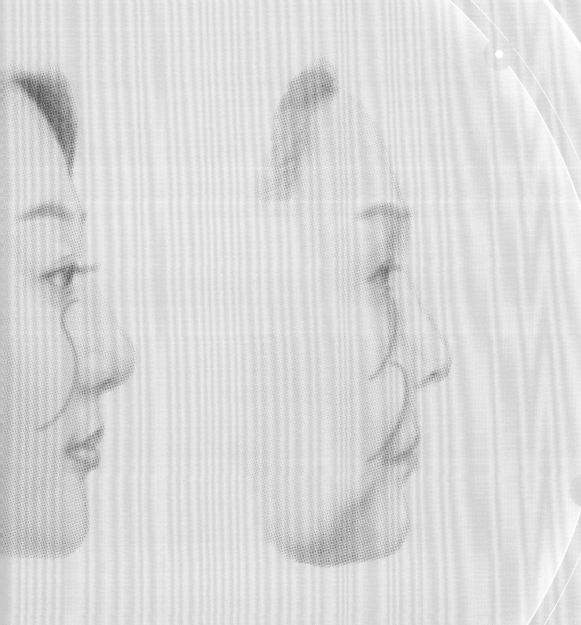

第二章

面部衰老及其
解剖学变化

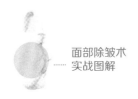
- 只有深刻理解面部衰老的原理和面部老龄化的解剖学变化，才能进行合理的治疗，设计出符合逻辑的年轻化方案，并获得自然、持久的年轻化效果。

- 衰老是多因素（包括解剖、基因、环境、生活方式等）共同作用和发展的结果。我们无法停止衰老，更无法逆转它，但可以延缓衰老。生活方式和基因是衰老进程中最重要的两个因素。影响衰老进程最大的因素似乎与使用的生活用品、阳光照射和情绪有关。

- 要想制定出完美的面部年轻化方案，需要从多方面理解造成面部衰老的原因。随着时间的推移和社会的发展，人们对面部老化的理解和处理方式也发生着变化和调整。传统的观念和理论不断地受到新观念、新方法的挑战。从一百多年前的单纯切除皱纹发展到现在，除皱术不断得到改进和发展，现代除皱技术已经今非昔比。

- 不管是面部除皱术、光电技术还是软组织填充术，都只是针对面部老化进程众多因素中的某几个因素进行干预以达到年轻化的效果。如果持续使用其中的某一种治疗方法，往往难以达到理想的效果。因此联合应用多种技术手段才是最佳的策略。

第一节　面部衰老的原理

- 面部衰老是一种渐进性结构弱化的过程。弹性组织的变性、韧带的松弛、脂肪隔室的萎缩，再加上重力的累积效应，导致软组织逐渐萎缩、下垂。

- 由于解剖关系的特殊性，所有人都会按照自身特定的模式衰老。因此衰老外观变化是可预见的。

- 面部衰老是一个多因素参与的复杂过程，这一过程不只局限于皮肤，脂肪隔室、韧带、肌筋膜、组织间隙和骨骼等结构和体积的变化也起到了非常重要的作用。

- 皮肤层的变化可以很容易、直观地被观察到，面部骨骼的变化也可以通过放射影像学的方法进行观察。但是皮下组织层、肌筋膜层和间隙层的变化不容易被直接观察到，只能通过临床经验去判断。它们的变化主要体现在组织萎缩凹陷、软组织间隙表面的软组织松垂堆积以及其周围皮肤由于支持韧带收缩造成的沟槽缺失。

一、皮肤

（一）皮肤衰老的表现

- 皮肤的老化受基因、环境、激素水平波动、生活方式等各种因素的影响。

- 随着年龄增长，皮肤会逐渐变薄，失去弹性。

- 随着皮肤自我修复功能的下降，皮肤会发生斑驳的色素沉着和灰黄样改变。

■ 由于皮肤附属器的萎缩退化，加上皮肤微循环的老化改变，皮肤会变得粗糙、干燥，失去红润光泽（图 2-1-1 ）。

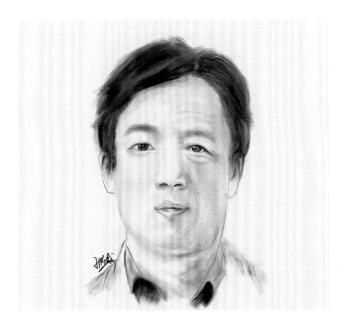

◀ 图 2-1-1　年轻与衰老容貌对比图

左侧为年轻面容，右侧为衰老面容。两者对比可见，随着年龄增长皮肤会逐渐变薄、失去弹性，发生斑驳的色沉和灰黄样改变。由于皮肤附属器的萎缩退化，加上皮肤微循环的老化改变，皮肤会变得粗糙、干燥，失去红润、光泽。

■ 由于皮肤弹性组织的变性和表情肌的反复收缩，皮肤会逐渐形成皱纹。皮肤皱纹的形成还与皮下淋巴管和淋巴管周围脂肪有关。由于光老化所致的淋巴系统紊乱，可导致局部的炎症、瘢痕和纤维化，所以皱纹通常出现在特定的部位。
■ 皮肤固有的细小纹路称为"纹理"；皮肤的固有纹理在表情肌的反复收缩作用下会逐渐联合汇聚，形成"表情纹"。随着老化进程，皮肤逐渐变薄，表情纹皱褶延伸到皮肤的真皮层，便成了"沟状纹"。当皮肤极度松弛变得冗余并重叠时，通常称之为"皮肤皱襞"（图 2-1-2 ）。

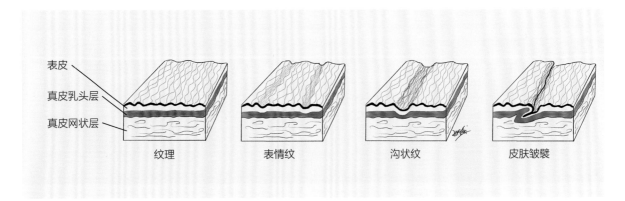

▲ 图 2-1-2　皮肤结构变化示意图

皮肤固有的细小纹路称为"纹理"；皮肤的固有纹理在表情肌的反复收缩作用下会逐渐联合汇聚，形成"表情纹"。随着老化进程，皮肤逐渐变薄，表情纹皱褶延伸到皮肤的真皮层，便成了"沟状纹"。当皮肤极度松弛变得冗余并重叠时，通常称之为"皮肤皱襞"。

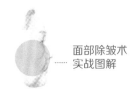

（二）老化皮肤的组织形态及功能变化

- 衰老使皮肤角质层变薄，水合能力下降，水分丧失增加、细胞皱缩、组织缺水、萎缩，出现组织学结构和形态学改变而使皮肤出现细小皱纹。

- 随年龄增长，表皮细胞分裂增殖能力下降，细胞更新速度会减慢，表皮会变薄萎缩。

- 真皮老化表现为真皮密度降低，细胞和血管数目减少。真皮内成纤维细胞数量的减少、胶原丢失且排列杂乱无章和弹力纤维的减少促使皮肤凹陷，失去弹性。

- 老年人真皮血管数目相对较少。皮肤微循环系统的老化改变，使皮肤随增龄变得苍白，失去红润。

- 随年龄增长，皮肤组织中的腺体会萎缩减少，皮肤汗液和皮脂腺分泌量总体下降，导致老年人的皮肤出现干燥、粗糙、无光泽等老化改变。

（三）影响皮肤老化的主要外部因素

- 日光照射引起的光损害被公认为皮肤衰老的元凶之一。进行性光损害可导致暴露区域皮肤胶原和弹性蛋白的丢失，皮肤就会出现明显的老化现象。光老化在分子生物学水平与自然的皮肤老化有很大差异。紫外线 B（UVB）辐射能直接损伤皮肤细胞的 DNA，并且还造成细胞因子和黏附分子的活性改变。紫外线 A（UVA）辐射会引起活性含氧物质的形成，过氧化氢或者其他活性氧的增加以及抗氧化酶的减少也会导致细胞核和线粒体 DNA 和蛋白质的结构发生变化。

- 吸烟也会加速皮肤衰老的进程，主要机制可能是胶原酶的增加和皮肤血液循环的减少。

- 年轻时面部表情肌的收缩会在垂直于肌肉运动的方向上折皱皮肤产生动态性皱纹，表情肌放松时皱纹随即消失。但随着皮肤表皮变薄，真皮内胶原丢失弱化和厚度变薄，真皮密度降低逐渐失去弹性，这些皱褶线就会永久地停留在皮肤上，即使在没有表情时也不会消失。

- 快速的体重增减会对皮肤产生过大的牵张力，当其牵拉程度超出皮肤回缩自我修复能力时也会导致皮肤的松垂。

二、皮下组织

- 随年龄增长，基础代谢率下降使人体易于发胖。脂肪也会在面部特定部位积聚，主要在深层堆积，如鼻唇沟外侧区域、颏下区域等；相反，浅层脂肪却逐渐萎缩减少。

- 支持韧带从深层向浅层穿出插入真皮的过程中，在特定的部位形成相对致密的纤维隔膜，将皮下脂肪分隔成数个大小形态不同的脂肪隔室。在面部的某些部位，皮下脂肪较厚，所处脂肪隔室周边的纤维隔膜就比较长，随年龄增长易于弱化松弛，失去支撑力。

- 年轻时脂肪隔室之间的过渡是平滑而不易觉察的。但随着年龄的增长，脂肪隔室选择性地萎缩或增生、移位下垂，支持韧带的弱化等逐渐使面部皮肤出现凹凸不平。

三、肌肉

- 目前，肌肉老化对于面部老化的影响还存在很大的争议。争论的重点在于肌肉松弛理论与肌肉张力理论。
- 骨骼肌（例如颞肌）通常会随着年龄增长而逐渐萎缩；但表情肌的老化通常不会有如此明显的退化，且表现不一。
- 某些表情肌会随年龄增长肌束变小、肌肉变薄，如上唇的口轮匝肌；某些表情肌会老化增生，如额肌；还有部分表情肌在肌肉长度、厚度和体积方面都基本保持不变，比如颧大肌、提上唇肌等。

四、面部软组织间隙和支持韧带

- 面部的 5 层软组织是通过纤维韧带贯穿连接在一起的。随着老龄化的进程，各种纤维连接系统都会变得脆弱，强度下降，松弛性增加。
- 筋膜和支持韧带的松弛，韧性减弱，再加上软组织的重力性下移，便导致薄弱而松弛的老化皮肤非常容易下垂。
- 软组织间隙周围有纤维韧带支持，而间隙的顶部缺乏这种支撑更易下垂，特别是当该区域被过重的脂肪所拖累时。
- 组织间隙的松垂使面部组织出现臃肿膨出，而韧带部位相对固定使皮肤出现凹陷。这种松垂程度的差别可以解释许多特征性老年变化。
- 支持韧带将面部各层软组织相互连结，使其与软组织间隙能共同发挥作用，进一步影响面部轮廓。

（一）颞间隙（图 2-1-3）

- 颞间隙的边界不像其他间隙的边界有韧带的坚固支撑，再加上颞部的皮肤较薄，随着颞部软组织的渐进性重力下垂，组织在眶外侧区域明显堆积，形成"鱼尾纹"样改变。
- 颞间隙区域软组织的松垂，使眉外侧方下垂，假性上睑下垂并造成视野的遮盖。
- 在某些极端的案例中，颞区软组织下移，加上颞肌萎缩，颞部凹陷会变得非常明显。

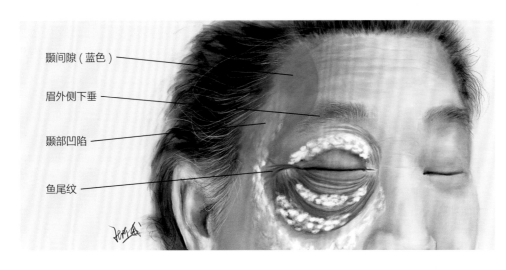

颞间隙（蓝色）

眉外侧下垂

颞部凹陷

鱼尾纹

◀ 图 2-1-3　颞间隙衰老变化示意图颞间隙区域（蓝色区域）软组织的松垂，使颞部凹陷，眉外侧方下垂，组织在眶外侧区域明显堆积，形成"鱼尾纹"样改变。

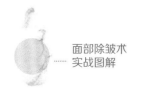

（二）颧前间隙（图2-1-4）

■ 随年龄增长，颧前间隙周边的韧带逐渐弱化，间隙的基底部开始松弛、位置下移，在临床上表现为"颧袋"。

■ 颧袋的解剖学本质是颧前间隙部位组织的臃肿。

■ 眼轮匝肌下脂肪（SOOF）是形成颧袋的主要因素。

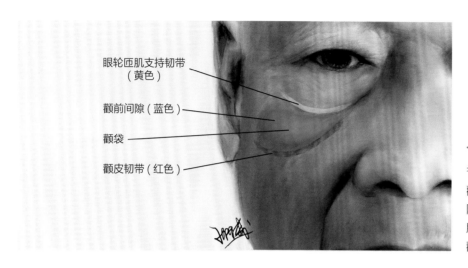

眼轮匝肌支持韧带
（黄色）

颧前间隙（蓝色）

颧袋

颧皮韧带（红色）

◀ 图2-1-4　颧前间隙衰老变化示意图

颧袋的解剖学本质是颧前间隙部位组织的臃肿。眼轮匝肌下脂肪（SOOF）是形成颧袋的主要因素。

（三）上颌前间隙（图2-1-5）

■ 随着年龄的老化，此间隙的顶部会逐渐松弛，组织下垂加深鼻唇沟。

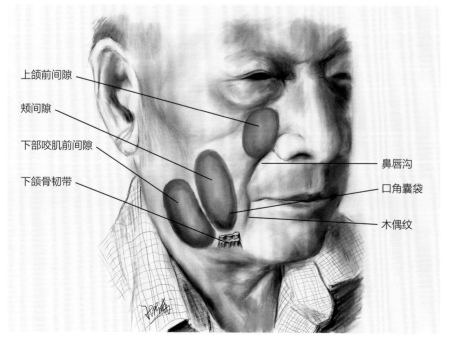

上颌前间隙

颊间隙

下部咬肌前间隙

下颌骨韧带

鼻唇沟

口角囊袋

木偶纹

◀ 图2-1-5　上颌前间隙、下部咬肌前间隙及颊间隙衰老变化示意图

上颌前间隙顶部松弛，组织下垂会加深鼻唇沟。下部咬肌前间隙的下界没有韧带，因此其顶部的颈阔肌在此处连接较为薄弱。此间隙顶部逐渐松弛，会突显木偶纹和使下颌缘不清晰。颊间隙的老化，周围结构松弛，间隙空间变大，颊脂肪垫下垂和假性疝出，是口角囊袋的成因之一。

（四）下部咬肌前间隙（图 2-1-5）

- 此间隙位于咬肌下半部的浅层，和颞间隙相似，它覆盖在咀嚼肌的深筋膜上。
- 该间隙的下界呈肠系膜样，没有韧带结构，因此顶部的颈阔肌在间隙下界处的连接相对较弱。随着年龄的老化，此间隙顶部逐渐松弛，会突显木偶纹和使下颌缘不清晰。

（五）颊间隙（图 2-1-5）

- 随着年龄的老化，颊间隙区域组织逐渐出现松弛，间隙空间变大，颊脂肪垫下垂，低于口角连线水平，这是"口角囊袋"的重要成因之一。

五、骨骼

- 面部骨骼的衰老变化，对容貌老化的改变起着决定性的作用。
- 婴幼儿的骨架虽小却有丰厚的脂肪组织支撑，所以年轻的面部像倒三角形，上宽下窄；老年人由于骨骼吸收、软组织松垂和脂肪变化，衰老的面容更像是一个正三角形（上窄下宽）（图 2-1-6）。

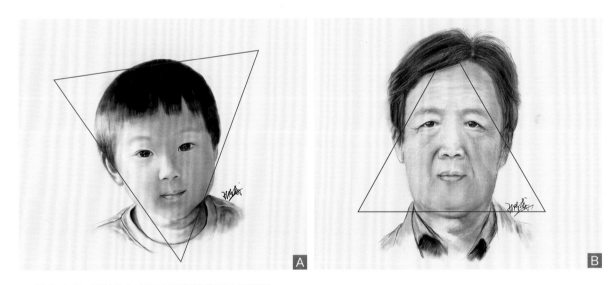

▲ 图 2-1-6　婴幼儿与老年人面部轮廓对比示意图
A. 婴幼儿面部呈倒三角形；B. 老年人面部呈正三角形。

- 面部某些特定区域的骨骼会随着年龄增长更容易被吸收，比如眶上缘中部和下外侧部、上颌骨的梨状孔区域和下颌骨的下颌前区、颏前区等。骨骼的吸收主要表现为进行性骨质疏松。而某些区域如下颌骨，随着不断老化，下颌角会进一步增大（图 2-1-7）。
- 骨骼的萎缩伴随着其突度降低，使更多的软组织失去支撑，导致软组织明显的松垂和面容的老化（图 2-1-8）。

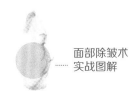

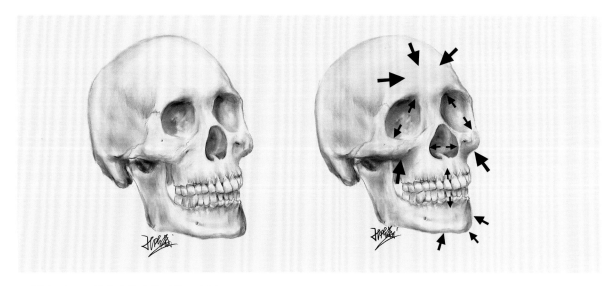

▲ 图 2-1-7 骨骼吸收变化对比示意图

面部某些特定区域的骨骼会随着年龄增长更易被吸收，如眶上缘中部和眶下外侧部、上颌骨、梨状孔区域和下颌骨的下颌前区、颏前区等。图示箭头大小代表骨质吸收程度的多少。

■ 眶下缘部位的骨质吸收，使眶下缘向后下方移动，形成了典型的"老年化的眶部征"：侧眶部出现泪沟、外眦角变圆钝，伴随下侧方的巩膜外露。

■ 眶周骨骼的退化与软组织间隙增大相互作用，共同导致了上、下睑眶脂肪的相对突出、眉内侧下垂和泪沟的加深。

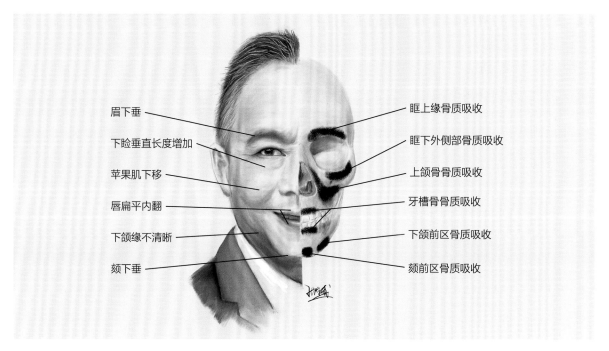

▲ 图 2-1-8 骨骼吸收变化对应的表面软组织衰老示意图

骨骼的萎缩伴随着其突度降低，使更多的软组织失去支撑，导致软组织明显的松垂和面容的老化。

■ 上颌骨的吸收使其对颧脂肪垫的支撑作用持续减弱，所以会导致泪沟和鼻唇沟的加深。

■ 上颌骨梨状孔区域的骨质吸收退缩会导致"鼻尖下垂"，即老年后鼻唇角减小的现象。

第二节　面部各区域的衰老变化

一、上面部

　　该区域的老化表现主要为毛发变灰白、脱发、皱纹的产生、眉下垂、颞区凹陷、上睑皮肤松垂、上睑袋以及外眦形态的改变。

（一）毛发

■ 毛发的衰老表现为颜色变灰白、干燥失去光泽、脱发和发际线上移。

■ 与皮肤相比，毛发的衰老变化在很大程度上受遗传调控，似乎受环境的影响并不大。

■ "头发衰老"的外观表现不一定是衰老的标志。

（二）颞区衰老变化

■ 由于颞部没有连接真皮与骨膜或深筋膜的支持韧带，所以颞部软组织易于发生重力性下滑。

■ 当颞部软组织随着衰老逐渐下滑时，组织在眶外侧会发生明显的堆积，再加上眼轮匝肌的反复收缩，在眶外侧会形成"鱼尾纹"样改变（图 2-2-1）。

■ 对于极度衰老的求美者，颞区脂肪垫的萎缩下垂，会使颞部凹陷变得非常明显。

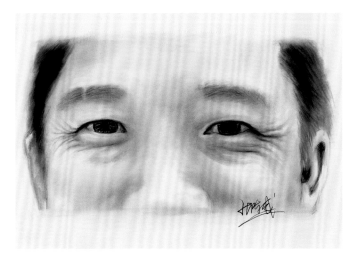

◀ 图 2-2-1 "鱼尾纹"样改变示意图
颞部软组织随着衰老逐渐下滑时，组织在眶外侧会发生明显的堆积，再加上眼轮匝肌的反复收缩，在眶外侧会形成"鱼尾纹"样改变。

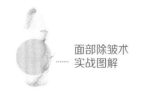

（三）皱纹（图 2-2-2）

- 额肌的松弛、增生和收缩可以产生水平方向的额横纹。程度可以从较浅的表情纹到较深的沟纹，甚至是皮肤皱褶。

- 皱眉肌横头的持续收缩时会产生纵向的眉间纹；皱眉肌的斜头、降眉肌以及眼轮匝肌的内侧纤维联合作用会产生斜向的眉间纹。

- 降眉间肌的反复收缩会在鼻根处产生横向的鼻横纹，同时使鼻根部皮肤软组织增厚。

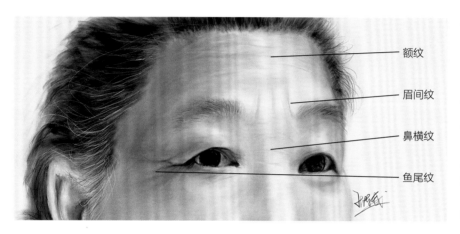

额纹

眉间纹

鼻横纹

鱼尾纹

◀ 图 2-2-2　额部及眶周皱纹示意图

额肌的松弛、增生和收缩可以产生水平方向的额横纹。皱眉肌横头的持续收缩时会产生纵向的眉间纹；皱眉肌的斜头、降眉肌以及眼轮匝肌的内侧纤维联合作用会产生斜向的眉间纹。降眉间肌的反复收缩会在鼻根处产生横向的鼻横纹。

（四）眉下垂（图 2-2-3）

- 额部上 2/3 区域，额肌深面的筋膜与骨膜之间有较致密的纤维连接，活动度较小；而在额部下 1/3 区域，额肌与骨膜之间有滑动平面，活动性更大。因此下额部皮肤软组织容易发生下移。

- 提升眉毛的肌肉只有额肌，但降低眉毛的肌肉却很多，包括降眉肌、皱眉肌、眼轮匝肌和降眉间肌。

- 额肌长期的慢性激活会导致额肌增生性老化，因此眉毛的内侧段很少会随年龄增长而发生下垂；但额肌的外侧终止于颞上间隔，眉外侧没有提肌的力量去拮抗下拉眉毛的肌肉力量。再加上颞部软组织的重力性下移，使眉下垂通常最先发生在外侧段。

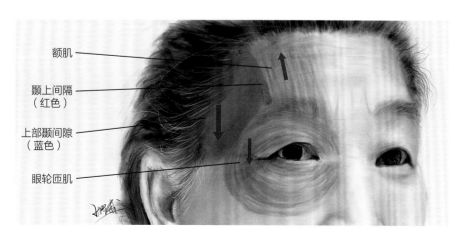

额肌

颞上间隔
（红色）

上部颞间隙
（蓝色）

眼轮匝肌

◀ 图 2-2-3　眉外侧下垂产生机制示意图

前额下 1/3 区域，额肌与骨膜之间有滑动平面，有更大的活动性。额肌外侧终止于颞上间隔（红色区域），眉外侧没有提肌的力量去拮抗下拉眉毛的肌肉力量。再加上颞间隙区域（蓝色区域）软组织的重力性下移，使眉下垂通常先发生在外侧段。

（五）上睑衰老（图 2-2-4）

■ 随年龄增长，眼轮匝肌和眶隔逐渐萎缩松弛，支撑力下降，导致眶脂肪假性疝出，形成上睑袋。

■ 眼轮匝肌的外侧半属于降肌成分，此处又缺乏额肌的上提拮抗作用，其长期收缩可使眉尾下垂。再加上非薄的上睑皮肤随老化发生的局部松弛，可造成上睑皮肤过多的外观表现，称为"假性上睑下垂"，甚至遮盖视野。

■ 有一些求美者还会发生泪腺脱垂。

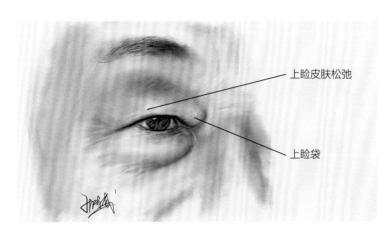

◀ 图 2-2-4　上睑衰老外观示意图
眼轮匝肌和眶隔衰老松弛，支撑力下降，导致眶脂肪假性疝出，形成上睑袋。眼轮匝肌的外侧半缺乏额肌的上提拮抗，其长期收缩可使眉尾下垂。再加上上睑皮肤的局部松弛，可造成上睑皮肤过多的外观表现。

　　额部、眉毛和上睑三者在衰老过程中是密切相关，相互影响的。额部的下垂，导致并加重了眉下垂和上睑皮肤的堆积，呈现出三角眼、悲伤衰老的外观。求美者在日常生活中会无意识地收缩额肌，抬起眉毛，这又加重了额部的皱纹（图 2-2-5）。

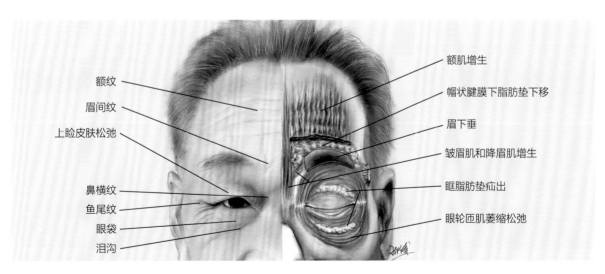

▲ 图 2-2-5　上面部衰老表现及其局部解剖变化示意图
额肌的反复收缩产生额横纹。皱眉肌的反复收缩会产生纵向的眉间纹。降眉间肌的反复收缩会在鼻根处产生鼻横纹。当颞部软组织随着衰老逐渐下滑时，颞区变得凹陷，眉外侧下垂。同时组织在眶外侧会发生堆积，再加上眼轮匝肌的反复收缩，在眶外侧会形成"鱼尾纹"样改变。眉下垂和上睑组织的退行性变使上睑皮肤松垂堆积，呈现"三角眼"外观。

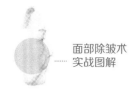
二、中面部

■ 颧脂肪垫是中面部的主要组成部分。年轻时，颧脂肪垫饱满且位置较高，其与下睑一起构成单一凸起的构造，即所谓面中部 S 形曲线，这是年轻面容的标志。随着衰老，面部组织容量逐渐丢失，软组织松垂下移，再加上其下方骨骼逐渐被吸收，S 形曲线的起伏度逐渐减小，颊部开始扁平化，甚至出现双凸的形状（图 2-2-6）。

■ 在下眶和颊部区域，随着软组织的老化性萎缩和渐进性重力下移作用，加上皮肤光损伤，牙齿的缺失和骨骼的吸收等，这些因素共同造成中面部被拉长、憔悴与凹陷的衰老容貌。

■ 中面部衰老的临床表现主要包括：下睑袋和颧袋的形成、中面部沟槽出现、鼻唇皱襞外侧的软组织堆积、鼻唇沟加深和口角囊袋的形成。

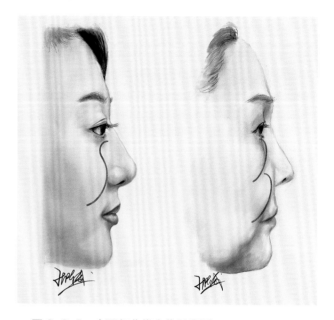

▲ 图 2-2-6　中面部曲线变化示意图

年轻时，颧脂肪垫饱满且位置较高，其与下睑一起构成单一凸起的 S 形曲线，这是年轻面容的标志。随着衰老，面部组织容量逐渐丢失，软组织松垂下移，再加上其下方骨骼逐渐被吸收，S 形曲线的起伏度逐渐减小，颊部开始扁平化，甚至出现双凸的形状。

（一）下睑袋和颧袋

■ 下睑袋的形成并不是因为眶脂肪增生膨出，而主要是因为眶部眼轮匝肌和眶隔进行性的松弛，加上弹性组织的变性和下睑皮肤的光老化，导致下眼眶前壁的支撑力下降，眶隔脂肪假性疝出。

■ 下睑袋的出现，会让求美者显现出疲惫和衰老的外观（图 2-2-7）。

■ 年轻时下睑的深层脂肪与颊部的深层脂肪融合在一起，呈一条饱满流畅的曲线。随着老化进程，颊部组织的萎缩下垂，使下睑垂直长度增加，下睑与颧颊部出现明显的分界线。

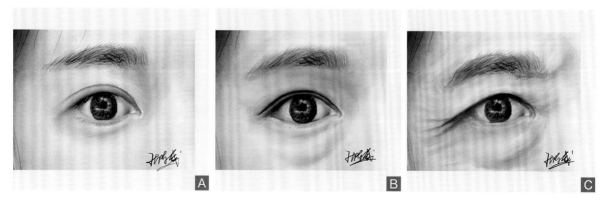

▲ 图 2-2-7　眶周衰老变化

A. 青年人的眶周外观表现；B. 中年人的眶周外观表现；C. 老年人的眶周外观表现。

■ 颧袋是由眼轮匝肌支持韧带和颧皮韧带构成的颧前间隙，随着老化逐渐松弛向前膨出，形成的袋样松垂。颧前间隙是颧袋形成的解剖学基础。

■ 下睑袋位于眼轮匝肌支持韧带上方，而颧袋则在眼轮匝肌支持韧带下方的颧骨表面。

■ 内、外眦肌腱支撑力的减弱，会导致下睑松弛，由年轻时从内向外略微向上的形态改变为向下的弓状变形，同时巩膜比例增加、外眦角变圆钝（图 2-2-8）。

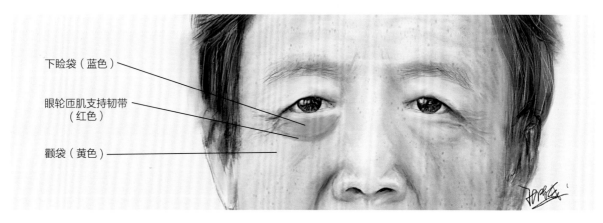

下睑袋（蓝色）

眼轮匝肌支持韧带
（红色）

颧袋（黄色）

▲ 图 2-2-8　下睑衰老表现及其局部解剖示意图

年轻时下睑与颊部融合在一起，呈一条饱满流畅的曲线。随着老化进程，颊部组织的萎缩下垂，下睑与颧颊部出现明显的分界线。此界线的解剖学基础是眼轮匝肌支持韧带（红色）。其上方的膨起称为下睑袋（蓝色区域），下方的隆起为颧袋（黄色区域）。老化使下睑缘松弛，巩膜比例增加、外眦角变圆钝。

（二）中面部沟槽出现（图 2-2-9）

■ 年轻时光滑饱满的中面部会随着年龄增长出现 3 条皮肤沟槽：泪沟（鼻颧沟、鼻颊沟）、眶颊沟（睑颊沟）和颊中沟。

■ 3 条沟槽形分布如英文字母 Y，将中颊部分隔为上方的下睑区，下外侧的颧区和下内侧的鼻唇沟区。

■ 面部沟槽的出现是因为支持韧带相对固定，限制了位于中间部位的软组织（如睑板前、颧弓前和上颌前区软组织）的移动。

■ 颧脂肪垫下移使眶下缘暴露，形成一条从内眦斜向延伸至瞳孔中线下方的皮肤凹槽，此即泪沟，是下睑和颧脂肪垫与鼻外侧之间的过渡区域。其分隔下睑区和鼻唇沟区。泪沟的解剖学基础是泪沟韧带。

■ 眶颊沟（睑颊沟）位于眶隔下缘和颊部之间，内侧与泪沟相延续。其分隔下睑区和颧区，随着老龄化逐渐显现、加深并下移。眶颊沟的解剖学基础是眼轮匝肌支持韧带。

■ 泪沟向外侧延续，与眶颊沟融合，形成一条分隔眶隔脂肪和中面部的清晰界线。这条连续的皮肤沟槽被称为"眶颧沟"。眶颧沟的解剖学基础是泪沟 - 眼轮匝肌支持韧带复合体，其将睑板前间隙与颧前间隙和上颌前间隙分隔开来。

■ 泪沟向颊部的延续被称为颊中沟，其分隔颧区和鼻唇沟区。颊中沟形成的解剖学基础是颧皮韧带。

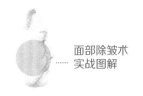

面部除皱术
实战图解

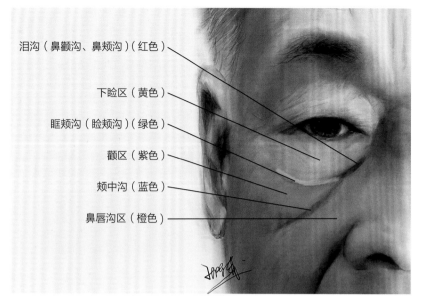

泪沟（鼻颧沟、鼻颊沟）（红色）

下睑区（黄色）

眶颊沟（睑颊沟）（绿色）

颧区（紫色）

颊中沟（蓝色）

鼻唇沟区（橙色）

◀ 图 2-2-9　中面部沟槽示意图
中面部的 3 条沟槽将中颊部分隔为
上方的下睑区（黄色区域），下外
侧的颧区（紫色区域）和下内侧的
鼻唇沟区（橙色区域）。泪沟（红
色）和眶颊沟（绿色）相延续，合
称为"眶颧沟"，其解剖学基础是
泪沟－眼轮匝肌支持韧带复合体。
其分隔上方的下睑区和下方的颧
区、鼻唇沟区。颊中沟（蓝色）分
隔颧区和鼻唇沟区，其形成的解剖
学基础是颧皮韧带。

（三）鼻唇皱襞外侧的软组织堆积

■ 中面部的骨骼天生前倾，上凸下凹。上部是眶下缘，比较外凸。下部的上颌骨随着老化而吸收，可造成严重的后缩。中面部的支撑力下降使颊部软组织更容易发生下垂（图 2-2-10）。

■ 中面部软组织的厚度不均，呈上薄下厚的楔形。其下垂使上颊部容量进一步减少，软组织向下部堆积，呈现出颊部软组织下垂到颊下部的外观表现。

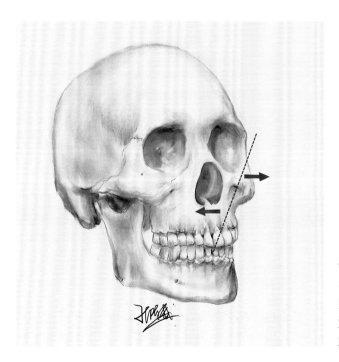

◀ 图 2-2-10　中面部骨骼天生前倾示意图
中面部的骨骼天生前倾，上凸下凹。上部是眶下缘，
比较外凸。下部的上颌骨随着老化而吸收，可造成严
重的后缩。中面部的支撑力下降使颊部软组织更容易
发生下垂。

- 因颊上颌韧带下部属于假性韧带，起源于不稳定的颊黏膜上方的纤维筋膜，其内含具有高度弹性的纤维组织，因此前颊部容易发生老化松垂。
- 颧脂肪垫内的纤维韧带与真皮连接紧密，而与下方深面的筋膜连接较为疏松，加上上颌前间隙的存在，颧脂肪垫在衰老过程中易向前下方移动至鼻唇褶皱处。
- 由于脂肪不能跨过鼻唇沟皱襞处致密的筋膜连接，因此会导致软组织在鼻唇皱襞外侧堆积。
- 颊部脂肪等软组织萎缩下移后，会呈现颧部骨骼的"骨化增生"样改变和颧弓下凹陷的外观表现。

（四）鼻唇沟

1. 鼻唇沟的解剖

- 鼻唇沟位于鼻唇沟脂肪隔室的内侧。起于鼻肌横部在鼻翼上缘皮肤的止点处，终于降口角肌在口角外侧皮肤的止点处。
- 鼻唇沟分为三段（图 2-2-11）。
    - （1）上段：鼻肌横部区，是鼻肌横部在鼻唇沟皮肤的止点区域。
    - （2）中段：提上唇肌区，是提上唇鼻翼肌、提上唇肌和颧小肌在鼻唇沟皮肤的止点区域。
    - （3）下段：蜗轴区，是颧大肌、降口角肌在鼻唇沟皮肤止点的区域。

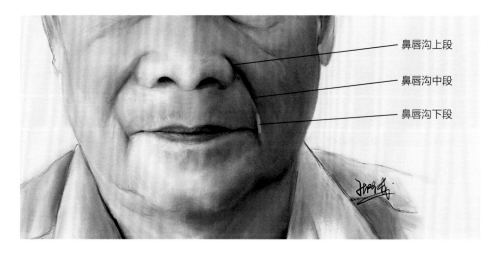

鼻唇沟上段
鼻唇沟中段
鼻唇沟下段

◀ 图 2-2-11 鼻唇沟分段示意图

鼻唇沟上段指鼻肌横部在鼻唇沟皮肤的止点区域；中段是提上唇肌区，是提上唇鼻翼肌、提上唇肌和颧小肌在鼻唇沟皮肤的止点区域；下段指蜗轴区，是颧大肌、降口角肌在鼻唇沟皮肤止点的区域。

2. 鼻唇沟形成的因素（图 2-2-12）

- 鼻唇沟出现早，但最难解决。即使医美技术不断进步，但鼻唇沟依然存在。鼻唇沟皱纹的出现和加深，是多因素共同作用的结果。
- 颧脂肪垫的退行性和重力性改变，以及中面部其他软组织的结构下移可导致鼻唇沟加深。
- 上颌骨退化、骨性隆起被吸收后表情肌附着点下移，肌张力下降，颧骨增生突出，牙齿垂直度改变。
- 提上唇鼻翼肌、提上唇肌和颧大肌、颧小肌的真皮末端会穿过鼻唇沟的浅层止于其内侧，是影响鼻唇沟上、中段的主要肌肉。
- 随着年龄增长，SMAS 的张力下降，颊脂肪垫向前凸起，使得鼻唇沟随着衰老而加深。
- 鼻唇沟内外两侧的组织密度和强度相差较大。内侧真皮与表情肌之间连接紧密，无皮下脂肪，组织

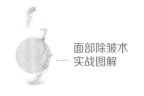
致密；外侧有皮下脂肪组织，组织质地比较疏松。

■ 鼻唇沟脂肪隔室在衰老过程中几乎不发生萎缩。随着衰老的进程，与其相邻的颧部脂肪隔室和口周软组织不断萎缩，鼻唇沟脂肪隔室会变得越发明显。

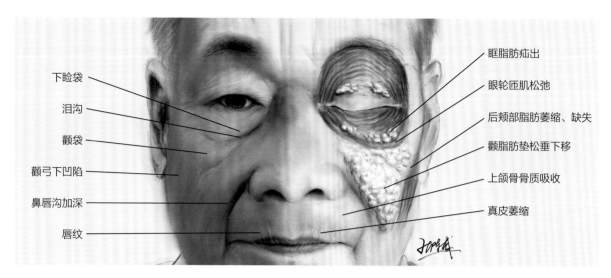

▲ 图 2-2-12　中面部衰老表现及鼻唇沟形成因素示意图

鼻唇沟的形成是多因素综合作用的结果。中面部软组织松弛下垂，中面部骨骼的老化吸收，表情肌的动力作用，SMAS松弛、颊脂肪垫的假性疝出，鼻唇沟两侧组织的质地和密度差异以及面部脂肪隔室的位置、容量改变等都是鼻唇沟出现和加深的因素。

（五）口角囊袋

　　口角囊袋俗称"羊腮"，特指嘴唇两侧呈袋状突起的组织。口角囊袋可以低于下颌缘很多，但其前缘不会超过下颌骨韧带。其出现会给人面部组织松垮下垂、轮廓变方的感觉（图 2-2-13）。

　　口角囊袋的形成被认为是多种因素共同作用的结果。

■ 下颌脂肪隔室的老化增生。

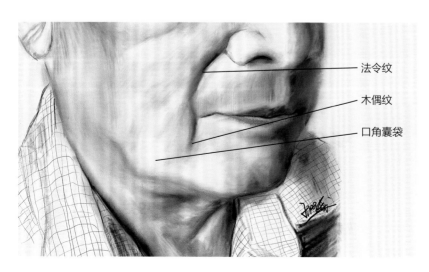

◀ 图 2-2-13　口角囊袋示意图

口角囊袋俗称"羊腮"，特指嘴唇两侧呈袋状突起的组织。口角囊袋可以低于下颌缘很多，但其前缘不会超过下颌骨韧带。其出现会给人面部组织松垮下垂、轮廓变方的感觉。

■ 蜗轴松散，支撑力下降，中面部的脂肪等软组织下移。

■ 颊脂肪垫的退行性改变和重力性下垂。

■ 颈阔肌角度老化，即颈阔肌形态失去原有的角度，张力方向更倾向于垂直向下。

三、下面部及颈部

（一）下面部老化

1. 口周皱纹（图 2-2-14）

■ 随年龄增长，在上下唇会形成垂直性皱纹，女性和吸烟者尤为明显。

■ 光损害使上下唇真皮逐渐萎缩，皮肤变薄弹性变差。

■ 口轮匝肌的反复收缩，使唇纹加深延长，嗜烟者更重。

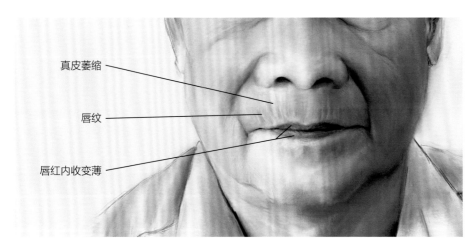

真皮萎缩

唇纹

唇红内收变薄

◀ 图 2-2-14　口周皱纹示意图

光损害使上下唇真皮逐渐萎缩，皮肤变薄弹性变差。加上口轮匝肌的反复收缩，在上下唇会形成垂直性皱纹，女性和吸烟者尤为明显。

2. 唇形态改变

■ 年轻人的上唇更短，更饱满，呈优美的 S 形曲线；衰老的嘴唇则变得细长而平坦（图 2-2-15）。

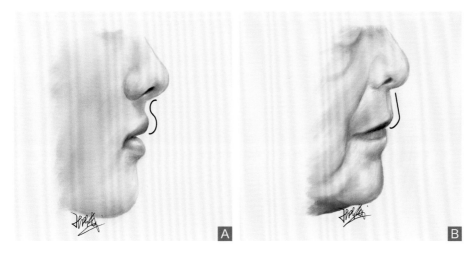

A

B

◀ 图 2-2-15　上唇曲线变化示意图

A. 年轻人的上唇更短，更饱满，呈优美的 S 形曲线；B. 衰老的上嘴唇则变得细长而平坦。

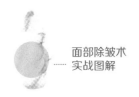

■ 年龄增长使口周辐射状肌肉萎缩、肌张力下降，对抗口轮匝肌内收力量减弱。这种"悬吊"式解剖结构减弱使嘴唇支撑力全面丧失，最终唇红缘内收，嘴唇变薄（图 2-2-16）。

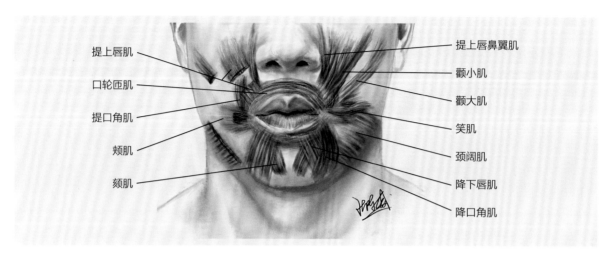

提上唇肌	提上唇鼻翼肌
口轮匝肌	颧小肌
提口角肌	颧大肌
颊肌	笑肌
颏肌	颈阔肌
	降下唇肌
	降口角肌

▲ 图 2-2-16 口周"悬吊"式解剖结构示意图

衰老使口周辐射状肌肉萎缩、肌张力下降，对抗口轮匝肌内收力量减弱。这种"悬吊"式解剖结构减弱使嘴唇支撑力全面丧失，最终唇红缘内收，嘴唇变薄。

■ 上颌骨和梨状孔周围骨质的老化吸收会使其对上唇软组织的支撑力下降，软组织松垂加重，导致上唇向下旋转。

■ 颏肌的变化、下颌骨的变化、牙槽骨吸收和牙齿结构缺损等也是导致唇形态改变的重要原因。

■ 唇形态变化、面颊软组织松垂和牙齿的垂直后移，共同作用导致了口角下垂（图 2-2-17）。

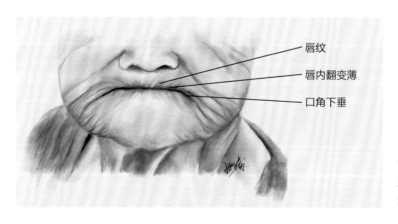

| 唇纹 |
| 唇内翻变薄 |
| 口角下垂 |

◀ 图 2-2-17 唇形态衰老变化示意图

唇衰老的表现有唇纹变多加深、唇红缘内收、嘴唇变薄和口角下垂等。

3. 木偶纹形成

■ 木偶纹又称嘴角纹，位于口角两侧，在口角外侧或下方呈深凹的皮肤沟槽。

■ 下部咬肌前间隙的前缘是咬肌皮肤韧带，属于假性韧带，通常不够强韧。间隙的下缘呈肠系膜样，没有支持韧带。随着年龄的老化，间隙的顶部会逐渐松弛下垂，突显木偶纹。这是形成木偶纹的解剖学基础（图 2-2-18）。

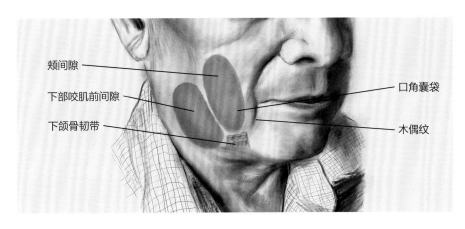

◀ 图 2-2-18 木偶纹表现及局部解剖示意图

下部咬肌前间隙的下缘没有韧带，因此间隙顶部易于发生松垂，同时面中部脂肪隔室的退行性变和重力性下垂，在下颌骨韧带位置会形成明显的界线，此即木偶纹形成的主要原因。

■ 面颊部的脂肪隔室（比如下颌脂肪隔室和颊脂肪垫）的退行性变和重力性下垂，同时由于受到下颌骨韧带的限制，会形成明显的界线，突显木偶纹。

4. 颏部下垂（图 2-2-19）

■ 老年人的颏部会变得非常下垂。

■ 与皮肤衰老松弛、肌肉萎缩、颈肌与皮肤的连接松弛、骨骼变化等各种因素都密切相关。

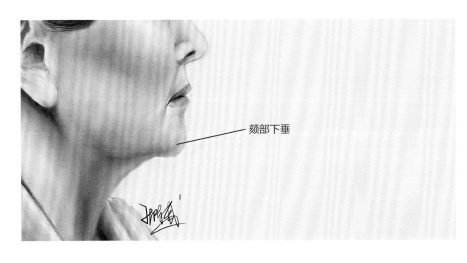

◀ 图 2-2-19 颏部下垂示意图

颏部下垂与颈部皮肤松弛、肌肉萎缩、颈肌与皮肤的连接松弛、骨骼变化等各种因素都密切相关。

（二）颈部老化

紧致而富有弹性的颈部皮肤、清晰的下颌缘、理想角度的颏颈角、清晰的颈部浅层结构是美观的颈部轮廓形态的有机组成部分。随着年龄的老化，颈部皮肤和颈阔肌逐渐变薄，软组织的渐进性重力下滑，使颈部的衰老征象也逐渐明显。

1. 颈部皮肤老化（图 2-2-20）

■ 颈部皮肤老化是颈部衰老最明显的标志。年轻时紧致富有弹性的颈部皮肤变得干燥、松弛，厚度变薄，纹理增多，缺乏弹性，还常伴随色素异常的表现，如老年斑等。

■ 衰老的颈部皮肤在分子水平表现为表皮和真皮变薄，胶原纤维减少且排列不规则，弹性蛋白丢失。

■ 造成颈部皮肤衰老的外部因素中，最为重要的是光老化损害。

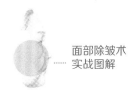

面部除皱术
实战图解

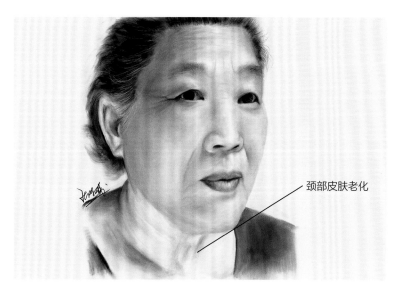

颈部皮肤老化

◀ 图 2-2-20　颈部皮肤老化示意图
颈部皮肤老化的主要表现为皮肤变得干
燥、松弛，厚度变薄，纹理增多，缺乏
弹性，还常伴随色素异常的表现如老年
斑等。

2. 下颌缘欠清晰（图 2-2-21）

- 下颌脂肪隔室内缺乏深部的附着点，其解剖位置依赖咬肌皮肤韧带所支持。随着支持韧带的老化、支撑力减弱，下颌脂肪隔室会下垂到颈部并向外突出，致使下颌缘轮廓不清晰。
- 随年龄增长，面部支持韧带的松弛和中面部软组织的下移，加上颈阔肌松弛支撑力减弱会使年轻时紧致而清晰的下颌缘轮廓变得模糊。
- 二腹肌前腹过于发达会使下颌显得饱满；下颌下腺肥大也会进一步加重下颌缘的凸出感。
- 随年龄增长，人体基础代谢率降低，脂肪趋于在特定部位堆积。在下颌下间隙区域的脂肪堆积，会形成臃肿的外观。
- 下颌骨老化吸收导致的形态变化，也会使得下颌缘不够清晰。

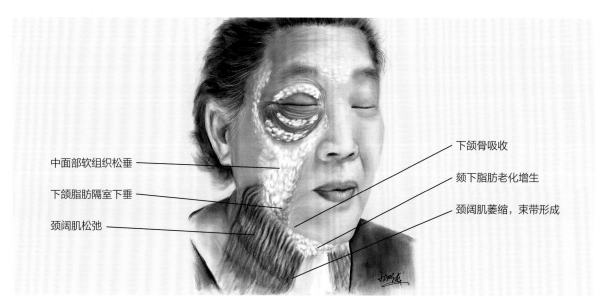

中面部软组织松垂

下颌脂肪隔室下垂

颈阔肌松弛

下颌骨吸收

颏下脂肪老化增生

颈阔肌萎缩，束带形成

▲ 图 2-2-21　衰老导致下颌缘轮廓不清晰的解剖学变化示意图
下颌缘欠清晰与下颌脂肪隔室下垂、中面部软组织的下移、颈阔肌松弛、颏下脂肪老化增生、下颌骨吸收等因素有关。

90

3. 颈阔肌束带出现（图 2-2-22）

- 颈阔肌束带，表现为两个独立的条索状结构从下颌缘延伸到颈部。
- 颈阔肌随着年龄的老化会逐渐萎缩变薄、松弛，甚至裂开，加上颈部皮肤的光老化和弹性组织的变性，造成了颈阔肌束带样改变，形如"火鸡颈"。

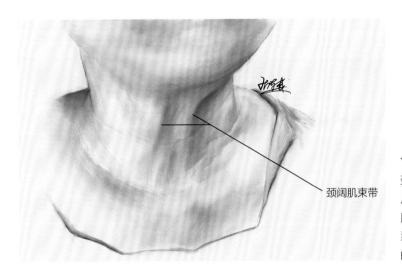

颈阔肌束带

◀ 图 2-2-22 颈阔肌束带示意图
颈阔肌束带表现为两个独立的条索状结构从下颌缘延伸到颈部。其形成是由于颈阔肌随年龄增长逐渐萎缩变薄、松弛，甚至裂开，加上颈部皮肤的光老化和弹性组织的变性而造成的改变。

4. 颏颈角变钝（图 2-2-23）

- 颏颈角指颈前纵轴与颏下水平部延伸所成的夹角，一般为 105°~120°。
- 颏颈角的大小受多方面因素的影响：皮肤及颈阔肌松弛；颏下脂肪堆积；下颌发育畸形、下颌短小后缩；舌骨与下颌骨的相对位置改变等。

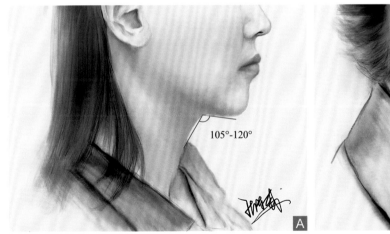

105°-120°

A

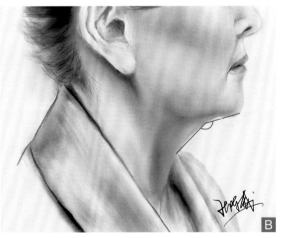

B

▲ 图 2-2-23 衰老导致颏颈角变钝示意图
皮肤及颈阔肌松弛；颏下脂肪堆积；下颌发育畸形、下颌短小后缩；舌骨与下颌骨的相对位置改变等都会影响颏颈角的大小。
A. 理想颏颈角为 105°~120°；B. 衰老会导致颏颈角变钝。

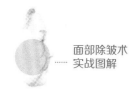

第三节　　面颈部脂肪隔室的衰老变化

■ 人们对面部老化的理解，从最初的"重力理论"，逐渐开始重视"容量理论"。目前认为，面部组织的松垂凹陷不仅是由重力引起的，面部脂肪隔室的分布和容量变化也参与了面部的老化。

■ 浅层脂肪隔室的分布和容量改变会使面部美学单位的形态发生改变，如在不同的浅层脂肪隔室之间过渡的部位出现皮肤凹槽；深层脂肪隔室的容量减少和下垂，主要影响面部的轮廓（图 2-3-1，图 2-3-2）。

■ 面部脂肪分布的变化归因于支持韧带的不断松弛。韧带的结构性支撑力逐渐减弱，导致脂肪隔室下垂。同时由于深层脂肪隔室的萎缩速度快于浅层脂肪隔室，这种选择性的萎缩使深层脂肪隔室的支撑力作用进一步减弱，浅层脂肪隔室更易于下垂。

■ 面部软组织的萎缩随年龄增长而逐渐发生，但不同脂肪隔室的萎缩现象并不是同步发生的，而是不同的脂肪隔室在不同的年龄阶段分别逐渐发生的。

■ 通常来说，颞颊外侧脂肪隔室和颊中部脂肪隔室在 40 岁左右时就开始发生明显的萎缩，而颊内侧脂肪隔室在 50 岁左右才开始发生明显萎缩。

■ 脂肪隔室在年龄增长过程中发生着容量的变化，但并非所有的脂肪隔室的老化都表现为容量缺失。鼻唇沟脂肪隔室和下颌脂肪隔室的体积并不会随年龄增长发生明显的减少，相反还可能出现一些增长，使法令纹和木偶纹加深。

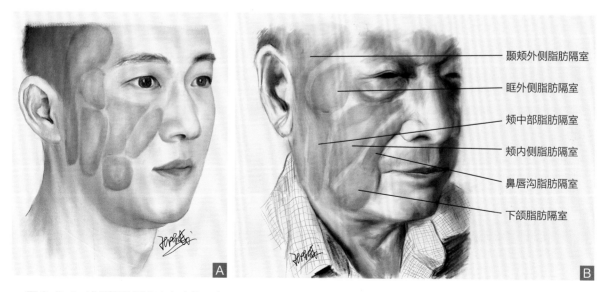

▲ 图 2-3-1　浅层脂肪隔室衰老变化示意图

浅层脂肪隔室衰老主要表现在脂肪隔室的萎缩和下垂移位，使面部美学单位的形态发生继发性改变；浅层脂肪隔室的老化可以通过面部除皱术进行提升复位。

A. 年轻者浅层脂肪隔室分布和容量示意图；B. 衰老者浅层脂肪隔室分布和容量示意图。

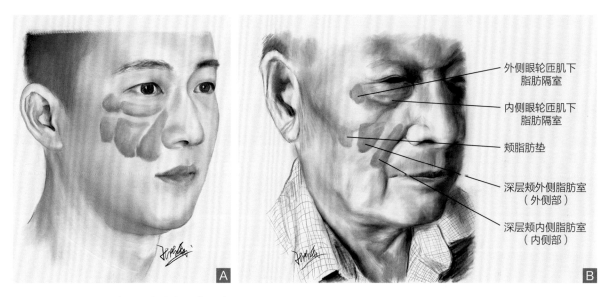

▲ 图 2-3-2　深层脂肪隔室衰老变化示意图

深层脂肪隔室衰老主要表现在脂肪隔室的容量丢失引起面部轮廓的改变。深层脂肪的老化萎缩往往需要补充容量，达到面部年轻化或改善面部轮廓的效果。

A. 年轻者深层脂肪隔室容量示意图；B. 衰老者深层脂肪隔室容量示意图。

- 随着老年化的进程，深层颊内侧脂肪隔室萎缩特别明显。其对中面部突度的影响特别大，使中面部的支撑力进一步减退。
- 中面部突度的降低还会使颊部的连续性中断，使鼻唇沟脂肪隔室孤立并变得更加明显。
- 深层颊内侧脂肪隔室萎缩会使前面颊的组织容量减少以及下睑的垂直长度增加（眶下 V 畸形）。
- 颈部的脂肪可以分为三个区域：颈阔肌浅层脂肪，分布于整个颈部区域；颈阔肌下脂肪，位于颈阔肌深层，分布于两条二腹肌前腹之间及下颌舌骨肌表面；从面部松垂移位到颈部的脂肪，其正是导致下颌缘不清晰的原因。这些移位的脂肪实际上是由颈阔肌松弛和支持韧带支撑力减弱所导致的。

第四节　美 学 评 估

- 尽管由于种族、地域和历史时期的不同，人们对美的评判标准会有所差异，但美学评判的基本原则是大致相同的，对皮肤、面容、体形等基本要素的要求也是一致的。
- 容貌是人们视觉审美的中心，是我们进行美学评估的第一印象。其传递着年龄、五官形态、面部轮廓、肤质、气质等大量信息，为人们判定美丑提供了可靠的依据。
- 黄金分割是指将整体一分为二，较大部分与整体部分的比值等于较小部分与较大部分的比值，其比例约为 0.618∶1。该比例被公认为是最能引起美感的比例，因此被称为黄金分割。

图中标注：
外侧眼轮匝肌下脂肪隔室
内侧眼轮匝肌下脂肪隔室
颊脂肪垫
深层颊外侧脂肪室（外侧部）
深层颊内侧脂肪室（内侧部）

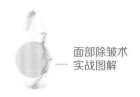

- 人体容貌和体形结构与黄金分割存在直接的关系，如两颧间距的面宽与头顶到颏点间距的面长之比、鼻翼宽与鼻长度之比等，其标准比例恰好符合黄金比例。这显示黄金分割在人体美和容貌美的重要价值。人体中还存在很多符合这种比例的黄金分割点、黄金三角和黄金矩形。
- 一般来说，凡是符合黄金分割比例的容貌和形体都给人美的感受，但在现实生活中，大多数都很难完全符合理想的黄金比例要求，因为容貌美受很多因素的影响和限制。因此我们不能将黄金分割绝对化，这只是一个大概的比值。接近此比例就显得匀称和谐，给人美感；若与此比例相差甚远就会给人某种缺陷或不足的感觉。

一、容貌美的评估标准

- 容貌是指面部轮廓、五官、皮肤等共同构成的面部形象。其是人们见面时的第一印象，是最重要的外观形象美之一。
- 容貌美的评估标准会因民族、人种及习俗的不同而存在一定的差异。即使是同一个民族，对容貌美学的评估也会因时代不同或受流行趋势的影响而产生巨大的变化。
- 人们普遍认可理想的容貌符合"三庭五眼"比例关系。"三庭"指发际线到眉间、眉间到鼻底和鼻底到下颏的三段距离相等，其从纵向评估五官的位置比例。"五眼"指左右发际间的距离等于五个眼裂长度，其从横向评估面部的比例关系。
- 人们将基本脸型分为"瓜子脸""鹅蛋脸""圆脸""方脸"等多种类型。古代以微胖为美，而当代则以"瓜子脸"为美。
- 当代东方女性容貌美的评价标准，概括起来有：五官端正、协调、对称，面部轮廓清晰、富有立体感，颜面皮肤细腻白皙、有光泽，富有弹性，头发整洁、发质润滑、无秃发，以及精神气质佳（图2-4-1）。

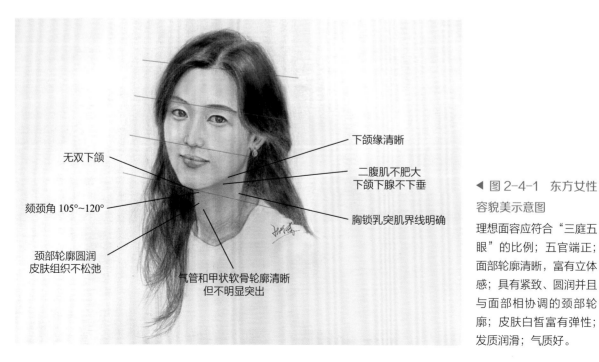

无双下颌

下颌缘清晰

二腹肌不肥大
下颌下腺不下垂

颏颈角 105°~120°

胸锁乳突肌界线明确

颈部轮廓圆润
皮肤组织不松弛

气管和甲状软骨轮廓清晰
但不明显突出

◀ 图 2-4-1 东方女性容貌美示意图

理想面容应符合"三庭五眼"的比例；五官端正；面部轮廓清晰，富有立体感；具有紧致、圆润并且与面部相协调的颈部轮廓；皮肤白皙富有弹性；发质润滑；气质好。

■ 紧致、圆润并且与面部相协调的颈部轮廓是美观的面部轮廓形态的有机组成部分。女性理想的颈部标志如下：颈部轮廓线圆润，皮肤软组织不松弛下垂，脂肪分布少量而均匀；下颌缘结实、轮廓清晰、曲线优美、没有双下颌；二腹肌不肥大；下颌下腺不下垂；胸锁乳突肌界线明确；气管和甲状软骨轮廓可见但不明显突出；颏颈角在 105°～120°（图 2-4-1）。

二、面部衰老的评估

■ 皱纹是皮肤老化的必然产物。人自出生起皮肤组织日益发达，功能逐渐活跃，但其成长一般结束于 25 岁左右，此后会开始退化，但老化程度和速率因人而异。
■ 皮肤老化现象主要表现在两个方面：其一是皮肤组织的衰退，如皮肤变薄、色沉增多，皮肤弹性降低等；其二是皮肤生理功能低下，如皮肤腺体分泌功能降低变得干燥，微循环功能减退致皮肤失去昔日的红润，愈合能力延迟。
■ 根据面部皱纹及皮肤组织的松垂程度，可将面部衰老程度分为 4 个等级（图 2-4-2，表 2-4-1）。

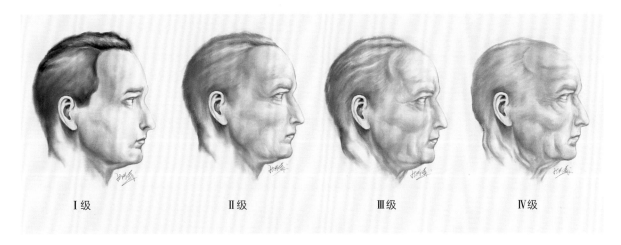

Ⅰ级　　　　Ⅱ级　　　　Ⅲ级　　　　Ⅳ级

▲ 图 2-4-2　面部衰老程度分级示意图
根据面部皱纹及皮肤组织的松垂程度，可将面部衰老程度分为 4 个等级。

表 2-4-1　衰老评估等级表

等级评定	年龄评估	外观评估	组织退变评估
Ⅰ级	40 岁左右	皮肤光泽度下降；眶周皱纹出现；泪沟变深，鼻唇沟加深	皮肤含水量下降；真皮变薄，弹性开始下降；皮脂腺分泌减少；皮下脂肪减少
Ⅱ级	50 岁左右	眶周皱纹加深；鼻唇沟明显；眼袋形成，口角囊袋形成	皮肤色斑开始出现；皮下脂肪分布和容量开始发生改变；皮肤弹性进一步下降；支持韧带开始松弛

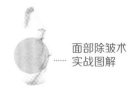
续表

等级评定	年龄评估	外观评估	组织退变评估
Ⅲ级	60岁左右	全面部皱纹明显，皱纹开始呈皱襞样；眼袋、口角囊袋明显；中下面部组织松垂，下颌缘欠清晰	皮肤色泽差，色斑多；皮肤及皮下组织萎缩明显，弹性差；韧带松弛，组织松垂向下方移位
Ⅳ级	接近70岁或70岁以上	面部大部分皱纹呈皱襞样；眼袋、口角囊袋、下颌袋非常明显	皮肤无光泽，无弹性，色斑明显；皮下组织萎缩严重，真皮下几乎无脂肪；韧带支持作用明显不足，组织松垂移位明显

■ 也可将面颈部衰老简单分为轻、中、重度三个级别（图2-4-3）：

（1）轻度衰老：一般年龄为25～40岁；皮肤轻微色斑沉积，干燥，少量细纹，以动态纹为主；泪沟、法令纹初显；苹果肌轻度松弛。

（2）中度衰老：一般年龄为40～55岁；皮肤缺乏弹性和光泽，皱纹增多且加深加长；面部出现凹槽和囊袋样改变，如眼袋、颧袋、口角囊袋形成，泪沟、颊中沟、木偶纹形成；面部饱满紧致感变差，软组织松垂，面部轮廓模糊。

（3）重度衰老：一般年龄为55岁以上；皮肤松弛、干燥、无弹性，皱纹进一步加深且固定，呈皱襞样；中面部凹槽和囊袋样改变明显；面部松垂加重，逐渐向下面部转移堆积，脸型变方；颈部皮肤松弛，下颌袋明显，出现颈阔肌束带。

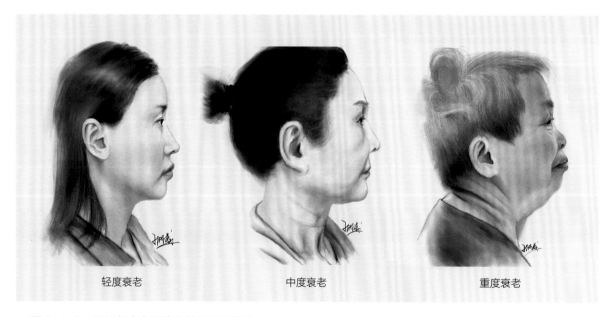

轻度衰老　　　　　　　　　　中度衰老　　　　　　　　　　重度衰老

▲ 图2-4-3　面颈部衰老程度简单分级示意图

■ 面颈部衰老改变总结见图 2-4-4。

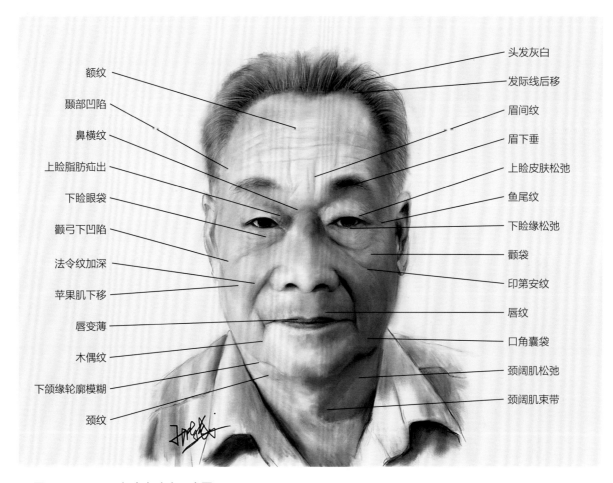

额纹
颞部凹陷
鼻横纹
上睑脂肪疝出
下睑眼袋
颧弓下凹陷
法令纹加深
苹果肌下移
唇变薄
木偶纹
下颌缘轮廓模糊
颈纹

头发灰白
发际线后移
眉间纹
眉下垂
上睑皮肤松弛
鱼尾纹
下睑缘松弛
颧袋
印第安纹
唇纹
口角囊袋
颈阔肌松弛
颈阔肌束带

▲ 图 2-4-4 面颈部衰老改变示意图

第三章

面部除皱术的术前准备

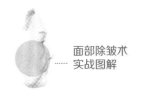

- 术前准备从医师接触求美者那一刻即已开始。接诊是医师和求美者接触的第一步，做好接诊和术前咨询具有非常重要的意义，它是保证医师和求美者之间建立相互信任的基础。

- 接诊咨询决定着求美者能否和医师在治疗方案上达成共识并接受手术，同时对避免术后不必要的医患纠纷也具有重要作用。

- 接诊咨询时，应充分评估求美者的心理状态以及病理、生理状态。正确地评估求美者术中或术后的危险因素，可使医师更加顺利地完成手术，并最大程度地预防术后并发症的发生。

一、接诊时注意事项及技巧

- 面部除皱术是求美者的要求和期望值都很高的手术。医师应足够重视求美者的诉求，做好充分的术前准备。

- 一般来说，求美者在面诊之前都或多或少地做过一些功课，对面部除皱术有一定的了解。她们的目的也很明确，就是想通过手术达到面部年轻化的效果。有时她们会对手术方式、术后效果等方面提出很多具体的要求。医师在接诊过程中应尽可能在手术方式、术后效果、术后可能出现的并发症、术后恢复时间以及求美者的特殊需求能否被满足等方面与求美者达成共识。只有术前详细、认真、坦诚地进行沟通，才能了解求美者的需求及其心理等状况，才能保证手术的成功。

- 认真耐心倾听求美者对于自身容貌的看法是最重要的。

- 有许多求美者会希望术后能达到用手指将面部组织垂直向上推的效果。但这不是一个准确的结果，实际上手术时没有向量可以做到这一点。用手置于面颊部，并向后上方提升所产生的向量和效果才是面部除皱术比较可信的手术后效果（图 3-1-1、图 3-1-2）。

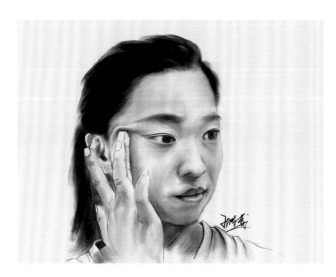

◀ 图 3-1-1　用手指将面部组织垂直向上推所产生的效果

面部除皱术无法达到用手指将面颈部组织垂直向上提升的效果。手术时没有向量可以做到这一点，这不是一个准确的术后模拟效果。

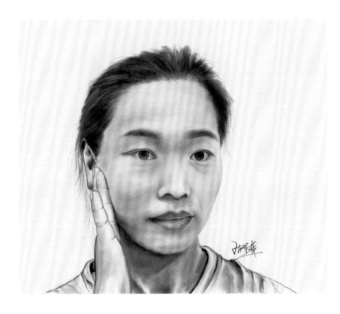

◀ 图 3-1-2 用手指将面颊部组织向后上方提升所产生的效果

将手指放在耳垂前下方的面颊部，将组织向后上方提升，才是比较准确的向量和术后效果模拟方法。

- 模拟面部除皱术预期效果更准确的方法是让求美者仰卧并抬起下颌的同时照镜子（图 3-1-3）。可以通过对比拍摄求美者直立位和仰卧位的照片来预测术后效果（图 3-1-4）。

- 咨询之前可以先拍摄几张求美者的照片，并将其投到显示器上。并非所有的求美者都能正确地发现问题，特别是在侧面图中。医师结合照片进行解释和分析，能更好地跟求美者达成共识。

- 医师在解决求美者诉求之前，要先表现出自己的亲切与不疾不徐的态度，花一点时间与求美者聊聊天，最好用赞美的方式从求美者好的部位开始讨论。

- 整个咨询与手术的过程最好能由同一位助理全程陪伴。这种一对一的陪伴在建立求美者与医师关系方面的作用非常重要。

- 建议请求美者的陪同人员参与咨询。陪同人员可能对手术过程、费用和其他问题考虑得更多。而且，陪同人员很可能是求美者术后的主要护理人，让其知道术后如何护理和有可能发生的情况是很重要的。

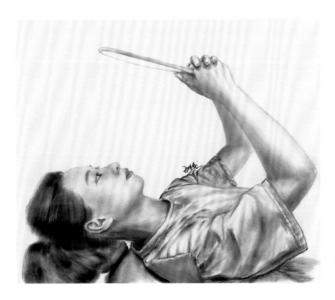

◀ 图 3-1-3 仰卧模拟术后预期效果

模拟面部除皱术预期效果更准确的方式是让求美者仰卧并抬起下颌的同时照镜子。

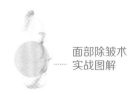

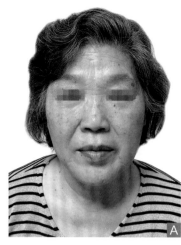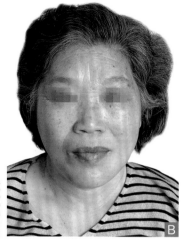

◀ 图 3-1-4　可以通过对比拍摄求美者直立位和仰卧位的照片来预测术后效果
A. 求美者直立位时所拍摄的正面照片；B. 求美者处于仰卧位时所拍摄的正面照片。

- 不推荐使用模拟成像系统预测手术效果。因为那样可能会使求美者对术后结果产生错误的期待，增加术后发生纠纷的风险。

- 将全面部分为上面部、中面部、下面部三个部分是最系统、最有序的方法，然后将皮肤作为一个单独部分进行讨论。

- 与求美者讨论面部衰老和治疗时，先专注于求美者在意的事情，充分讨论他们主要在意的问题后，再按上面部、中面部、下面部和皮肤的顺序进行衰老分析。

- 通常情况下求美者在进行整形手术时会有很大的压力，如果再加上经济方面的压力，会使一些求美者崩溃。预算不足的求美者有潜在的纠纷风险，应该延迟手术，直到他们财务预算充足。

（一）对诊室的要求

- 诊室环境对求美者的心理有一定影响。随着人们思想观念的转变，寻求面部年轻化的求美者，不会像传统医疗中以"治疗""治病"的心态来咨询，而是在寻求"被服务"体验感。他们有被呵护的精神需求。所以诊室的装修要美观、舒适，以提供优质的整体服务体验。

- 诊室内可以摆放面部除皱术相关的资料，如面部除皱术科普小册子、手术效果对比照片相册、术后注意事项等。

- 诊室要有一定的私密性，同时承诺保护求美者的隐私，尊重其意见。

- 手持式梳妆镜是诊室必备工具。求美者可以对着镜子描述自己的需求；医师也可以借助镜子更好地讲解手术的部位、范围、方式等。

（二）对医师及咨询师的要求

- 非公立医美机构的面诊咨询通常是免费的，但公立医院一般都需要挂号就诊。

- 在民营机构一般的面诊咨询流程是：求美者到医美机构后，先由咨询师接待完成初步的咨询，询问求美者所想咨询和讨论的内容，针对求美者的需求提出大方向的建议。经过初步交流沟通后，有手术意向者由咨询师带至手术医师处进行更详细的沟通。求美者与医师在手术方案、手术效果、麻醉方法及术后可能出现的并发症等方面达成共识后，再由咨询师协助进行术前检查，交代手术前后注意事项，协助求美者办理相关手续。

■ 医疗美容是一件十分慎重的事情，应允许求美者挑选自己所信任的医师。

■ 不要让求美者长时间等待。当求美者进入诊室时，要让其有被用心接待的感受。

■ 接诊咨询师及医师应注重仪表，保持整洁清爽、举止稳重的职业形象，并且应发自内心地关心体贴求美者。

■ 在接诊过程中应保持热情，不能因为容貌美丑、社会地位的不同而区别对待求美者。对待要求较高的求美者应更富有同情心，保持足够的耐心做好解释。

■ 医务人员应实事求是地把手术效果和手术风险向求美者进行详细的讲解和交代，以得到求美者的理解和支持，决不能夸大手术效果或隐瞒可能出现的情况及并发症。术前给求美者一个大概的真实结果很重要，同时让其知道该手术可能达不到之处也同样重要。

■ 在接诊过程中如遇到不理智的或之前在本机构做过手术而对手术效果不满意的求美者，医师应冷静、认真、耐心地做好解释工作，避免产生不必要的纠纷。

（三）采集病史

由于面部除皱术的专业特殊性，医师在接诊过程中，除了应遵循一般接诊程序和规律外，还应特别注意了解以下几个问题。

■ **真实姓名和联系方式**

有些求美者不想让其他人知道自己进行过整形美容，往往会使用假名、艺名和虚假的联系方式，这会给术后回访带来困难，增加手术的安全隐患。因此在接诊咨询时应告知其使用真实姓名和联系方式的必要性，最好在办理手续时提供本人身份证进行实名登记。

■ **婚姻情况**

有些求美者试图通过年轻化手术来挽救不幸婚姻，这是不切实际的想法。医师在术前一定要了解求美者婚姻状况，给予特别的疏导，避免术后产生相关纠纷。

■ **职业情况**

职业对手术方案的设计有指导意义，因此在接诊时应清楚求美者的职业。有的职业要求术后不能有太长的恢复期，手术设计时就应该根据具体情况决定手术范围和方式，尽量缩短术后恢复所需时间。艺人的要求一般都较高，对此类求美者一定要认真、耐心做好术前沟通和术前设计。

■ **既往史**

应详细了解求美者既往有无高血压、心脏病、糖尿病等系统性疾病。通常这些系统性疾病经过治疗得到控制后，可以进行手术，但术前要先进行评估。应注意求美者有无皮肤、牙龈出血史，药物、食物过敏史及精神异常史。近期有服用抗凝药物或影响凝血功能的保健品的求美者，应停药2周以上才能进行手术。类固醇激素会延迟伤口愈合或增加术后感染的风险。

■ **个人史**

应注意女性的月经史。女性月经期间做手术，手术出血多、手术愈合效果差。月经推迟者，应排除妊娠。吸烟、饮酒等对麻醉用药及术后恢复也有一定影响。特别是重度吸烟者，会影响切口愈合，并增加术后并发症发生率。

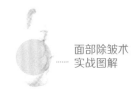

面部除皱术
实战图解

二、对求美者的心理分析

- 面部年轻化手术应在保证安全的前提下进行。由于手术不会威胁生命，也不属于紧急手术，因此医师一般不会遇到对手术感到非常紧张的求美者，但这并不意味着医师可以不必确切评估求美者的心理状态。
- 心理状况主要包括外表、定向力、情绪、感情、思维过程、判断力和洞察力。可以通过一些语言或非语言线索了解求美者的心理状况。
- 初诊时医师即能获得求美者的大部分信息。由于面部除皱术不会危及生命，因此求美者一般不会表现得非常紧张，但如果求美者出现过度出汗、发抖等表现，则提示其存在过度焦虑。
- 可以让求美者先提出主诉。无法表达本身美容需求的求美者可能存在其他潜在的问题，需谨慎对待。
- 医师可以通过观察求美者回答问题的方式，了解其思维过程、判断力和洞察力。通过仔细观察来了解求美者的情绪状态：情绪压抑的求美者，常使用单音节回答问题，沉默寡言；有躁狂表现的求美者则会说话滔滔不绝，情绪高涨激动，明显与周围环境不相适应。
- 术前对求美者进行手术相关知识的教育是非常重要的。有些求美者渴望了解手术的全过程，有些求美者则会对手术产生恐惧与焦虑。有经验的医师能甄别不同的求美者，给他们提供恰到好处的教育。也可以提供"手术须知"之类的小册子，但不能完全依靠这种方式。
- 有些求美者会把一些人生中的逆境（诸如工作不顺、婚姻危机等）归因于衰老，并且将一切希望都寄托在面部年轻化上，这种想法是很危险的。当医师发现求美者抱有这种不切实际的幻想时，应及时进行适当的引导。因不恰当的理由而做手术的求美者，很可能会对大多数人完全可以接受的手术效果感到不满意。因此，甄别选择适合手术的、心理预期效果合理的求美者，是医师的重要工作。

三、术前检查

（一）常规检查

由于面部血管丰富，面部除皱手术术中出血较多，且手术时间和麻醉时间较长，对全身影响较大，因此不能忽略全身检查，特别是心、肝、肺、肾以及血液系统方面的检查。
- 按住院患者要求做常规的全面体格检查，了解心、肺、肝、脾、肾等情况。
- 实验室检查包括血常规、尿常规、凝血功能、传染病筛查、肝肾功能、血糖等。辅助检查包括心电图、X线胸片检查等。

（二）面部年轻化专科检查与评估

面部除皱术的术前专科检查非常重要。针对每位求美者进行深入细致的准确评估，对拟定个体化的手术方案和评估术后效果等都是必不可少的。
- 进行专科检查评估时，求美者应取端坐位。首先结合求美者年龄、容貌轮廓以及面部特点作一个综合评估。评估面部的整体外观，如三庭五眼比例、面部是否对称等。然后针对所发现的问题逐一与求美者交流，让他们能够理解后续的治疗步骤，并说明有哪些问题是无法解决的。

- 观察皮肤光泽，检查皮肤弹性及皮下脂肪厚度。检查面颈部皮肤的皱纹深浅及分布情况，观察静态与动态时的皱纹表现。评估求美者肤色和光损伤程度非常必要。光损伤严重的求美者，皮肤弹性下降，术后更易出现再次松垂，这一点须明确告知求美者。

- 面部多余皮肤的测量需要在多个部位进行：颞部、耳屏前、耳垂前后、颊部和颈部等。

- 评估面上部。检查有无眉下垂。将下垂眉上提至理想位置后，观察上睑皮肤松弛量，有无上睑浮肿、上睑袋形成及上睑下垂等。

- 评估面中下部。检查眼袋、颧袋的形成及中面部凹槽情况；检查面中下部是否有皮肤组织松垂；鼻唇沟是否明显加深加长；口角是否下垂；下颌位置有无后缩；口角囊袋是否明显。如存在下颌后缩的情况时，除非进行下颌假体植入或截骨术，否则最终效果将不明显（图 3-1-5）。

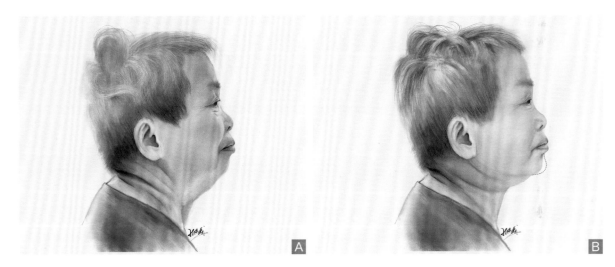

▲ 图 3-1-5　如果存在下颌后缩的情况时，除非进行下颌假体植入或截骨术，否则最终手术效果将不明显
A. 求美者术前存在下颌后缩的情况；B. 求美者需行下颌假体植入或截骨术，术后效果才能理想。

- 评估颈部时先从观察颈部整体外形开始。观察下颌缘是否清晰，下颌下腺有无下垂或肥大；颏下区域皮肤组织是否有松弛、是否有脂肪堆积；颏颈角是否变钝；颈纹情况及是否出现颈阔肌松弛、束带样改变；触诊舌骨位置，下颌下腺及二腹肌前腹位置和大小。

- 术前还应检查面神经功能，如有无鼻唇沟平坦，口角下垂，部分表情肌功能丧失等。应特别注意和指出术前就存在的面部不对称情况，尤其是做表情时的动态不对称，避免术后不必要的纠纷。

- 当求美者是寻求二次面部提升时，需要特别注意之前手术瘢痕的位置和性质，评估发际线是否有移位。

- 必须强调术前检查记录的重要性。任何问题包括不对称、异常解剖等都需要在此时记录并告知求美者。

- 检查完成后，将检查结果和求美者的意愿结合起来形成初步的手术方案。必须向求美者详细解释手术能明显改善的、改善甚微的和完全不能改善的特征。

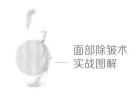
第二节　麻　醉

　　面部除皱术本身的风险和并发症通常不会危及求美者的生命安全，更凶险的并发症来自麻醉。虽然麻醉的具体实施和术中的麻醉监测主要是由麻醉医师来完成的，但医师也应该熟悉和掌握相关的麻醉学知识，这样才能更好地配合麻醉医师和护士，确保求美者在整个麻醉和围手术期生命体征的平稳安全，顺利完成手术并取得良好的术后效果。

一、麻醉方式的选择

　　具体麻醉方式的选择必须结合自身情况、手术方式、麻醉设备条件、麻醉师的理论水平和经验、求美者的意愿等因素进行全面分析，然后才能确定。

- 面部除皱术的麻醉须满足以下要求：确保足够镇痛和镇静、生命体征平稳、减少术区渗血、苏醒平稳、术后有效地止吐和镇咳。
- 由于面部除皱术损伤大、范围广、手术时间长，且涉及口周、面、颈等多部位，对于气道的管理尤为重要，因此气管内插管全麻是最理想的麻醉方式。
- 局部麻醉对身体影响较小，风险低，术后恶心、呕吐等并发症也较少，但由于面部除皱手术时间长，求美者需长时间维持同一个体位，加上恐惧心理等，一般不作为首选的麻醉方式。如果求美者坚持选择局麻，也未尝不可，但需告知其局麻的利弊，尊重其意愿。
- 可以根据手术方式、麻醉方法本身的优缺点等多方面因素考虑采取局部麻醉和全身麻醉联合应用的方式灵活处理。如先在静脉全麻辅助下行颈部浸润麻醉，待求美者麻醉苏醒后行中线处颈阔肌成形术，因为此术式要在求美者能后仰头部，打开颏颈角配合的情况下，医师才能更好地暴露视野进行手术操作。完成颈阔肌成形术后，再采用气管内插管全麻的方式行面部除皱术。
- 无论是采用局部麻醉还是全身麻醉的方式，都建议配合使用肿胀麻醉技术。这对疼痛控制、止血和组织水剥离都是非常有价值的。

二、麻醉前检查与准备

　　面部除皱术大多数都采用全身麻醉的方式进行。因此求美者需进行严格的术前访视、检查和评估。其目的在于了解求美者的身体、精神状况，以及既往史、手术史等，进行全面的安全评估，制定具体的麻醉方案，同时向求美者介绍和讲解麻醉、围手术期管理和术后疼痛的治疗措施等，消除求美者紧张焦虑的情绪，征得求美者同意并签订麻醉知情同意书。

（一）病史采集

- 麻醉前要对病历资料采取系统性复习方法，尽可能做到了解全面、详细。
- 病史采集尽可能做到全面、详细。应包括现病史、既往史、手术麻醉史、用药史、过敏史、个人史及家族史等。
- 要特别注意询问既往做过哪些手术，采用了什么麻醉方式，有无出现意外、不良反应等。
- 因面部除皱术通常会采用气管内插管麻醉，应特别询问有无佩戴义齿，有无牙齿松动等。
- 拟行面部除皱术的求美者中，有相当一部分是老年求美者，所以术前一定要询问有无高血压、糖尿病、冠状动脉粥样硬化性心脏病等严重的全身性疾病。

（二）麻醉前检查

- 重点检查口腔和颈部情况，双侧鼻腔通气情况，有无先天性呼吸道畸形等。
- 心血管系统的检查主要是通过体格检查、心电图等了解心功能情况，排除先天性或后天性心脏病。
- 呼吸系统的检查主要是了解通气情况和有无肺部疾患。影像学检查有助于发现相关的体征。对存在肺部疾患的求美者，应进行肺功能评估，确保术中安全和术后的顺利恢复。
- 另外还需进行常规的术前实验室检查，如血常规、肝肾功能、传染病筛查、凝血功能、电解质检查等。对于血小板减少或凝血功能异常的求美者，禁忌手术，或进行治疗后再行手术；有贫血的求美者，应在术前进行治疗，必要时在术前输血，待贫血纠正后再行手术。

（三）麻醉前准备

- 做好麻醉前准备工作，目的在于提高求美者的麻醉耐受力和麻醉安全性，降低并发症发生率，保证手术顺利进行和更好地恢复。
- 多数求美者在麻醉前都会有紧张情绪，焦虑甚至失眠，导致中枢神经系统过度兴奋，麻醉耐受力和手术耐受力都明显降低。因此，术前需设法安抚求美者，给予关怀、解释和鼓励，必要时可以在术前一晚给予有助于睡眠的药物。
- 成人一般至少术前 8 小时开始禁食、禁水，以排空胃内容物，防止呕吐、误吸。
- 嘱求美者在进入手术室前排空膀胱、摘除假牙和项链耳环等首饰。
- 麻醉前要检查麻醉设备是否处于完好状态，抢救药品是否备用齐全，以备术中出现麻醉意外时进行及时抢救。

三、术中麻醉注意事项

- 对于术前评估有困难气道的求美者，麻醉医师要做好思想准备，麻醉诱导时忌用肌松药，最好在浅麻醉或清醒状态下行气管插管，并监测呼气末二氧化碳分压，确保已插入气管内。
- 完成气管插管后，应常规听诊两肺，避免插管过深导致单肺通气。术中严密监测生命体征，要有完善的应急预案及抢救措施准备。

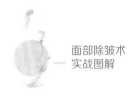

- 面部除皱术时医师占据着头部位置，麻醉师远离呼吸道，因此更需要注意术中的呼吸监测和气道管理。面部除皱术需要经常变换头部位置，要留意导管有无折叠、松脱等。
- 面部除皱术手术时间长，要注意保护角膜，涂以眼膏，使眼完全闭合，避免损伤角膜。臀部、足跟等部位也应加强保护，避免出现压迫性皮肤坏死。
- 为了减少术中出血，常会应用控制性降压技术。控制性降压是人为地降低全身灌注压，但不至于重要脏器缺血、缺氧，终止后可迅速恢复正常血压。术中出血减少，可以给术者提供相对无血的手术视野，操作更加精准，同时大大缩短手术时间，从而降低术区感染的风险。但在缝合切口结束手术之前，应要求麻醉师将血压回升到正常范围，这有利于创面的彻底止血，预防术后血肿的发生。

四、麻醉复苏、拔管注意事项及术后镇痛

（一）从手术室到麻醉复苏室的转运

- 求美者转入麻醉复苏室之前要先确保具有稳定的气道，恢复一定的自主呼吸。由熟知病情的麻醉医师转运求美者，并在转运过程中应用便携式监护仪和持续供氧。
- 求美者转入复苏室后，要迅速判断气道情况、生命体征和氧合情况。应用心电监护仪，持续监测脉搏及血氧饱和度，间断监测求美者的血压情况。
- 麻醉医师应和复苏室护士做好交接班，如术前和术中情况，术后可能出现的问题等。

（二）拔管的注意事项

- 求美者完全清醒后才能拔除气管导管。
- 术后下颌下区域周围、颈部肿胀明显时，应延迟拔管。留置气管导管待软组织水肿消退后再拔管。
- 拔管前应吸除口、咽、鼻内的分泌物。导管拔出后，应立即再次用吸引器吸除口腔内分泌物，然后再给氧或必要的辅助呼吸。
- 拔管后，鼓励求美者深呼吸，观察有无呼吸道梗阻，同时做好重建气道的各种准备。
- 插管困难的求美者，很可能在拔管后再次发生呼吸困难的情况，因此需特别谨慎。可先顺着气管导管置入导管交换器，拔除气管导管后观察求美者的呼吸情况，再决定是拔除导管交换器还是顺着导管交换器再次置入气管导管。

（三）术后镇痛

- 许多求美者有术后疼痛的顾虑。术后求美者烦躁不安易引起术区出血，也不利于术后恢复，因此有必要在手术后给予必要的镇痛措施。
- 除了必要的口服或注射给予镇静止痛药物外，镇痛泵的应用是很有必要的。镇痛泵能以最小的药物剂量达到最佳的镇痛效果，副作用小，避免了传统给药时血药浓度波动大，副作用大的弊端。
- 术后镇痛一般持续 24～48 小时。如果求美者有剧烈的持续疼痛、疼痛加剧等情况，应考虑术区感染、血肿等意外情况，要及时检查寻找原因，给予必要的处理。
- 术后镇痛可能会产生呼吸抑制、恶心、呕吐等并发症，应予密切观察，并进行及时有效的处理。

五、全身麻醉围手术期并发症及处理

随着麻醉医师专业素养的提高、麻醉检测设备和技术手段的完善，接受全麻手术的安全性已经有了很好的保证。但即便如此，我们仍然无法避免出现麻醉意外和其他各种严重的并发症。因此早期识别、准确评估和恰当地处理并发症对于减少不良后果是至关重要的。

（一）呼吸系统并发症

面部除皱术后 24 小时内是并发症高发期。呼吸系统并发症最常见，如处理不当，迅速发展并危及生命。因此术后早期呼吸道管理尤为重要。

1. 与气管内插管相关的并发症

因气管插管操作不当引起的并发症，常见的有损伤、出血、神经反射性意外、喉头水肿、声带麻痹等。

（1）损伤：多因使用喉镜时用力不当和插管方法粗暴所致。如以前牙为支点用力向后扳压喉镜造成前牙松脱；安放喉镜时将下唇挤压在喉镜与前牙之间，造成下唇挤压伤；盲探插管时粗暴导致梨状窝黏膜撕裂等。

（2）出血：多因损伤导致。经鼻腔插管时，如插管遇到阻力时仍暴力插管，可能会导致严重的鼻腔出血。此时可更换较细的气管导管，迅速经鼻腔插入咽腔，并经导管进行吸引和给氧。吸除鼻咽部积血和血凝块后，应尽快用纤维支气管镜或盲探插入气管导管内，吸出气管内分泌物和血液。如果在成功插管之前，鼻腔内就有大量出血并造成求美者窒息，应立即气管切开，吸出气管内血液和分泌物，同时给氧并注意密切观察求美者的生命体征。

（3）自主神经反射性意外：有些求美者在麻醉前就有部分上呼吸道梗阻的情况，往往存在不同程度的缺氧和二氧化碳蓄积。在这种情况下，如果进行浅麻醉下气管内插管或拔管，会造成迷走神经兴奋而出现喉痉挛、心律失常等，甚至心搏骤停。因此此类求美者进行诱导麻醉时间应尽量缩短，并给予吸氧，避免缺氧和二氧化碳蓄积。更应避免在浅麻醉下强行插管。一旦发生心搏骤停，应立即进行心肺复苏。

2. 气道阻塞

手术后发生气道阻塞常见原因如下。

（1）发生舌根后坠，阻塞气道。

（2）血液、血凝块、异物、分泌物等堵塞气道。

（3）气管插管等操作造成鼻腔、咽部、喉及气管黏膜水肿。

（4）呼吸道周围软组织水肿、血肿引起气道阻塞。

（5）因缺氧、麻醉过浅等原因造成喉痉挛。

（6）手术后包扎过紧引起呼吸困难。

术后求美者可能会因为疼痛不适等原因导致吞咽困难、口内和鼻腔内分泌物积聚，因此，术后要保持头高位，并在床旁备好监护仪、吸痰器、气管切开包等，做好随时抢救的准备。

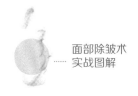
3. 气胸

- 在麻醉过程和手术后发生的张力性气胸，多与麻醉操作不当和求美者本身患有肺部疾病有关。
- 发生张力性气胸后如不及时发现和处理，会导致一侧或两侧肺萎陷，求美者出现极度呼吸困难，甚至呼吸循环衰竭而危及生命。
- 对于发生张力性气胸的求美者应立即采取措施，用粗针头在锁骨中线第2~3肋间穿刺抽气。若经多次抽气后症状仍无缓解，应留置胸腔闭式引流，促进肺复张。

4. 急性肺不张

- 急性肺不张是指求美者突然出现部分肺或全肺的萎陷。
- 急性肺不张会引起通气功能障碍，出现胸闷、气短、呼吸困难、干咳等症状。查体可发现呼吸音和语颤消失。
- 影像学检查和动脉血气分析有助于诊断。

5. 肺水肿

- 围手术期肺水肿多与输液过快、过量或求美者原有的心血管疾病有关。
- 肺水肿多发生在术后几个小时内，且在发生肺水肿前多半会出现高血压，求美者会出现喘息样呼吸。
- 肺水肿的治疗首先是在保证器官充足灌注的前提下限制输液量，必要时给予利尿剂、扩血管药物等。

（二）循环系统并发症

- 全麻术后最常见的循环系统并发症是低血压、高血压和心律失常，高龄求美者尤为常见。

1. 低血压

- 全麻术后发生的低血压多数属于低血容量性低血压。
- 可予补液、使用升压药物等措施调整血压，维持正常的血压水平。

2. 高血压

- 麻醉复苏期由于麻醉药物的消退、拔除气管插管刺激等原因极易导致高血压。
- 当求美者血压高于基础血压的20%~30%，或高血压引起术区出血等并发症时应及时处理。
- 要分析导致高血压的原因，针对病因采取处理措施。
- 轻中度高血压可通过静脉内应用β受体拮抗剂（如拉贝洛尔、艾司洛尔等）、钙通道阻滞剂（如尼卡地平）等治疗。

3. 心律失常

- 全麻手术后出现心律失常的原因主要是电解质紊乱、酸碱平衡失调及原有的心脏病。
- 常见的心律失常有窦性心动过速或窦性心动过缓、房性和室性期前收缩等。
- 治疗时注意消除可能的诱因，如血氧饱和度低下、酸中毒等，必要时予抗心律失常药物治疗。

（三）苏醒延迟

- 全麻求美者一般在停止给麻醉药品后60~90分钟内可恢复清醒状态，若超过此时限仍不完全清醒，可认为是全麻后苏醒延迟。

■ 影响求美者苏醒的因素很多，如求美者肝肾功能、麻醉药血/气分配系数、麻醉药的剂量等。

（四）术后躁动

■ 全麻恢复期的求美者多数表现为嗜睡、安静，逐渐恢复趋于正常，但有部分求美者会表现为不可控的烦躁不安，情绪波动大。

■ 术后躁动可能会引起求美者的自身伤害、导致术区出血等并发症，也不利于求美者顺利恢复。

■ 术后的疼痛是引起术后躁动的主要原因，此外还有低氧血症、尿潴留等也可引起躁动。

■ 消除引起躁动的因素，如给予充分的术后镇痛、吸氧等。也可以应用小剂量镇痛镇静药物控制躁动。

（五）恶心、呕吐

■ 术后恶心、呕吐是全麻术后很常见的并发症。

■ 面部除皱术后面颈部的包扎更有呕吐误吸的风险，因此术后的监护观察很重要。在求美者完全清醒之前，必须有陪护人员在床旁照顾。

■ 床旁备好吸痰器、气管切开包等，随时做好抢救准备。

第三节　手术协议书的签订

■ 为了保证手术顺利实施并取得预期效果，医师和求美者都应严肃认真地对术中或术后可能发生的风险进行详细沟通，列出一份文书以书面形式进行确认，然后才能实施手术。

■ 手术协议书是医患之间的重要法律文书。无论是实施何种美容手术，术前签订美容手术协议书都非常重要，以避免术后发生一些不必要的纠纷。

■ 有些医师把手术协议书当作"护身符"，罗列的手术风险越来越多。但签订手术协议书并不意味着医师可以不负责任或少负责任。相反，医师更应履行协议书中规定的义务。

■ 有些求美者认为签订协议书就意味着承诺如果发生协议书中所罗列的风险，医师和机构可以不负责任，因此签字前忧心忡忡。其实求美者也有知情权，所以医师有告知手术方法、手术效果及可能出现的风险的义务。

■ 手术协议书所设定的权利和义务具有隐匿性和默示性。协议书中没有明确注明手术风险由谁承担，但可以从条款中推断出来：医师已告知手术有风险，求美者同意手术，这就意味着求美者默认愿意承担手术风险，这是一种不言自明的表述。

■ 是否施行手术，取决于求美者的意愿。协议书一经签订，就会产生法律效力。

　　面部除皱术知情同意书模板见附录。

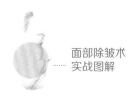

第四节　术前照相

一、照相目的

■ 照片是手术病历资料的重要内容之一。定期随访的对比照片可以直观地反映手术效果以及其随时间的变化，也有利于总结经验、教学和学术交流。同时病例照片也是医师的工作成绩记录。

■ 手术前后对比照片可作为求美者对手术效果有异议，发生纠纷时的公证资料。

■ 为了更好地反映手术效果，不仅在术前需要拍照，还需要拍摄术后即刻、出院时、拆线时、术后1个月、3个月、半年甚至1年的远期随访照片。由于面部除皱术的术后效果随时间推移会发生很大的变化，常常远期效果更好更自然。

■ 医师必须重视随访的重要性。所有照片都要分类、整理，并妥善保存。

二、拍摄要求

■ 最好是使用单反相机，随着科技的进步，目前普通数码相机，甚至手机也基本能满足医学摄影的要求。

■ 背景布或背景纸要求色调柔和，最好使用单色如蓝色、黑色、白色等。

■ 医学摄像要求写实，因此无论术前照片还是术后照片都无须美化效果。

■ 照片中各器官形态要有合理、正确的透视关系。最好选用透视变形小的中焦镜头，因短焦距镜头易产生透视畸变，应尽量避免应用（图3-4-1）。

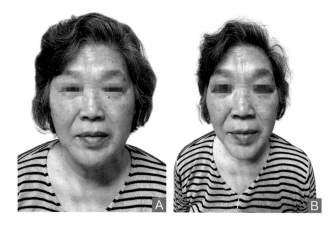

◀ 图3-4-1　注意选用适合的中焦镜头进行拍摄
A. 选用透视变形小的中焦镜头进行拍摄，照片中各器官形态能有合理、正确的透视关系；B. 因短焦距镜头易产生透视畸变，应尽量避免应用。

■ 面部除皱术取景范围应包括从头顶上缘约1横指到双肩水平的区域。采用标准的正侧位和半侧位，画面应重点突出，明确显示手术区域并减少杂乱背景，同时明确解剖位置。

■ 手术前后对比照片在摄影部位、角度、焦距、背景距离、光线条件等方面务必完全一致。

- 要求求美者不修饰、不化妆，以便观察术后的真实效果。另外，发型、服饰等手术前后应尽量一致，这样才会有鲜明而强烈的对比性。
- 正位照片除了拍摄求美者完全放松不做表情的照片外，还应拍摄记录做表情包括抬眉、用力闭眼、微笑、龇牙、鼓腮、露下牙时的照片。特别是当术前就存在两侧表情肌肌力不对等时，应向求美者明确指出和强调不对称的情况，避免术后纠纷。

三、拍摄技巧

- **正位**

拍摄标准正位照片时，使求美者外耳道最上缘与眶下缘的连线呈一水平线，注意观察耳垂与鼻基底是否在同一水平，避免摄影者处于仰视位或俯视位；注意观察两侧耳郭外露的形态是否对称，避免被摄影者向左侧或右侧偏斜（图 3-4-2）。

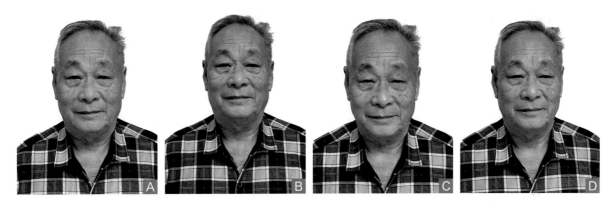

▲ 图 3-4-2 标准正位照片拍摄技巧
A. 拍摄标准正位照片时，注意观察耳垂与鼻基底是否在同一水平；B. 求美者耳垂低于鼻基底水平，提示摄影者处于仰视位；C. 求美者耳垂高于鼻基底水平，提示摄影者处于俯视位；D. 求美者右侧耳郭比左侧耳郭露出较多，提示求美者面部稍偏向左侧。

- **侧位**

拍摄标准侧位照片，求美者应平视前方，使外耳道最上缘与眶下缘的连线呈一水平线，避免抬头、低头或转头。这样可以对手术前后的颏颈角、颏下脂肪及颈部的其他解剖结构进行标准化评估。避免被摄影者过度侧位或侧转角度不足的最好办法是观察并使左右两侧睫毛或眉头刚好重叠。拍摄侧位照片同样需要注意仰俯视角度的问题（图 3-4-3）。

- **半侧位**

以往的文献书籍已介绍有多种方法确定半侧位的角度，如外眦与对侧面部轮廓线重叠，或鼻尖与对侧面部轮廓线重叠。但因面部除皱术会使面部轮廓线发生明显的改变，如按此方法进行拍摄，手术前后的拍摄角度势必相差较大，无法进行标准化对比。确定半侧位角度的最佳方法应该是鼻梁与对侧内眦重叠，因为面部除皱术对鼻梁和内眦几乎是没有任何影响的。拍摄半侧位照片也需要注意仰俯视角度的问题（图 3-4-4）。

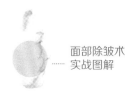

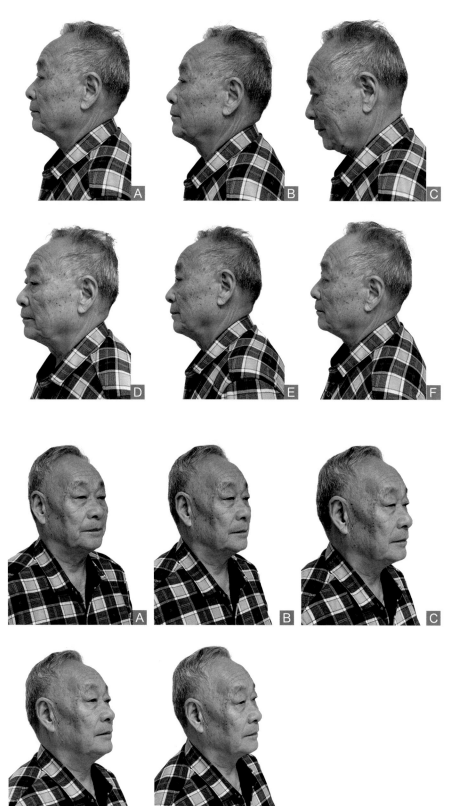

◀ 图 3-4-3 标准侧位照片拍摄技巧

A. 拍摄标准侧位照片时，求美者应平视前方，使外耳道最上缘与眶下缘的连线呈一水平线，并使左右两侧睫毛或眉头刚好重叠；B. 求美者眶下缘位置较外耳道位置高，提示求美者处于抬头位；C. 求美者眶下缘位置较外耳道位置低，提示求美者处于低头位；D. 求美者右侧睫毛位置较左侧靠前，提示求美者右侧位角度不足90°；E. 求美者右侧睫毛低于左侧，提示拍摄者处于仰视角度；F. 求美者右侧睫毛高于左侧，提示拍摄者处于俯视角度。

◀ 图 3-4-4 半侧位照片拍摄技巧

A. 外眦与对侧面部轮廓线重叠的方法不可取，因术后面部轮廓发生改变，将无法进行术前术后标准化对比；B. 鼻尖与对侧面部轮廓线重叠的方法不可取，因术后面部轮廓发生改变，将无法进行术前术后标准化对比；C. 拍摄标准半侧位照片，最佳方法应该是鼻梁与对侧内眦重叠，因为面部除皱术对鼻梁和内眦几乎是没有任何影响的；D. 求美者远侧睫毛低于近侧，提示拍摄者处于仰视角度；E. 求美者远侧睫毛高于近侧，提示拍摄者处于俯视角度。

第四章

面部除皱术的理念和技术要点

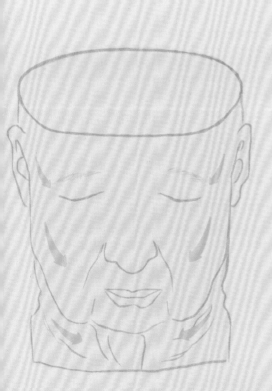
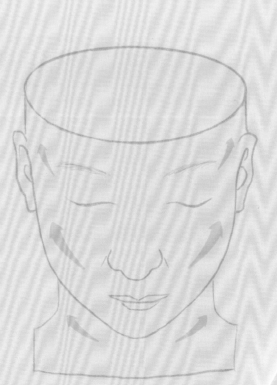

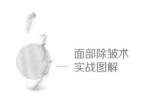

　　面部除皱术最核心的理念就是充分松解和游离需要再定位的组织，通过不同的张力和方向重新定位和收紧松垂的软组织，达到改变面部轮廓和面部年轻化的效果。有许多除皱技术均可带来类似的术后效果（图 4-0-1）。

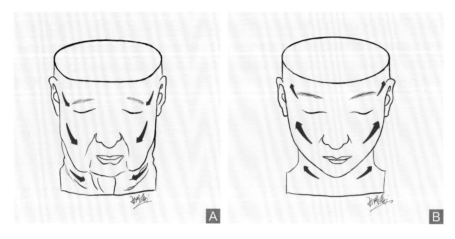

◀ 图 4-0-1　面部除皱术的核心理念示意图

A. 老年人由于面部组织松垂移位，面部轮廓呈方形；B. 面部除皱术将面部松垂组织游离提升后，面部轮廓呈心形。

第一节　剥离层次

　　在哪一层次进行剥离，需要在解剖学上予以确定。可用于牵拉的层次有三个：皮肤层（第 1 层）、SMA 层（第 3 层）和骨膜层（第 5 层），因此可采取皮下剥离、SMAS 下剥离和骨膜下剥离等。剥离平面可以根据不同的需要予以改变。例如，在面侧部耳前区行皮下剥离，延伸到面前部时，剥离平面可转到 SMAS 下，反之亦然。手术的目的是矫正松垂组织，剥离平面是次要的。

一、皮下剥离

■ 皮下剥离是安全的，因为该剥离层面内没有重要的神经血管分布，这是其主要优点。

■ 皮下组织深层的坚韧性并不是均匀一致的。在面部间隙表面是疏松而易剥离的；而在间隙的周围，是韧带分布的区域，是致密附着的，需要锐性剥离。比如在颧骨突出的颧弓韧带附近，坚韧的颧弓韧带附着在此处，需要锐性剥离；而在面下部的咬肌前间隙，剥离是非常容易的，用剪刀钝性撑开即可。

■ 因 SMAS 层具有自然的活动性，可以通过折叠、缝合予以缩短绷紧。因此进行皮下剥离时，可对 SMAS 作不同方式的提升、紧致处理。如在颞浅筋膜上和眼轮匝肌表面进行皮下剥离时，可进行眼轮匝肌折叠矫正松弛（图 4-1-1，图 4-1-2）。

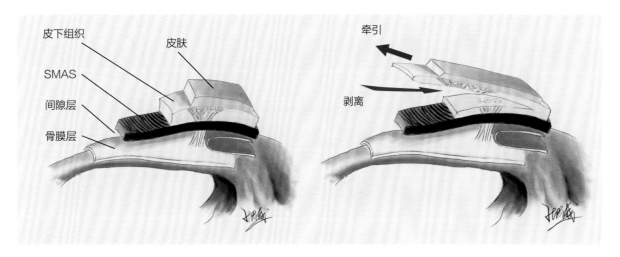

▲ 图 4-1-1　皮下剥离并牵引示意图

皮下剥离是安全的，皮下层没有重要的血管神经走行。皮下组织深层的坚韧性并不是均匀一致的。在面部间隙表面是疏松而易剥离的；而在间隙的周围，是韧带分布的区域，是致密附着的，需要锐性剥离。

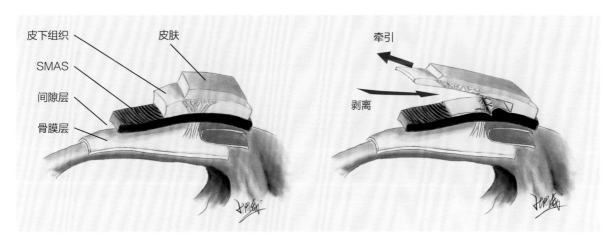

▲ 图 4-1-2　皮下剥离牵引同时行 SMAS 折叠紧致示意图

因 SMAS 层具有自然的活动性，可以通过折叠、缝合予以缩短绷紧。因此进行皮下剥离时，可对 SMAS 作折叠、缝合等不同方式的提升、紧致处理。

二、SMAS 下剥离

- 第 4 层是最危险的剥离层次，因为面神经分支从第 5 层穿出，跨越第 4 层，到达位于第 3 层的支配肌肉内。因此，要进行 SMAS 下剥离，必须要对面部三维解剖结构有充分的理解。
- 行 SMAS 下剥离时，最好是在直视下精准操作。使用钝头剪刀做垂直方向的剥离，将周围的脂肪和网状组织分离开，显露出韧带和面神经分支。
- 要充分利用面部组织间隙。在间隙内剥离是很容易、安全的，有时只需手指就能轻柔地钝性分开。但在间隙的四周，分布着坚韧的支持韧带，同时面神经分支就在附近从深层移行至浅层。这些韧带需要精确地分离松解，以解除他们对组织的牵制作用。

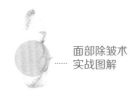
- 分离 SMAS 瓣的目的是要尽量松解限制 SMAS 移动的韧带。牵拉 SMAS 瓣时，提升力量能轻易地传导到远处松垂的目标组织且临床效果满意时，分离就可以停止了（图 4-1-3）。

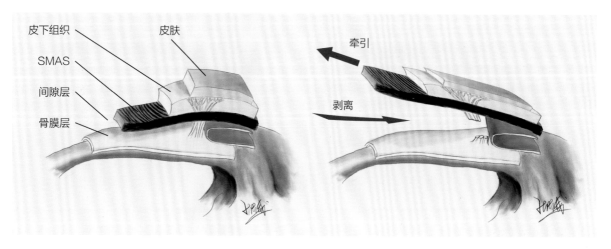

▲ 图 4-1-3　SMAS 下剥离并牵引示意图

SMAS 下剥离是最危险的剥离层次，该层有面神经从深层向浅层移行。术者必须对面部三维解剖结构有充分的理解，最好在直视下精准操作。

三、骨膜下剥离

- 这个层次是很安全的剥离平面，除血管神经束穿出骨孔的位置外，其他危险区域都在这个层次的浅面。
- 行骨膜下剥离时，需提升的组织较厚，因此需要过度提升才能矫正软组织的外形。
- 骨膜下除皱比较适合用于层次致密的部位，因为这些部位"提升滞后"的程度较轻。
- 由于骨膜坚硬、缺乏弹性，行骨膜下除皱时，需要行超过提升设计区域范围的广泛骨膜下剥离才能达到预期的效果。小范围的"骨膜松解"往往起不到任何作用（图 4-1-4）。

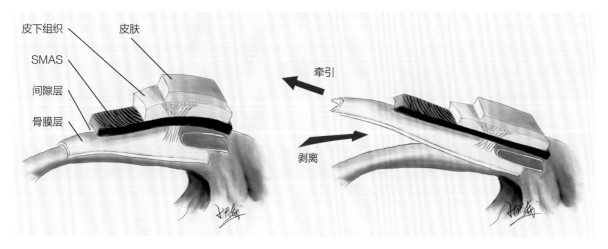

▲ 图 4-1-4　骨膜下剥离并牵引示意图

骨膜下剥离除了在血管神经束穿出骨孔的位置外通常是安全的。复合组织瓣比较厚重，需要过度提升才能矫正软组织的外形，因此常用于层次比较致密的部位。骨膜下剥离范围要足够大才能达到预期的提升效果。

第二节　单一层次和两个层次的除皱术

　　我们可以将面部 5 层软组织中的第 1、2 层（皮肤及皮下组织层）统称为浅层组织。只涉及浅层组织的除皱技术称为单一层次的除皱术；将第 3 ~ 5 层（肌肉腱膜层、支持韧带及组织间隙层、骨膜和深筋膜层）统称为深层组织。既包含浅层组织的重新定位又包含深层组织塑形的除皱术称为两个层次的除皱术。

一、单一层次的面部除皱术

- 20 世纪 80 年代，单一层次的面部除皱术是指包含很少皮下脂肪的面颈部皮瓣提紧。该技术只是使皮肤绷紧。

- 20 世纪 90 年代，单一层次的面部除皱术皮瓣所包含的皮下脂肪厚度增加了，使得外科医生不仅可以收紧皮肤，还可以对面颈部浅表脂肪进行重塑。

- 21 世纪，开始出现各种可靠的面颈部脂肪抽吸重塑和脂肪移植技术。厚皮瓣单一层次的面部除皱术与这些技术相结合，可以达到面颈部重塑的效果。

- 单一层次的面颈部除皱术与多层次技术相比有以下特点：①不管皮瓣多厚，或是否结合了其他技术，所涉及的都只是皮肤和皮下组织层，手术不涉及 SMAS；②皮瓣只能在一个张力方向上进行塑形；③手术切口难以做到无张力缝合，因此切口瘢痕相对较为明显；④由于皮肤有较大的顺应性，术后效果维持时间较短。

- 掌握单一层次的面部除皱术是做好复杂的深层次面部除皱术的必要条件。深层肌筋膜处理得再好，覆盖在其上的皮肤处理不当也是徒劳。

- 由于皮肤具有弹性，仅对皮肤进行处理的单一层次除皱术会产生许多常见的问题。单纯拉紧皮肤，会导致面部一些结构被拉平，从而产生一种"被风吹紧"的外观表现。其他问题包括切口瘢痕增宽、皮肤坏死、精灵耳垂、耳屏移位变形，以及鬓角、颞部和枕部发际线的移位变形等（图 4-2-1）。

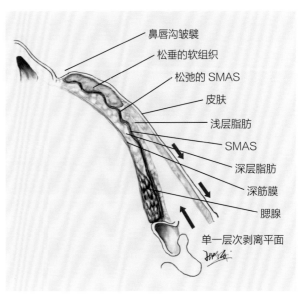

鼻唇沟皱襞
松垂的软组织
松弛的 SMAS
皮肤
浅层脂肪
SMAS
深层脂肪
深筋膜
腮腺
单一层次剥离平面

▶ 图 4-2-1　单一层次的面部除皱术基本原理示意图
单一层次的面部除皱术只涉及浅层组织（皮肤层和皮下组织层），不涉及 SMAS。皮瓣上可根据不同需要包含不同厚度的脂肪组织，达到面颈部重塑的效果。皮瓣在提升方向上的变化很小，几乎只能在一个张力方向上进行塑形。

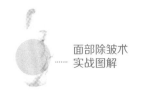

二、单一层次的面部除皱术适应证

- 薄皮瓣单一层次面部除皱术最常用于两个层次除皱术的最外层。因为两个层次除皱术的最外层皮瓣必须薄，SMAS 需带上足够厚度的脂肪以便重新分布皮下脂肪进行面部重塑。

- 厚皮瓣单一层次面部除皱术主要用于较年轻的、只有皮肤皱褶，但深部韧带和肌筋膜仅有轻微松弛的求美者，必要时可辅以脂肪重塑技术。

- 有严重的韧带、SMAS 松垂的求美者，不适宜采用单一层次的除皱方法。

- 之前经历过面颈部手术（特别是腮腺切除术）的求美者，适于行单一层次的面部除皱术。因为面神经很可能已离开正常解剖位置移行到表浅的位置上。

- 经历过多次脂肪抽吸或填充过不明填充物的求美者，面部软组织结构层次相当紊乱。相比冒险去寻找外科解剖层次和冒着损伤深层重要结构的风险行两个层次除皱术，单一层次的面部除皱术才是最佳的选择。

- 二次行除皱术的求美者，前次手术皮下通常会遗留纤维瘢痕层面。该层面有足够的强度，剥离容易，出血少。如果该层面下方的 SMAS 和颈阔肌解剖结构不清，或者因前次手术被拉长变薄时，应行单一层次除皱术，而不宜冒着出血和误伤面神经的风险行两个层次除皱术。

- 对于做过 SMAS 切除等两个层次除皱术的求美者，深层组织层面会折叠，使面神经移行到更容易被损伤的浅层。此时与其冒险损伤面神经分支，不如选择更为安全的单一层次面部除皱术，必要时可以辅以吸脂或脂肪移植术。

三、两个层次的面部除皱术

- 两个层次的面部除皱术既包含皮肤收紧、皮下组织的重新分布定位，还包含深层组织的塑形。

- 皮肤和 SMAS 都具有应力松弛和蠕变的特性，但 SMAS 的应力松弛和蠕变能力较皮肤弱，所以更适合被悬吊固定以复位面部松垂组织。对 SMAS 进行处理，除了可获得更好的手术效果之外，还能延长术后效果维持的时间。

- 单一层次的除皱术，皮下脂肪是附着在皮瓣上的，因此皮下脂肪的重新分布塑形受到很大的限制；而在两个层次的除皱术中皮瓣和 SMSA 处于相对独立的状态，皮下脂肪和肌筋膜在三维方向的重置不受皮瓣所限，皮瓣的上提也不牵扯深层组织的移位。

- 在上面部和中面部深层组织的提升很容易做到，但在下颌缘及颈部就比较困难。解决办法是在下颌缘和颈部作深层组织的双向牵拉，其合力使深层组织在垂直方向上得到提升（图 4-2-2）。

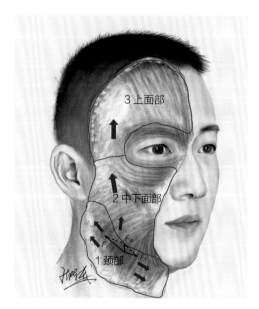

▲ 图 4-2-2　面颈部深层组织提升方向示意图
在下颌缘和颈部做深层组织的双向牵拉，其合力使深层组织在垂直方向上得到提升。

- 行两个层次的面部除皱术时深层组织的移动不会影响到皮瓣，因此可以根据求美者的衰老解剖特点，灵活设计方案获得最佳的效果。如求美者主要问题是颈部松垂、颈阔肌束带时，可先行中线部位的颈阔肌成形术，颈前问题解决后再行外侧的两个层次除皱术。如果求美者的主要问题是面中部松垂，而不是在颈部，可以先做中面部深层组织的提升，这样不会受提前固定的颈前深层组织的影响。
- 两层剥离技术的最外层，必须采用薄皮瓣进行剥离，因为皮下脂肪需最大可能地保留在深层组织上进行重塑，并使其在提升时能承受更大的张力。因此，相比单层剥离技术，两层剥离技术更容易出现皮肤坏死。
- 虽然收紧皮肤和浅层脂肪重塑是单一层次除皱术的主要目标，但也可以由两层剥离技术来完成，且是在深层组织提升复位、肌筋膜被收紧之后再完成。

四、两个层次的面部除皱术适应证

- 主要适应证是面颈部深层组织的重力性下垂。
- 主要考量三个因素：SMAS 松弛度；面颊下垂组织块大小和松垂程度；鼻唇沟、木偶纹、颈纹等皮肤皱襞的深浅和长度（图 4-2-3）。

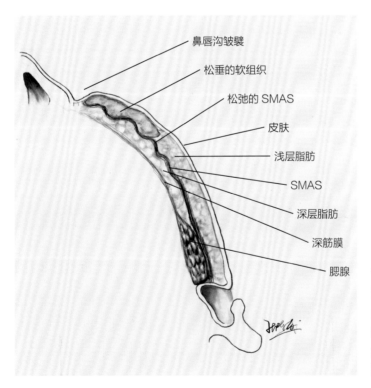

鼻唇沟皱襞
松垂的软组织
松弛的 SMAS
皮肤
浅层脂肪
SMAS
深层脂肪
深筋膜
腮腺

◀ 图 4-2-3 应用两个层次的面部除皱术时需考量的因素示意图
应用两个层次的面部除皱术时需考量的三个因素：SMAS 的松弛度、前面颊部松垂组织块的大小以及鼻唇沟、木偶纹、颈纹等皮肤皱襞深浅和长度。

- 前面颊松垂组织块大小和皮肤皱襞深浅、长度很容易直接观察到。SMAS 的松弛度可以通过以下方法检查：让求美者身体前倾、低头，使颈部抵向胸部，此时如果面颈部软组织不只是堆积而是下垂，则可判断韧带和肌筋膜松弛明显（图 4-2-4）。

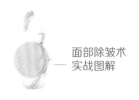

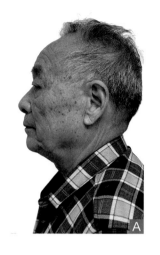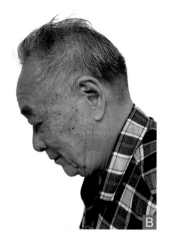

◀ 图 4-2-4　SMAS 松弛度的检查方法
A. 求美者直立平视位所见；B. 让求美者身体前倾、低头，使下颏抵向胸部，此时如果面颈部软组织不只是堆积而是下垂，则可判断韧带和肌筋膜松弛明显。

第三节　两个层次的面部除皱技术

　　两个层次的除皱术依据技术特点又可分为：SMAS 折叠缝合术、SAMS 部分切除术、SMAS 推进技术、SMAS 推进折叠技术、扩大的 SMAS 推进技术、深平面除皱术和复合除皱术等。

一、SMAS 折叠缝合术

- 在掀起皮瓣后，通过多点、多种方式的折叠缝合收紧 SMAS，使深层组织上提，是最简单、最安全的操作方法。
- 由于 SMAS 没有作广泛的剥离，上提作用较小，因此只适合于 SMAS 轻度松弛的求美者。
- SMAS 必须足够坚韧，不至于折叠缝合时被撕裂。
- SMAS 折叠缝合主要对深层组织塑形产生作用，对皮肤皱襞的影响较小。因此对皮肤皱襞的矫正主要依靠皮肤的提紧。
- 因皮瓣剥离较薄，不能广泛地剥离前面颊下垂的软组织，因此前面颊下垂组织块不能太重（图 4-3-1）。

操作要点

- 以荷包缝合的方式缝合产生提升着力点，然后将缝线悬吊固定在颧弓骨膜或颞深筋膜上。但这种方式会产生不同的向量，合力是向心性的。缝合颧弓骨膜时避免在颧弓中部缝合，以免损伤面神经颞支（图 4-3-2）。
- 也可以 SMAS 自身折叠的方式收紧 SMAS。但实际上 SMAS 可能折叠也可能没有折叠，只是悬吊。可以根据需要放置多根折叠缝线，以效果最佳的向量将下垂的 SMAS 拉升到合适的位置上。提升向量通常是往上外侧的（图 4-3-3）。

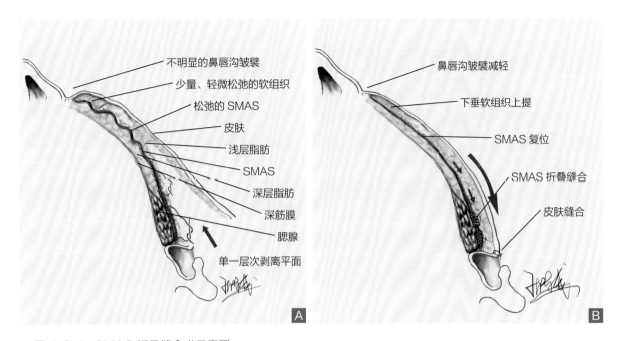

▲ 图 4-3-1　SMAS 折叠缝合术示意图

A. 掀起皮瓣后，通过多点、多种方式进行 SMAS 折叠缝合；B. 收紧 SMAS 缝线，使深层组织上提绷紧。

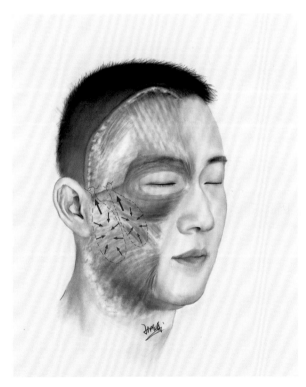

▲ 图 4-3-2　SMAS 荷包缝合示意图

SMAS 荷包缝合的方式会产生不同的向量，合力是向心性的。缝合颧弓骨膜时避免在颧弓中部缝合，以免损伤面神经颞支。

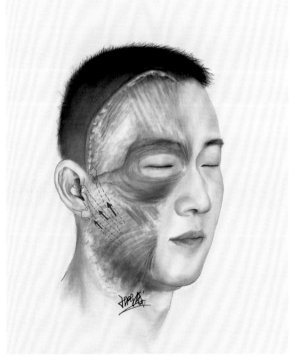

▲ 图 4-3-3　SMAS 自身折叠方式示意图

以 SMAS 自身折叠的方式收紧 SMAS 时，实际上 SMAS 可能折叠也可能没有折叠，只是悬吊。可以根据需要放置多根折叠缝线，以效果最佳的向量将下垂的 SMAS 拉升到合适的位置上。提升向量通常是往上外侧的。

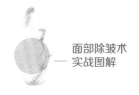

二、SAMS 部分切除术

- 精心设计的侧方 SMAS 部分切除，再加上切除后牢固持久的深层组织对位缝合使 SMAS 提升绷紧，是提升、紧致侧方 SMAS 的强有力方法（图 4-3-4）。
- 当切除部分 SMAS 后缝合的提升方向垂直向上时，可以提起前下方轻度松垂的软组织块。
- 该方法适用于 SMAS 非常松弛的求美者，否则，深层组织只会聚在一起而不能有效地重塑。
- 必须考虑切除 SMAS 的方向和形态，使缝合能产生最有效的提升而又不至于软组织堆积导致不平整。
- SMAS 必须有足够强度抵抗张力，且前面颊部软组织块不能太重，否则缝线可能会撕裂 SMAS 瓣。
- 面神经分支在腮腺内受到保护，当它们离开腺体继续向前走行时容易被误伤。SMAS 切除部位局限在腮腺表面是避免面神经损伤最安全的方法。
- 该技术的优点是不需要进行 SMAS 下剥离，皮肤和 SMAS 层可以根据需要按照不同的方向进行移动，所以皮肤的张力可以变得很小。
- 该技术缺点是需要配合广泛的皮下层剥离，皮肤血运可能会受到损害。SMAS 切缘对位缝合不仔细，会导致不规则的外形。

操作要点

- SMAS 切除的上端与颧弓距离至少 1cm，以免损伤面神经颞支；SMAS 切除的下端可以越过下颌骨下缘延伸到颈部，通常沿胸锁乳突肌前缘进行；中间最宽部分应限制在腮腺界内（图 4-3-5）。
- 可根据求美者面颈部特点个性化设计各种几何形状如半月形、梭形或倒 L 形等来切除和悬吊 SMAS，以达到最佳的效果。例如倒 L 型技术，SMAS 垂直切除与水平切除相结合，能减少颧骨区域的组织堆积并获得更好的 SMAS 提升向量。总体上，切除的轴线大致平行于鼻唇沟，但更垂直（图 4-3-6）。

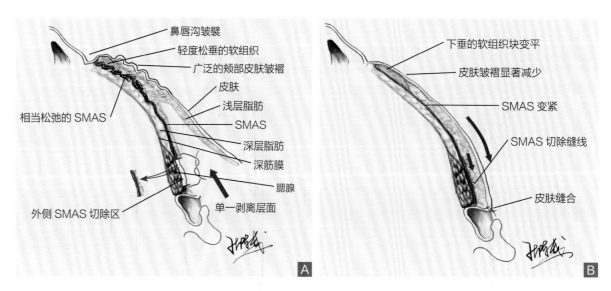

▲ 图 4-3-4　SMAS 部分切除术方法示意图

A. 掀起皮瓣后，在侧方精心设计并切除部分 SMAS；B. 将 SMAS 切缘对位缝合使 SMAS 提升绷紧，这是提升、紧致侧方 SMAS 的强有力方法。

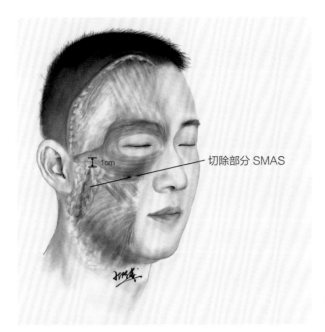

1cm
切除部分 SMAS

◀ 图 4-3-5　SMAS 部分切除术设计示意图
SMAS 切除设计（红色区域）上端距离颧弓至少 1cm，
下端可以延伸到颈部，中间最宽部分应限制在腮腺界内。

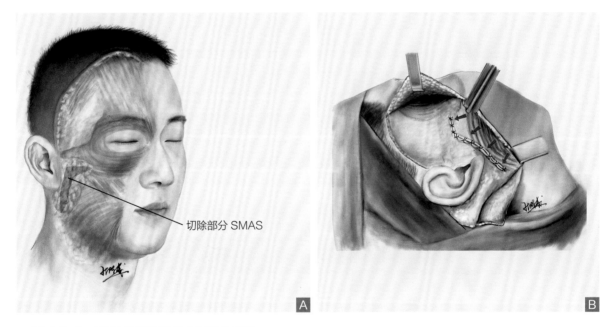

切除部分 SMAS

▲ 图 4-3-6　SMAS 部分切除术方法示意图
A. 倒 L 型技术，SMAS 垂直切除与水平切除相结合（红色区域），能减少颧骨区域的组织堆积并获得更好的 SMAS 提升
向量；B. 倒 L 型技术切除缝合部分 SMAS 后。

- 最安全的方法是用一个有齿镊提起 SMAS，像搭帐篷一样拉开，使 SMAS 远离腮腺筋膜以保护腮腺不被损伤，用剪刀在腮腺表面将多余的 SMAS 剪除。不一定切除 SMAS 全层，切除厚度满足缝合固定却不会导致组织边缘裂开即可（图 4-3-7）。
- 在下端剪除颈阔肌瓣时，需注意勿损伤面神经下颌缘支，剪刀应紧贴颈阔肌下表面走行。
- SMAS 瓣提升固定的方向，在上中面部更垂直一些，在下面部和颈部位置要更倾斜一些（图 4-3-8）。

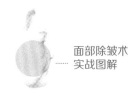
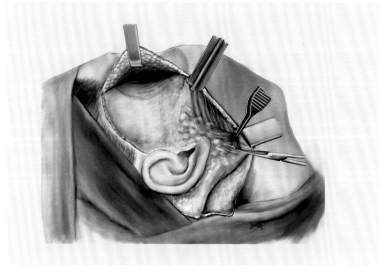

◀ 图 4-3-7 去除部分 SMAS 的方法示意图

最安全的方法是用一个有齿镊提起 SMAS，使 SMAS 远离腮腺筋膜以保护腮腺不被损伤，用剪刀在腮腺表面将多余的 SMAS（红色区域）剪除。不一定切除 SMAS 全层，切除厚度满足缝合固定却不会导致组织边缘裂开即可。

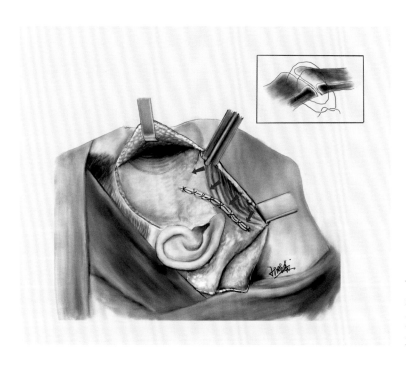

◀ 图 4-3-8 SMAS 提升缝合示意图

SMAS 瓣提升固定的方向，在上中面部更倾向于垂直向上，在下面部和颈部位置则要更倾斜一些。

三、SMAS 推进技术

■ 皮瓣掀起后，在 SMAS 上做耳前纵切口和颧弓下横切口，在 SMAS 下剥离至腮腺前缘。将 SMAS 向后上方提拉，剪除多余的 SMAS 后将 SMAS 缝合固定在切缘（图 4-3-9）。

■ 适用于轻中度 SMAS 松弛、前面颊部下垂软组织块较小以及轻度鼻唇沟、木偶纹的求美者。

操作要点

■ SMAS 横切口需在颧弓下 1.0cm 左右，避免损伤面神经颞支。纵切口在耳前皮肤切口前方 0.5cm 内平行于皮肤切口，向下绕过耳垂后再沿着胸锁乳突肌前缘下行数厘米（图 4-3-10）。

■ 从颈阔肌 - 耳韧带处开始 SMAS 下剥离，剥离范围局限在腮腺表面，远端不超出腮腺前缘（图 4-3-11）。

■ SMAS 瓣剥离完成后，提拉测试 SMAS 瓣张力和寻找最佳提升向量，并将冗余的 SMAS 剪除（图 4-3-12）。

■ 将 SMAS 瓣提升固定于 SMAS 切口断端（图 4-3-13）。

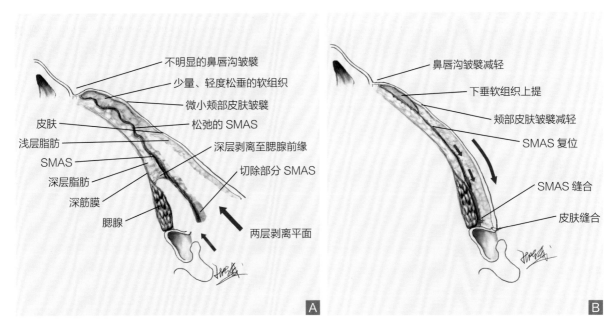

A. 不明显的鼻唇沟皱襞
少量、轻度松垂的软组织
微小颊部皮肤皱襞
皮肤
浅层脂肪
SMAS
深层脂肪
深筋膜
腮腺
松弛的 SMAS
深层剥离至腮腺前缘
切除部分 SMAS
两层剥离平面

B. 鼻唇沟皱襞减轻
下垂软组织上提
颊部皮肤皱襞减轻
SMAS 复位
SMAS 缝合
皮肤缝合

▲ 图 4-3-9　SMAS 推进技术示意图

A. 皮瓣掀起后，在 SMAS 上做耳前纵切口和颧弓下横切口，在 SMAS 下剥离至腮腺前缘。将 SMAS 瓣向后上方提拉，确定拟切除的 SMAS 范围；B. 剪除多余的 SMAS 后将 SMAS 缝合固定在 SMAS 切缘，以收紧松弛的 SMAS。

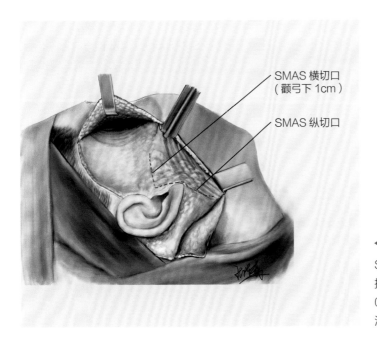

SMAS 横切口
（颧弓下 1cm）
SMAS 纵切口

◀ 图 4-3-10　SMAS 切口设计示意图

SMAS 横切口需在颧弓下 1.0cm 左右，避免损伤面神经颞支。纵切口在耳前皮肤切口前方 0.5cm 内平行于皮肤切口，向下绕过耳垂后再沿着胸锁乳突肌前缘下行数厘米。

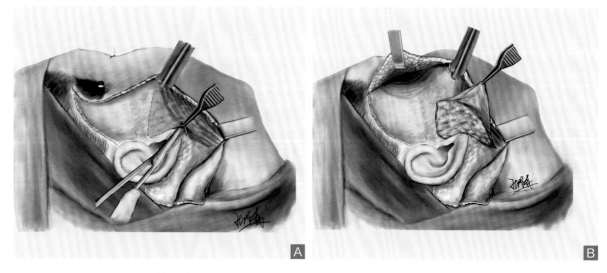

▲ 图 4-3-11　SMAS 下剥离示意图

A. 从颈阔肌 – 耳韧带处开始 SMAS 下剥离，剥离范围局限在腮腺表面，远端不超出腮腺前缘（红色区域）；B. 将剥离完成的 SMAS 瓣掀起。

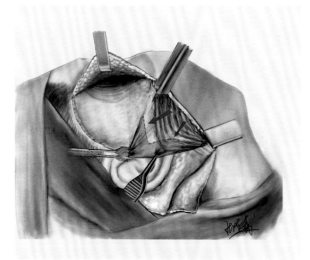

▲ 图 4-3-12　测试 SMAS 瓣张力示意图

SMAS 瓣剥离完成后，提拉测试 SMAS 瓣张力和寻找最佳提升向量，并将冗余的 SMAS（红色区域）剪除。

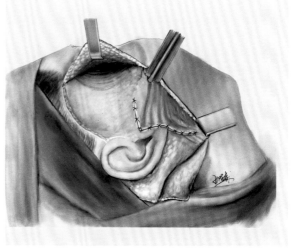

▲ 图 4-3-13　冗余的 SMAS 切除缝合后所见

去除冗余的 SMAS 后，将 SMAS 瓣提升固定于 SMAS 切口断端。

四、SMAS 推进折叠技术

- 在 SMAS 推进技术的基础上，结合腮腺前方的 SMAS 折叠缝合技术（图 4-3-14）。
- 外侧 SMAS 瓣提升固定到新的位置后，前方的软组织堆积就变得尤为明显。腮腺前方的 SMAS 折叠可解决软组织的聚集成堆。
- 该技术还可弥补在应用 SMAS 推进技术后对前面颊部提升不足的缺点。

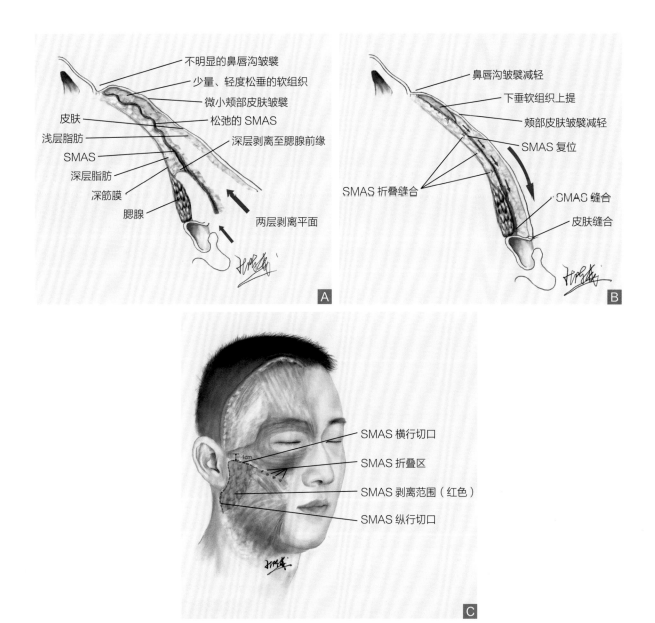

▲ 图 4-3-14　SMAS 推进折叠技术方法示意图

A. 皮瓣掀起后，在 SMAS 上做耳前纵切口和颧弓下横切口，并将 SMAS 在 SMAS 下层次剥离至腮腺前缘；B. 将 SMAS 瓣向后上方牵拉，剪除多余的 SMAS 后，将 SMAS 切缘端端吻合，同时在腮腺前方行 SMAS 折叠缝合；C. SMAS 推进折叠技术，就是在 SMAS 推进技术的基础上，结合腮腺前方的 SMAS 折叠缝合技术。

操作要点

■ 通常，中面部 SMAS 瓣更倾向于垂直上提，下面部和颈部 SMAS 瓣则斜向后上方。因此可在耳垂前下方沿耳轴方向剪开 SMAS 瓣，使 SMAS 瓣能产生最佳的提升向量（图 4-3-15）。

■ 耳前方 SMAS 瓣提升后与 SMAS 切口断端缝合，耳垂下方的 SMAS 则向后上方提升固定于耳后乳突区筋膜（图 4-3-16）。

■ 沿着 SMAS 横切口的延长线向前下方标记 4~6 个折叠缝合点。折叠缝合点大概沿着颧大肌的方向

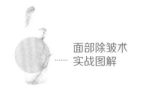

面部除皱术
实战图解

排列（图 4-3-16）。

- 在折叠缝合点处几乎以垂直方向做褥式缝合收紧提升 SMAS。缝合时务必要浅，以免损伤面神经颞支和颊支（图 4-3-17）。

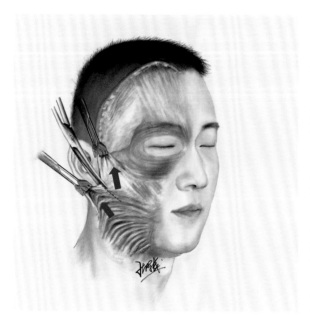

▲ 图 4-3-15　SMAS 瓣提升方向示意图
中面部 SMAS 瓣更倾向于垂直上提，下面部和颈部 SMAS 瓣则斜向后上方。因此可在耳垂前下方沿耳轴方向剪开 SMAS 瓣，使 SMAS 瓣能产生最佳的提升向量。

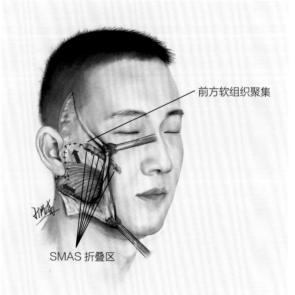

▲ 图 4-3-16　SMAS 提升固定和折叠缝合点示意图
耳前方 SMAS 瓣提升后与 SMAS 切口断端缝合，耳垂下方的 SMAS 则向后上方提升固定于耳后乳突区筋膜。

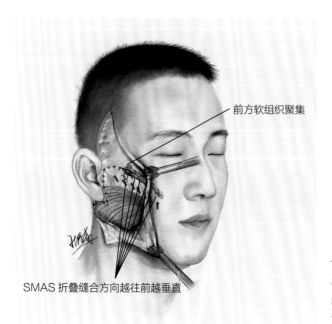

◀ 图 4-3-17　折叠缝合点示意图
在折叠缝合点处几乎以垂直方向做褥式缝合收紧提升 SMAS。缝合时务必要浅，以免损伤面神经颞支和颊支。越往前，SMAS 折叠缝合方向越倾向于垂直。

五、扩大的 SMAS 推进技术（双平面剥离技术）

- 在 SMAS 推进技术的基础上，扩大 SMAS 下剥离范围，使 SMAS 前端剥离超出腮腺前缘并越过颧大肌，形成广泛、多用途的深层组织瓣。该技术也称为"双平面剥离技术"（图 4-3-18）。
- 因求美者前面颊部松垂的组织块仍紧贴于深层组织瓣，因此当提升深层组织瓣时，能使前面颊部及颈部的松垂组织块得到明显的改善。
- 由于进行了广泛的剥离，SMAS 会失去原有的黏弹特性，其坚韧度和抗张力性会受到损害。因此该方法对 SMAS 极度松弛的求美者效果不理想。
- SMAS 瓣的提升主要用于前面颊部松垂的软组织块的提升，而不是固定皮下浅层组织。因此如果 SMAS 本身薄弱且连续性差，那么法令纹、木偶纹等皮肤皱襞的改善只能依赖皮肤的提升固定。
- 该技术最适用于前面颊部软组织块松垂明显，但 SMAS 没有明显松弛的求美者。

操作要点

- 该技术的 SMAS 切口设计与 SMAS 推进技术的切口设计类似，但比后者更大，呈放大的倒 L 形（图 4-3-19）。
- SMAS 纵切口上端在颧弓下 1cm 处，下端可达下颌缘下方 5 ~ 6cm。
- SMAS 从耳垂前方、腮腺表面开始剥离是最容易和最安全的。离断颈阔肌 - 耳韧带后，剪刀紧贴颈阔肌下表面进行剥离，以免损伤面神经下颌缘支（图 4-3-20）。
- 在腮腺表面向前剥离 SMAS，最终会遇到眼轮匝肌和颧大肌，它们是重要的解剖标志（图 4-3-21）。
- 剥离至颧骨体部时，剥离层面浅出至眼轮匝肌和颧大肌的浅面，直至遇到颧小肌。
- 由于颧小肌内侧 SMAS 已开始变薄，且面神经越发表浅，出于安全和生物力学考虑，不能越过颧小肌继续向前剥离。

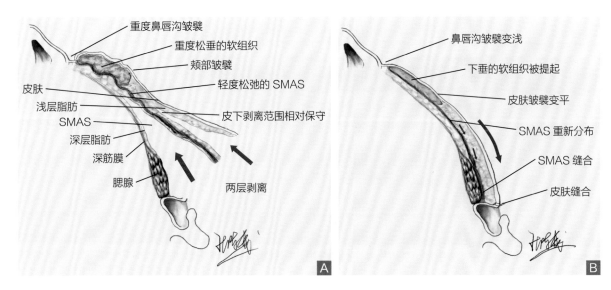

▲ 图 4-3-18 扩大的 SMAS 推进技术示意图

A. 剥离掀起皮肤后，在 SMAS 下进行剥离，范围超出腮腺前缘并越过颧大肌，形成广泛、多用途的深层组织瓣；B. 将 SMAS 瓣与皮瓣分别进行提升固定。

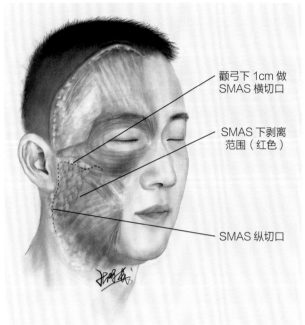

颧弓下 1cm 做 SMAS 横切口

SMAS 下剥离范围（红色）

SMAS 纵切口

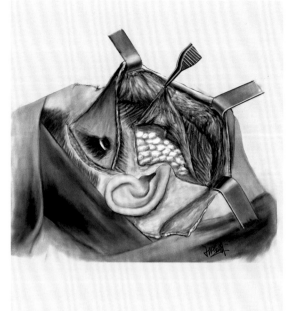

▲ 图 4-3-19　SMAS 切口线设计示意图
扩大 SMAS 推进技术的 SMAS 切口设计与 SMAS 推进技术的切口设计类似，但比后者更大，呈放大的倒 L 形。

▲ 图 4-3-20　SMAS 瓣剥离示意图
镊子将剥离完成的 SMAS 瓣（红色）掀起。

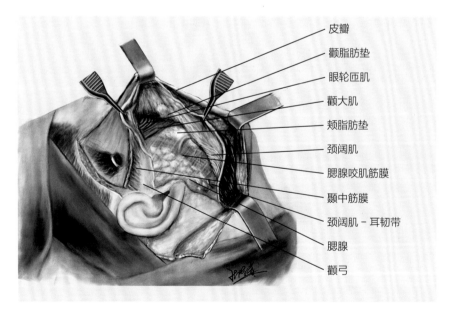

皮瓣
颞脂肪垫
眼轮匝肌
颧大肌
颊脂肪垫
颈阔肌
腮腺咬肌筋膜
颞中筋膜
颈阔肌 - 耳韧带
腮腺
颧弓

◀ 图 4-3-21　SMAS 瓣剥离范围示意图
在腮腺表面向前剥离 SMAS，最终会遇到眼轮匝肌和颧大肌，它们是重要的解剖标志。此时剥离层面浅出至眼轮匝肌和颧大肌的浅面。

- SMAS 瓣剥离完成后，在耳垂前下方沿耳轴方向剪开 SMAS 瓣。中面部 SMAS 瓣更倾向于垂直上提，缝合固定于 SMAS 切口断端；下面部和颈部 SMAS 瓣则向后上方提升，固定于耳后乳突区筋膜（图 4-3-22）。

- 对于颧弓下凹陷明显的求美者，多余的 SMAS 和浅层脂肪可以层叠缝合，以增加中面部组织容量。

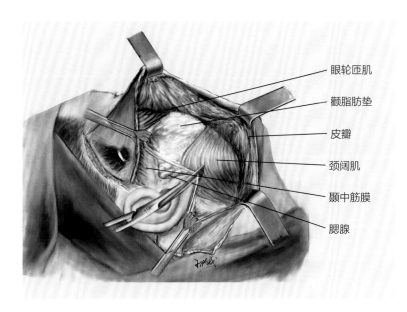

眼轮匝肌

颊脂肪垫

皮瓣

颈阔肌

颞中筋膜

腮腺

◀ 图 4-3-22 剪开 SMAS 瓣示意图

SMAS 瓣剥离完成后，在耳垂前下方沿耳轴方向剪开 SMAS 瓣。中面部 SMAS 瓣更倾向于垂直上提，缝合固定于 SMAS 切口断端；下面部和颈部 SMAS 瓣则向后上方提升，固定于耳后乳突区筋膜。

六、深平面除皱术

- 深平面除皱术在中面部不作皮下层剥离，或仅作非常局限范围的皮下剥离。主要在 SMAS 下层进行剥离，将面中部皮肤和 SMAS 层作为一个整体掀起（图 4-3-23）。
- 该技术的优点是单一的层次使得组织更厚，血供更好，对于有吸烟史以及有循环系统疾病的求美者而言更安全。
- 通常中面部的单层厚组织瓣技术与颈部双向的双层剥离技术联合应用。

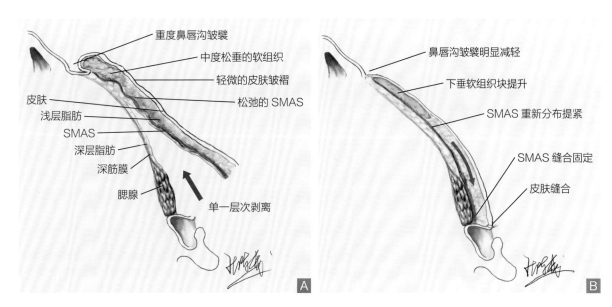

重度鼻唇沟皱襞

中度松垂的软组织

轻微的皮肤皱褶

皮肤

浅层脂肪

松弛的 SMAS

SMAS

深层脂肪

深筋膜

腮腺

单一层次剥离

A

鼻唇沟皱襞明显减轻

下垂软组织块提升

SMAS 重新分布提紧

SMAS 缝合固定

皮肤缝合

B

▲ 图 4-3-23 深平面除皱术原理示意图

A. 不作皮下层剥离或仅作非常局限范围的皮下剥离，主要是在 SMAS 下层进行剥离；B. 将面中部皮肤和 SMAS 层作为一个整体掀起。

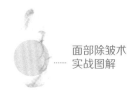

- 中面部的复合组织瓣沿着与鼻唇沟长轴的垂直方向提升。由于中面部组织瓣厚重结实，可以在很大的张力下复位，因此对鼻唇沟、木偶纹有很大的改善作用。

- 由于没有将 SMAS 与皮肤层分开，因此不能将 SMAS 与皮肤作不同向量的提升，只能沿同一个方向进行相同程度的移动，这是其最大的缺点。

- 手术效果很大程度上取决于深层组织剥离的范围。

- 该技术最佳适应证是鼻唇沟、木偶纹等皮肤皱襞严重，但 SMAS 仅轻度松弛以及前面颊部软组织块松垂不明显的求美者。

操作要点

- 完成中线处颈阔肌成形术以及经耳周切口下面部和颈部皮瓣剥离后，开始进行中面部的 SMAS 下剥离。剥离范围类似于扩大的 SMAS 推进技术（图 4-3-24）。

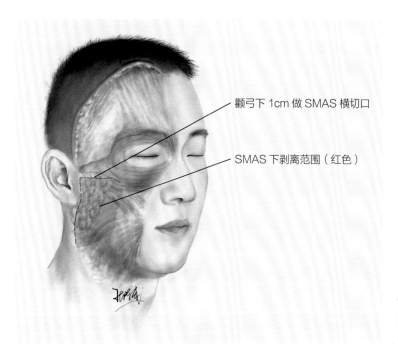

颧弓下 1cm 做 SMAS 横切口

SMAS 下剥离范围（红色）

◀ 图 4-3-24 SMAS 剥离范围示意图
深平面除皱术的 SMAS 下剥离范围类似于扩大的 SMAS 推进技术。

- 横向部分的剥离和扩大的 SMAS 推进技术是一样的。当向前剥离遇到眼轮匝肌和颧大肌时，剥离层面浅出越过颧大肌表面，继续在眼轮匝肌表面剥离直至遇见颧小肌（图 4-3-25）。

- 离断颈阔肌 - 耳韧带后，紧贴颈阔肌下表面向前剥离 3 ~ 5cm，向下超过下颌缘下方 2 ~ 4cm。

- 采用钝性剥离和锐性剥离相结合的方式离断咬肌皮肤韧带，以暴露颊脂肪垫。

- 将中面部的 SMAS 垂直向上缝合固定于颧骨体。注意避免在颧弓中部缝合固定以免损伤面神经颞支。

- 将下面部和颈部的 SMAS 向后上方牵拉，提升固定于耳后乳突区筋膜。该操作与中线处的颈阔肌成形术形成双向牵拉，将下颌下组织悬吊提升并维持其张力（图 4-3-26）。

- 将中面部的皮肤筋膜复合组织瓣尽量垂直向上提升后，固定到颞深筋膜和 / 或颧骨体。将颞区带毛发的皮瓣向下牵拉和复合组织瓣对合，修复鬓角。完成皮肤切口的闭合。

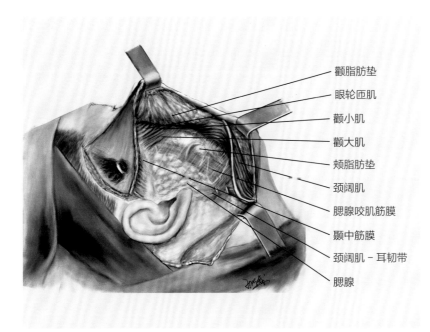

颞脂肪垫

眼轮匝肌

颧小肌

颧大肌

颊脂肪垫

颈阔肌

腮腺咬肌筋膜

颞中筋膜

颈阔肌－耳韧带

腮腺

◀ 图 4-3-25　深平面除皱术中 SMAS 瓣剥离完成后所见

SMAS 下剥离的横向部分和扩大的 SMAS 推进技术是一样的。当向前剥离遇到眼轮匝肌和颧大肌时，剥离层面浅出越过颧大肌表面，继续在眼轮匝肌表面剥离直至遇见颧小肌。

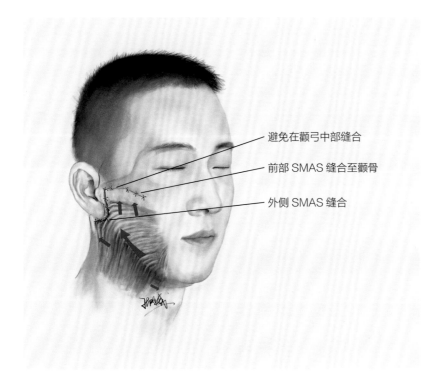

避免在颧弓中部缝合

前部 SMAS 缝合至颧骨

外侧 SMAS 缝合

◀ 图 4-3-26　SMAS 瓣提升缝合固定示意图

将下面部和颈部的 SMAS 向后上方牵拉，提升固定于耳后乳突区筋膜。该操作与中线处的颈阔肌成形术形成双向牵拉，将下颌下组织悬吊提升并维持其张力。中面部的皮肤筋膜复合组织瓣尽量垂直向上提升后，固定到颞深筋膜和 / 或颧骨体。

七、复合除皱术

- 该技术是在深部除皱术的基础上发展而成的。
- 复合除皱术掀起一个双蒂的复合肌皮瓣，上蒂是眼轮匝肌及眶下血管，下蒂是颈阔肌及面动、静脉。

135

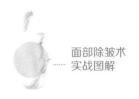

■ 掀起双蒂肌皮瓣使眼轮匝肌、颧脂肪垫及颈阔肌同时得到复位提升，恢复它们固有的解剖关系
（图 4-3-27）。

■ 该技术最大的特点是使求美者的面颈部整体年轻化。适应证包括面颈部重度老化松垂及复杂的二次
手术等。

■ 复合除皱术的"复合"，还有另一层意思：面部除皱术与下睑成形术、颏成形术等其他手术联合应
用，一次性完成。

■ 该技术耳前皮下分离范围小，大部分是在 SMAS 深面分离；下颌缘以下的颈部只作广泛的皮下
剥离。

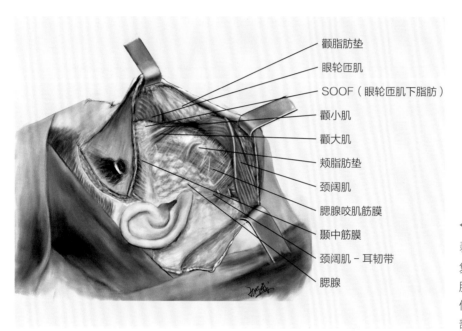

颧脂肪垫
眼轮匝肌
SOOF（眼轮匝肌下脂肪）
颧小肌
颧大肌
颊脂肪垫
颈阔肌
腮腺咬肌筋膜
颞中筋膜
颈阔肌 - 耳韧带
腮腺

◀ 图 4-3-27　复合除皱术
剥离完成后所见示意图
复合除皱术使眼轮匝肌、颧
脂肪垫及颈阔肌同时得到复
位提升，恢复它们固有的解
剖关系。

操作要点

■ 标记切口设计线和下颌缘，最好同时标记出眼轮匝肌、颧脂肪垫及颈阔肌的体表投影。

■ 行下睑成形术，方法与肌皮瓣法祛除眼袋相同。

■ 行耳前皮下剥离，范围大概上至颧弓、前至颧突与耳垂前 2cm 的连线，下至下颌缘。

■ 耳前区皮下剥离完成后，剥离颞部、耳后及颈部皮下层。下颌缘以下区域一直剥离到颈正中线。

■ 回到耳前区，切开 SMAS 和颈阔肌后缘行 SMAS 下剥离。向前上方剥离时会遇到颧大、小肌起始
部和眼轮匝肌外侧缘，剥离平面在此处浅出至颧肌浅面分离，直至鼻外侧并越过鼻唇沟，离断颧肌
在鼻唇沟真皮处的附着。注意需将眼轮匝肌保留在皮瓣上以确保血供不受破坏。

■ 行额部除皱术和颏下切口颈阔肌成形术。

■ 将复合瓣向外上方提紧，颈阔肌后缘上提固定在耳垂前的腮腺筋膜上，使颈阔肌复位。

■ 以较大的力量上提瓣的上部分，使颧脂肪垫和眼轮匝肌复位。

■ 闭合切口。顺序闭合耳前、耳后、额部、颞部切口，注意修复鬓角。最后关闭下睑成形术切口。

- 年轻求美者，只有皮肤松软但没有多少皱纹，韧带也不松弛，只需行浅表的脂肪重塑便可产生良好的效果。面颈部脂肪抽吸和脂肪移植过去被当作面部整容手术的辅助手段。但现在已成为年轻求美者和面部除皱术后局部调整的首选方法。

- 单纯的脂肪重塑和脂肪移植并不能使松弛和多余的皮肤绷紧。因此当求美者面颊部皱褶比较明显，尤其是脸较瘦、鼻唇沟深的求美者，应行除皱术而不是只进行脂肪填充。如果伴有颈阔肌束带形成，可同时行中线处颈阔肌成形术。

- 求美者较年轻，只有皮肤皱褶，但深部组织仅有细微的松弛，可采用单一层次除皱技术。

- 肌筋膜和韧带松弛的求美者，需要行两个层次的面部除皱术。做过深层剥离除皱术需要修复或者反复多次进行面颈部吸脂和脂肪填充的求美者，特别是深层组织结构层次不清者，最好采取单一层次除皱方法。

- 医师还要考虑到衰老程度和与之相对应的手术范围。对衰老程度较严重的求美者，应该相应地扩大手术范围。

- 当需要行两个层次的面部除皱术时，对于仅有轻度的下颌部皮肤组织松垂、不伴有颊部下垂的年轻求美者适合行 SMAS 折叠或少量的 SMAS 部分切除术；而对于年龄较大的、面颈部皮肤软组织松垂较为严重的，则适合行较广泛的 SMAS 下剥离术。

- 面神经颞支出腮腺上缘后跨越颧弓表面上行。因此传统的 SMAS 瓣横切口位于颧弓下 1cm 左右，以免损伤面神经颞支。此即低位 SMAS 技术（图 4-5-1）。

- 随着对面部解剖研究的深入，现已明确面神经颞支从腮腺上缘发出，紧贴颧弓骨膜越过颧弓，随后走行在颞中筋膜内并受其保护。在颧弓上方约 2cm 处面神经颞支才浅出到颞浅筋膜的深面。因此可将 SMAS 横切口设计在颧弓上缘，在颞中筋膜浅面（包括颧弓浅面部分）剥离可以获得颧弓上下连续的 SMAS 瓣。此即高位 SMAS 技术（图 4-5-1）。

- 传统的低位 SMAS 技术不涉及中面部以及眶下区域的组织，不能改善中面部和眶周的老化问题。

- 高位 SMAS 技术分离范围在颧弓以上，可以提供更高层面的矫形力量，可以利用其旋转的力量悬吊提升面中部，进而矫正睑颊沟和下睑凹陷，能够提升更广泛的软组织，更适合亚洲人中面部宽扁的外貌特征（图 4-5-2）。

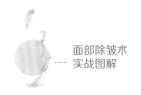

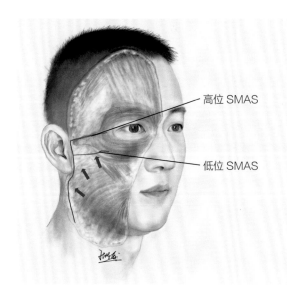

▲ 图 4-5-1　SMAS 切口设计示意图

SMAS 瓣横切口位于颧弓下 1cm，称为低位 SMAS 技术；位于颧弓上缘，则称为高位 SMAS 技术。

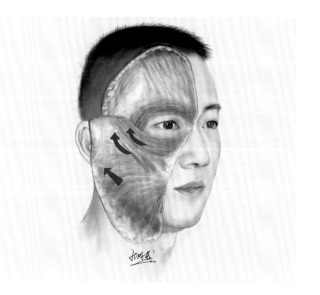

▲ 图 4-5-2　高位 SMAS 瓣的提升示意图

高位 SMAS 技术分离范围在颧弓以上，可以利用其旋转的力量悬吊提升面中部，能够提升更广泛的软组织，更适合亚洲人中面部宽扁的外貌特征。

第六节　悬吊缝合位置和缝合材料的选择

- 当组织松解完成后，需要将拟提升组织悬吊固定在新的位置上，以达到一个理想的提升效果。

- 支持韧带的附近会比较坚韧，是理想的缝合部位。这里是韧带本身的位置，这些缝合要模仿原生的支持韧带，保持"活动的"组织间隙，缝合后也会更自然。因此最佳的缝合位置应该是支持韧带分布的部位。例如颧弓韧带和颈阔肌 - 耳韧带区域，非常坚韧致密，是理想的缝合部位。

- 提升悬吊固定组织，需要考虑提升向量的问题。理想的缝合固定部位应该是一个可以调整提升张力和方向的部位。从这个角度看，颞深筋膜也是一个理想的缝合部位。

- 缝合材料推荐使用不可吸收编织线，因为它们可以刺激胶原和弹力纤维在缝线周围沉积，形成类似韧带的结构。丝线的线结反应较大，常选用 3-0 涤纶线。

- 有学者认为面部除皱术是在多个层次进行剥离的。剥离层面瘢痕粘连愈合后，缝线的使命即已结束。悬吊和抗张力的作用主要依靠瘢痕组织维持。因此选用丝线、涤纶线或者可吸收缝线均可。

　　无论是采用哪种除皱技术，都只是将松垂下移的软组织复位、固定，达到面部年轻化的效果，但无法解决衰老时面颈部容量改变引发的问题，更不能解决皮肤弹性变差等皮肤质地的问题。因此，要想获得更加理想的年轻化效果，除了软组织的提紧、折叠、移位外，脂肪塑型、代用品植入或光电技术等手段的综合应用是必需的。

第五章

经颏下入路颈阔肌成形术

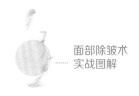

■ 优美的颏颈部轮廓是年轻的重要标志。颏颈部年轻化手术方式有多种：颏颈部吸脂术、经颏下入路颈阔肌成形术、经颏下入路颈阔肌成形术结合下颏假体置入术、颈部除皱术联合面部除皱术等。

■ 对大多数求美者来说，单纯的颈部吸脂术并不能完全解决问题。过度的吸脂超出皮肤自然回缩能力时，会导致颈部皮肤显得更加松弛，且会造成颈部深层结构的轮廓可见。

■ 从生物力学角度来讲，使用传统面部提升术的耳周切口几乎不可能收紧颈前和颏下的皮肤。

■ 单纯提拉颈部皮肤时会受到未剥离组织的限制，不能长期改善颈部轮廓。当对颈部皮肤和深部组织分别进行剥离后，使他们呈独立的活动状态，可以对深层组织进行解剖矫正，最大限度地切除颈部多余皮肤，从而获得更加紧致、自然持久的术后效果。

■ 当有广泛的颈阔肌下脂肪堆积，或颈阔肌在松弛状态下出现束带样改变时，仅采用浅表颏下吸脂和外侧入路颈阔肌成形术往往达不到理想效果。只有矫正深部组织结构造成的问题并对颏下区域进行悬吊才能完全改善下颌轮廓。这时经颏下入路颈阔肌成形术就不可避免。

■ 下颌骨韧带将下颌骨前缘与其表面的皮肤相连，勾勒出下颌前缘的轮廓；颈阔肌 - 耳韧带发生松弛时会导致颈阔肌下垂。因此要想获得更加平衡和自然的颈部年轻化效果，需要从侧方和颏下切口一起进行广泛分离。所以经颏下入路颈阔肌成形术通常与耳周切口的面部除皱术同时进行。

第一节　术前评估、检查与分析

　　手术前需对求美者的颏颈部进行美学评估，观察分析衰老解剖学变化及病因，并预估术后效果。

■ 轮廓曲线优美的下颌缘和形态良好的颏下区域是美与性感的体现。随着老化，下颌缘会逐渐变得模糊欠清晰，颏下区域显得臃肿。颏颈部矫形后使人显得年轻、优雅和健康。

■ 下颌角度、舌骨位置及颏颈角共同构成了下颌缘和颏颈部的美学基础。

■ 理想的下颌角度有多种方法可以评价。最简单的方法就是通过鼻根点作一条与 Frankfurt 平面（由颅骨两侧的外耳门上缘点和左侧眶下缘点所组成的一个平面）垂直的相交线，颏前点应该位于这条线上，或在这条线的稍后方（图 5-1-1）。

■ 舌骨典型位置应位于第 4 颈椎或在其上方。从侧面看，正常的舌骨位于颏下点水平的上方或平齐。舌骨位置改变会影响颏颈角和下颌缘的形态以及手术效果。

■ 真正的低位舌骨是无法通过外科手术矫正的。当求美者为了获得理想的颈部轮廓而要求手术时，术前就应该告知其这个解剖上的限制（图 5-1-2）。

■ 理想的颏颈角为 105°～ 120°。其不仅受颏下脂肪堆积的影响，还受到舌骨位置、肌肉、腺体以及皮肤松弛度等多种因素的影响。

■ 下颌退缩、小颏畸形或低位舌骨等情况所致的颏颈角变钝，除皱术效果并不理想。但辅助行下颏假

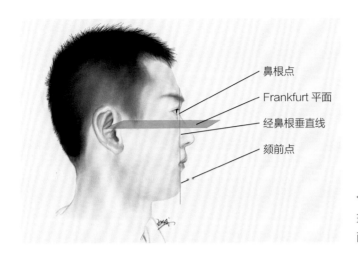

◀ 图 5-1-1　理想颏前点位置示意图

理想的颏前点，通常位于通过鼻根点与 Frankfurt 平面垂直相交的线上，或在这条线的稍后方。

鼻根点

Frankfurt 平面

经鼻根垂直线

颏前点

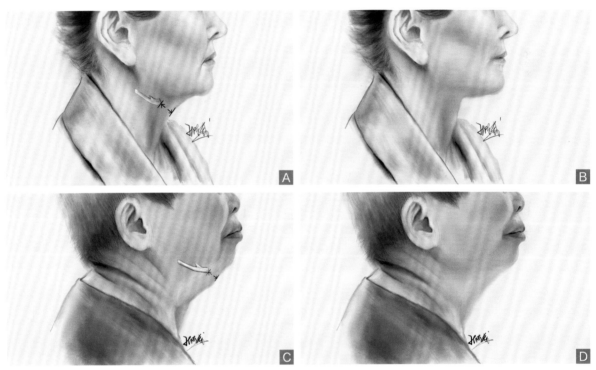

▲ 图 5-1-2　舌骨位置对术后颏颈角和下颌缘形态的影响示意图

A. 术前求美者舌骨位置较高；B. 术后能获得理想的颈部轮廓；C. 术前求美者舌骨位置较低；D. 舌骨位置较低无法通过外科手术矫正的，术后效果相对不理想。

体植入或颌面手术，能使情况得到改善。

■ 颈部皮肤缺乏弹性、赘皮严重的求美者，不适宜只行经颏下入路颈阔肌成形术。需同时行侧方入路面颈部除皱术，方能取得良好效果。颈部多余的赘皮不能经颏下切口去除，以免切口延长而使切口两端露出在颏突以外。

■ 颈阔肌下脂肪堆积、二腹肌前腹肥大以及下颌下腺"脱垂"等深层结构的问题也会影响颈部的轮廓，但术前可能会被皮下脂肪、松弛的颈阔肌或皮肤所掩盖。当处理好浅层组织的问题之后，这些深层结构的问题便会暴露出来。

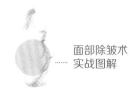

面部除皱术
实战图解

- 让求美者收缩颈阔肌，可辨别脂肪的位置。当脂肪堆积位于皮下时，不易在皮肤表面观察到颈阔肌的收缩活动；当脂肪位于颈阔肌下时，可明显看到颈阔肌的收缩。医师也可以用手捏起求美者颈部的脂肪，当脂肪堆积是存在于皮下时，其不受颈阔肌收缩的影响（图5-1-3）。

- 那些先天性颏下区域饱满、颏颈角较大、颈部轮廓不美观的求美者，大多存在颈阔肌下脂肪堆积。

- 两侧颈阔肌内侧缘的间距因人而异。当颈阔肌发生松弛时，颈中线处存在颈阔肌纤维左右交叉的求美者会表现为上颈部颈阔肌赘余，而无肌纤维交叉的求美者会表现为颈阔肌束带。此现象在收缩颈阔肌时会更加明显。

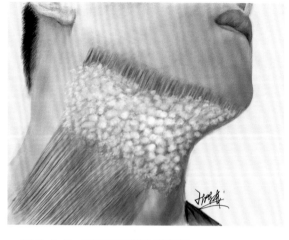

▲ 图5-1-3 颈部皮下脂肪示意图

嘱求美者收缩颈阔肌，当颈部脂肪堆积位于皮下时，不易在皮肤表面观察到颈阔肌的收缩活动；当脂肪位于颈阔肌下时，可明显看到颈阔肌的收缩。

- 要正确区分颈部条索是颈阔肌束带还是皮肤松弛条索样改变。如果这些束带会随颈阔肌收缩变紧，说明其是由于颈阔肌紧缩造成的；如果颈阔肌束带始终柔软且不随颈阔肌的收缩而变化，则说明其与皮肤松弛有关。

- 肥大的二腹肌前腹会在下颌下腺前方的皮下隆起，呈香肠样的形态。当屈颈、二腹肌收缩时情况会更明显；当抬头，伸展下颌使二腹肌放松时，情况就会改善。如果颏下区域轮廓臃肿是由于脂肪堆积造成的，伸展下颌时下颌轮廓并不会得到改善。

- 术前需触诊下颌下腺，感受其位置、大小及对称性。形态和位置正常的下颌下腺位于下颌下三角外侧，质地柔韧，边界清，有一定的活动度。

第二节　术前准备

- 拟同时行耳周切口面部除皱术时，先设计并标记好耳周切口线（详见第六章第一节），适当剪除切口部位毛发，暴露毛发间切口区域。切口周围头发扎编小辫子（图5-2-1）。

- 求美者取直立位标记颏颈部吸脂范围和皮下剥离范围，两者基本一致。两侧通常到达胸锁乳突肌前界，下方超越第一道颈横纹（约在甲状软骨水平）。在肥胖求美者中，脂肪抽吸范围可以延伸到锁骨上水平（图5-2-2）。

- 在项部垫一项托，能辅助求美者术中保持伸展下颌的体位，方便术者操作（图5-2-3）。

- 肘部和脚跟等压力点用硅胶垫等缓冲材料垫托。

- 双上肢自然位置摆放固定，勿过度内收或外展。

142

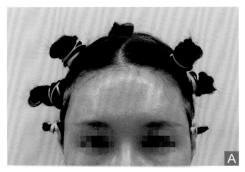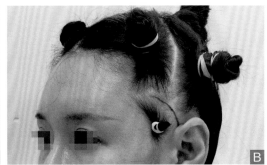

▲ 图 5-2-1 术前头发扎编小辫子

A. 术前切口周围头发扎编小辫子后正位观; B. 术前切口周围头发扎编小辫子后半侧位观。

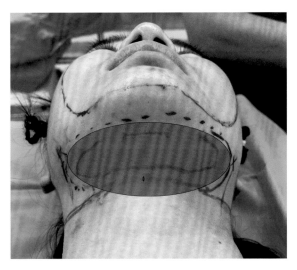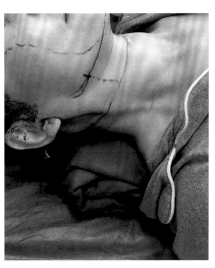

▲ 图 5-2-2 标记颏颈部吸脂范围及皮下剥离范围

颏颈部吸脂范围和皮下剥离范围基本一致（红色区域）。两侧达胸锁乳突肌前界，向下超越第一道颈横纹，大概在甲状软骨水平。

▲ 图 5-2-3 在求美者项部垫一项托

求美者仰卧后，在其项部垫一项托，使其颈部处于过伸位，打开颏颈角，方便颏下部位操作。

第三节 手 术 操 作

　　经颏下入路颈阔肌成形术和耳周切口面部除皱术，两个术式的先后顺序可依据手术医师的习惯而异。笔者通常是先在静脉麻醉下行颏颈部麻醉肿胀液注射，待局麻药起效后，在求美者清醒状态下行经颏下入路颈阔肌成形术。颈阔肌成形术完成后，再改为经口插管全身麻醉下行耳周切口的面部除皱术。

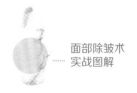

一、颏下切口设计

- 颏下区皮肤移动度大，切口很容易歪斜。设计和标记切口线时注意先作垂直中线和水平线的标记（图 5-3-1）。

- 对于颏下轻度松弛的求美者，颏下切口可以设计在颏下皱褶处。但切口瘢痕形成有可能会加深颏下皱褶（图 5-3-2）。

- 对于颏下组织下垂较严重和颏下折痕较深的求美者，如果颏下切口设计在原有的颏下深折痕处，将使情况更糟糕，导致人为制造"双下巴"的外观表现。此时切口应设计在颏下皱褶下方 5~10mm 处，且手术时应朝颈部方向皮下剥离松解原有的颏下深折痕。将切口设计在颏下皱褶的下方，也能更好地暴露颈部更深、位置更低的结构，方便手术操作（图 5-3-3）。

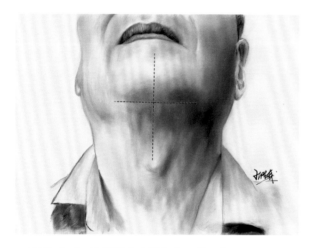

▲ 图 5-3-1　标记垂直中线和水平线示意图
设计和标记颏下切口线前，先标记垂直中线和水平线作为参考，以免切口线设计歪斜。

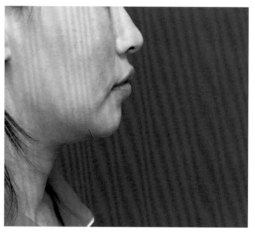

▲ 图 5-3-2　颏下切口线设计在颏下皱襞处
术前求美者存在轻度颏下皱襞时，可将切口线设计在颏下皱襞处。

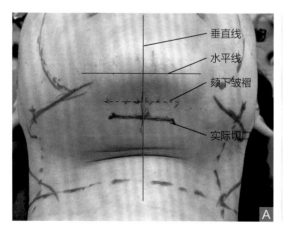

垂直线
水平线
颏下皱褶
实际切口

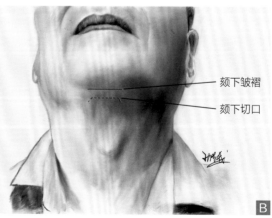

颏下皱褶
颏下切口

▲ 图 5-3-3　颏下切口线设计在原有颏下皱襞下方示例图和示意图
A. 对于颏下组织下垂较为严重和颏下折痕较深的求美者，颏下切口应避免设计在原颏下皱襞处，否则会加深原有的颏下折痕，此时应将切口设计在原颏下折痕的下方，设计画线时注意参考坐标系，避免歪斜；B. 对于术前颏下折痕较为严重的求美者，颏下切口宜设计在颏下皱襞下方 5~10mm 处。

- 颏下切口通常设计为位于正中线上的横行切口。越短越好,以能放进光导拉钩等器械进行操作和清晰暴露术野为度,平均宽度为3cm,通常不会超过4cm。
- 延长该手术切口前,可将颊部皮肤向两侧提升,以检查延长后的切口会不会移动到面部。
- 为少量去除皮肤,便于修整猫耳畸形及皮缘,可以在切口两端向外下方各切开2mm,延长该切口还可增加颈阔肌操作的暴露视野(图5-3-4)。

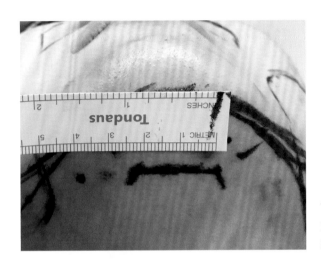

◀ 图5-3-4 颏下切口设计线
为方便暴露术野,可将横行切口线末端向外下方各延长2mm,此设计也更利于修整皮缘及猫耳畸形。

二、注射肿胀麻醉液

- 即使采用全麻,肿胀麻醉也可联合应用。这对疼痛控制、止血和组织水剥离都是非常有价值的。
- 肿胀麻醉液配制:生理盐水500mL+2%利多卡因25mL+0.1%盐酸肾上腺素0.5mL。
- 注射肿胀液原则:足量、注射层次清晰(皮下层)、注射均匀平整、避开重要血管(图5-3-5)。
- 行面部除皱术时,所有区域注射肿胀液总用量约为500mL。左、右侧各250mL。每侧耳前、耳后(包括颈区)各125mL(图5-3-6)。
- 注射完成后,需要待肿胀麻醉起效后再开始手术。等待约15分钟,标志是注射区域的皮肤发白(图5-3-7)。

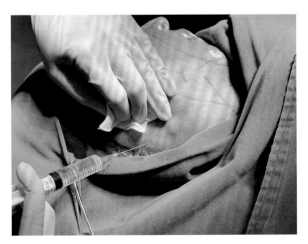

◀ 图5-3-5 注射肿胀液示意图
注射肿胀液时,需要注射均匀、足量、层次清晰,同时避开重要的血管。

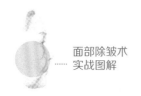
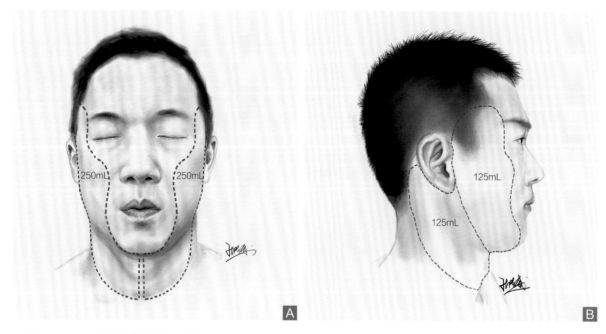

▲ 图 5-3-6　肿胀液注射部位和注射量示意图
A. 左右侧各注射肿胀液 250mL；B. 每侧耳前及耳后各注射肿胀液 125mL。

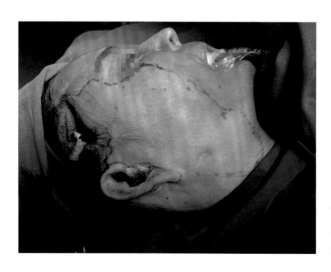

◀ 图 5-3-7　需等待肿胀麻醉起效后在开始手术
肿胀液注射完成后，需要等待约 15 分钟，肿胀麻醉起
效后再开始手术。标志是注射区域的皮肤发白。

三、切开颏下切口

■ 由于颏下皮肤松软、移动度大，为方便精准操作，在切开皮肤时，可用示指与中指在切口两端反向
　拉伸绷紧皮肤（图 5-3-8）。

■ 手术刀片与皮肤垂直下刀，一次性全层切透皮肤，深达皮下，切忌拉锯式往复切开皮肤。

■ 为避免吸脂时吸脂针往复运动损伤皮缘，可在颏下切口两端的拟去皮范围内另行切开吸脂用小切口
　（图 5-3-9）。

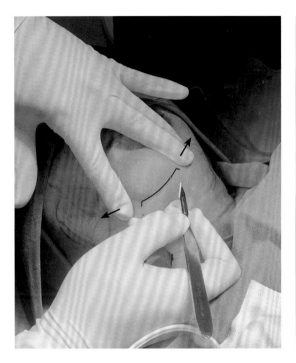

▲ 图 5-3-8　切开颏下切口

由于颏下皮肤松软，切开皮肤时容易发生偏斜。可用手指将切口两端绷紧，方便精准操作。

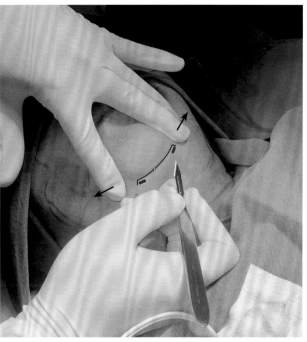

▲ 图 5-3-9　切开吸脂开口

需行颈部皮下吸脂时，为了避免吸脂针往复运动损伤皮缘，可在颏下皮肤切口两端另行切开吸脂用小切口（红色短线）。

四、吸脂

- 下颌区域吸脂术移除的主要是颈阔肌浅层脂肪。颈阔肌下深层脂肪堆积需要开放式直视下精确去除并彻底止血，一般不适宜吸脂。

- 大部分求美者的脂肪堆积都出现在颈阔肌深面，颈阔肌浅层脂肪通常无需去除或仅需少许去除。

- 吸脂是为了吸除适量的脂肪，但更重要的目的是对脂肪进行塑形。为使颈部看起来柔和、美观，皮下脂肪必须要有所保留。

- 进行颈部吸脂的另一个好处是可以先进行皮下预剥离，使接下来的皮下剥离操作变得更加容易。同时还可以产生收缩颈部皮肤的效果。

- 选取两个进针点，分别进行扇形吸脂，这种十字交叉的抽吸方式能使吸脂区域更加平整（图 5-3-10）。

- 通常选用直径 2~3mm 的吸脂针，应用注射器手动快速往复运动进行吸脂。抽吸过程中始终保持吸脂针的开口朝向脂肪侧而非真皮，否则真皮中会形成永久性凹槽（图 5-3-11）。

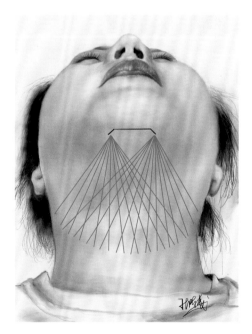

▲ 图 5-3-10　吸脂隧道分布示意图

两个进针点的十字交叉吸脂方式能使吸脂区域更加平整。

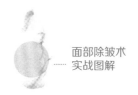
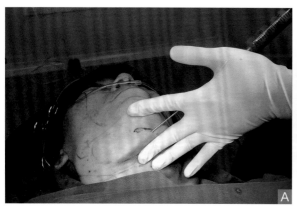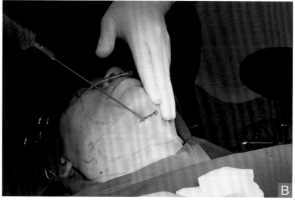

▲ 图 5-3-11　颈部皮下吸脂操作
A. 通常选用直径 2～3mm 吸脂针进行吸脂，图示正在进行颈部右侧皮下吸脂；B. 抽吸过程中始终保持吸脂针的开口朝向深面而非真皮侧，避免形成永久性凹槽，图示正在进行颈部左侧皮下吸脂。

- 下颌缘附近吸脂时，将吸脂针开口朝向下颌缘。小心谨慎地抽吸下颌缘下方的皮下脂肪，以免损伤面神经下颌缘支。注意重点吸除下颌缘下方而不是上方的皮下脂肪，否则将使下颌缘轮廓变得模糊不清。
- 肉眼可见脂肪减少或非脂肪的红色吸出物时即可停止抽吸。此时可以用示指与拇指夹住治疗区域皮肤，感受吸脂区域皮肤的平整性。吸脂术中吸出的脂肪一般不会超过 15mL。
- 当无法确定吸脂量时，遵循吸脂量宁少勿多的原则。预防并发症最好的办法就是减少吸脂量。
- 如有必要，可将抽吸出来的脂肪进行离心过滤等处理后用于面部填充。

五、皮下剥离

- 由于先进行过皮下脂肪抽吸，颏颈部皮下剥离会变得非常轻松，只需将皮下层吸脂后遗留的隧道间纤维剪断即可（图 5-3-12）。

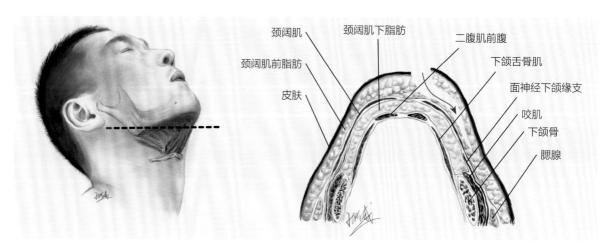

▲ 图 5-3-12　颏颈部皮下剥离层次示意图
颏颈部皮下剥离层次在皮下脂肪层，颈阔肌浅面。由于先进行过皮下脂肪抽吸，颏颈部皮下剥离会变得非常轻松。

■ 要获得适当的皮肤重置和平滑的下颌轮廓线，就需要松解颏下皱褶和下颌骨韧带。

■ 全层切开颏下切口后，往颏部方向剥离颏下沟，游离颏下皱褶处皮下组织，有助于改善颏下折痕凹陷，使皮肤更加平整。但并非所有的求美者都需要这一操作步骤，这主要针对下颌下松垂较明显的中重度衰老求美者（图 5-3-13）。

■ 接着向外上方分离松解下颌骨韧带，可使下颌缘前端的皮肤获得更大的移动度，从而改善口角囊袋和下颌缘轮廓（图 5-3-14，图 5-3-15）。

■ 颏部皮下和下颌骨韧带的松解有助于矫正"双下巴"畸形。

■ 剥离颏颈部皮瓣时，最好使用钝头、S 形弧度的组织剪。因颏颈部组织曲度大，切口小，使用这样的剪刀会更加方便操作（图 5-3-16）。

■ 皮瓣剥离范围与吸脂范围基本一致（图 5-3-17）。

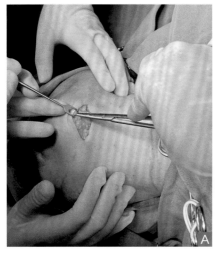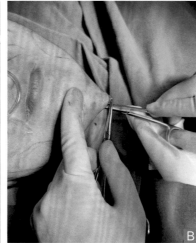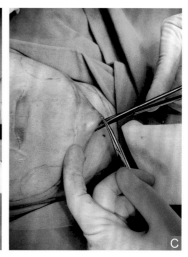

▲ 图 5-3-13 松解颏下皱襞皮下组织

剥离松解颏下皱襞处皮下组织，改善颏下折痕凹陷。A. 往颏部方向剥离颏下沟；B. 游离颏下皱褶处皮下组织；C. 充分游离松解颏下皱褶处皮下组织。

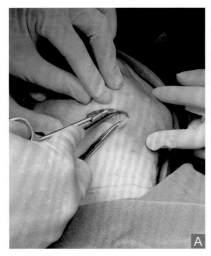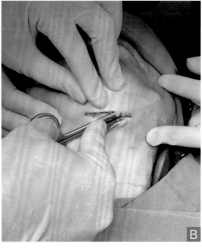

◀ 图 5-3-14 离断下颌骨韧带

通过颏下切口，在皮下层离断下颌骨韧带。A. 用剪刀通过颏下切口向外上方分离松解下颌骨韧带；B. 分离松解下颌骨韧带时确保剥离层次是在皮下层。

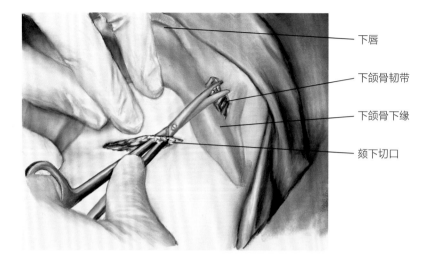

下唇

下颌骨韧带

下颌骨下缘

颏下切口

◀ 图 5-3-15　用剪刀离断下颌骨韧带示意图

离断下颌骨韧带可使下颌缘前端的皮肤获得更大的移动度，从而改善口角囊袋和下颌缘轮廓。

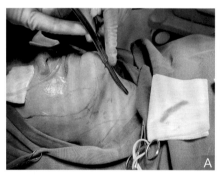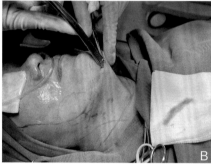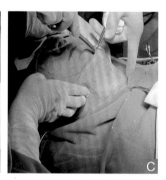

▲ 图 5-3-16　剥离颏下及颈部皮肤

剥离颏颈部皮瓣时，最好使用钝头、S 形弧度的组织剪，其切合颏颈部组织曲度，方便操作。

A. 钝头、S 形弧度的组织剪，很切合颏颈部组织曲度；B. 用钝头、S 形组织剪通过颏下切口行颏颈部皮瓣剥离；C. 剥离皮瓣时要在皮瓣上施加反向的张力。

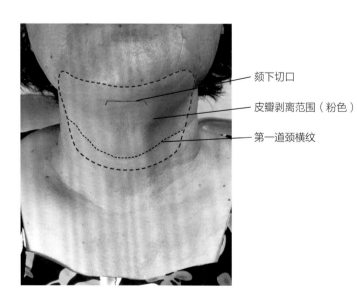

颏下切口

皮瓣剥离范围（粉色）

第一道颈横纹

◀ 图 5-3-17　颏颈部皮下剥离范围示意图

皮瓣剥离范围与吸脂范围基本一致（红色区域）。

- 剥离皮瓣时要在皮瓣上施加反向的张力。保持皮瓣张力有利于剪刀走行在正确的层面上，避免误入其他疏松层次。剥离到远处时，可嘱助手绷紧剥离区松软的皮肤，便于剪刀在皮下正确的平面上顺利滑动操作。（见图 5-3-16C）

- 虽然皮下剥离通常是安全的，但在该区域中线两侧常会遇见颈前静脉，因此建议在该区域进行皮下剥离时，最好使剪刀尖朝向真皮侧（图 5-3-18）。

- 皮瓣剥离完成后，可在直视下进一步仔细修剪皮下脂肪，使之更加平整。但皮瓣不能剥离太薄，皮瓣上一定要保留相对厚度和均匀的脂肪，避免颈阔肌与真皮粘连。否则会产生僵硬、不自然平整的外观，同时整个颈部深层的解剖结构也会过度显露，修复非常困难（图 5-3-19）。

- 最后在光导拉钩辅助下，用双极电凝彻底止血。充分止血是面部除皱术的重要部分，且在手术每个阶段操作完成后都必须进行（图 5-3-20）。

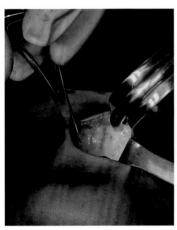 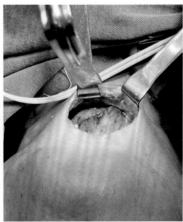 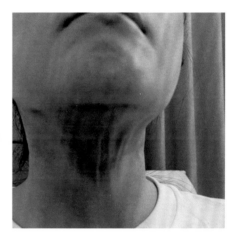

▲ 图 5-3-18　术中遇见颈前静脉示例图
在颈部中线两侧进行皮下剥离时，通常会遇见颈前静脉。因此建议在该区域进行皮下剥离时，最好将剪刀尖朝向真皮侧，以免误伤颈前静脉。

▲ 图 5-3-19　颈阔肌与真皮粘连外观
颈部皮瓣上需保留一定厚度且均匀的脂肪，避免颈阔肌与真皮粘连产生僵硬、不自然的外观。

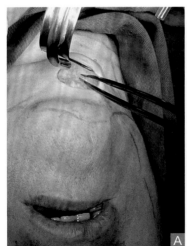 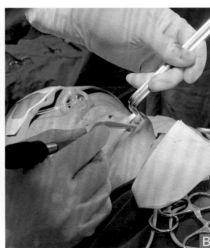 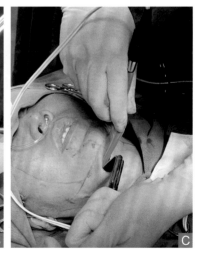

▲ 图 5-3-20　在光导拉钩辅助下应用双极电凝彻底止血
充分止血是面部除皱术的重要部分，且在手术的每个阶段操作完成后都必须进行。A. 充分止血是面部除皱术的重要部分；B. 在光导拉钩辅助下，用双极电凝止血；C. 仔细全面检查剥离区的出血点并充分止血。

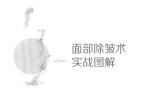
六、剥离颈阔肌

- 有时皮瓣剥离完成后，颈阔肌纤维形态即清晰可见（图 5-3-21）。但通常颈阔肌表面会覆盖一薄层脂肪组织，使得颈阔肌形态并不能清晰显露。

- 颈阔肌下剥离层次如图所示（图 5-3-22）。

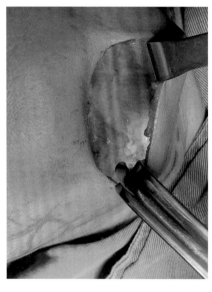

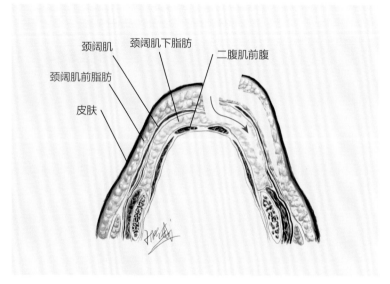

▲ 图 5-3-21 掀起颈部皮瓣，可见颈 ▲ 图 5-3-22 颈阔肌下剥离层次示意图
阔肌纤维

有时皮瓣剥离完成后，颈阔肌纤维形态即清晰可见。但通常颈阔肌表面会覆盖一薄层脂肪组织。

- 用记号笔在颏颈部的皮下标记正中线，避免从中线向两侧剥离颈阔肌时发生偏斜（图 5-3-23）。

- 沿中线两侧各用一把血管钳夹住颈阔肌前缘并提起，用剪刀沿中线剪开颈阔肌。如果左右两侧颈阔肌纤维未在中线处交叉融合，此时剪刀剪开的是筋膜组织。

- 用血管钳夹住一侧颈阔肌前缘并提起，用剪刀紧贴颈阔肌下表面向两侧钝性剥离至经咬肌前缘的垂直线附近（图 5-3-24，图 5-3-25）。

- 向上剥离达下颌骨下缘。向下剥离范围可根据颈阔肌松弛情况进行调整，一般会达甲状软骨水平（图 5-3-26，图 5-3-27）。

- 剥离过程中谨防静脉丛出血，并随时确切止血。

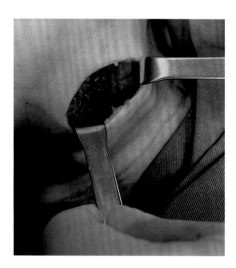

▲ 图 5-3-23 标记颈正中线

在剥离颈阔肌前，先标记好颈正中线，避免从中线分离两侧颈阔肌时发生偏斜。

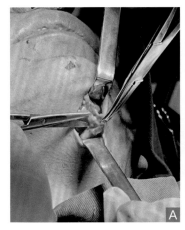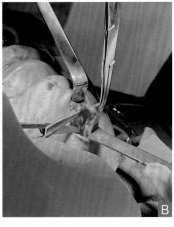

◀ 图 5-3-24　从中线处开始剥离颈阔肌瓣

A. 从中线处剖开左右两侧颈阔肌的交叉连接后，用血管钳夹住一侧颈阔肌前缘并提起；

B. 用剪刀紧贴颈阔肌下表面向两侧剥离。

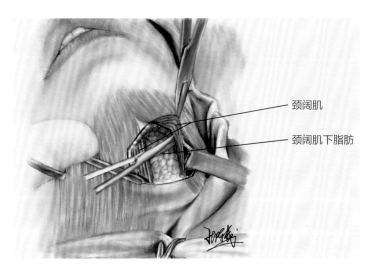

颈阔肌

颈阔肌下脂肪

◀ 图 5-3-25　剥离颈阔肌瓣示意图

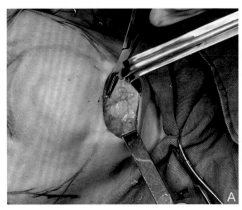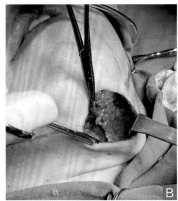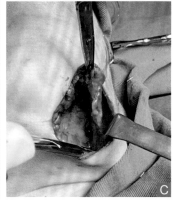

▲ 图 5-3-26　颈阔肌瓣剥离范围

颈阔肌瓣剥离范围向上至下颌骨下缘，向下一般至甲状软骨水平，两侧至经咬肌前缘的垂直线附近。A. 用血管钳夹住颈阔肌内侧缘；B. 牵拉颈阔肌内侧缘，感受颈阔肌的松弛情况，调整剥离范围；C. 剥离范围通常会达甲状软骨水平。

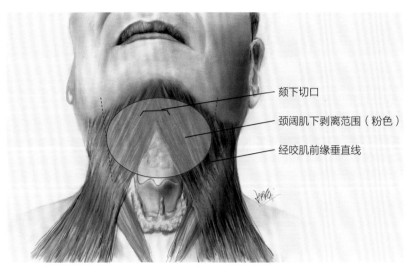

颏下切口

颈阔肌下剥离范围（粉色）

经咬肌前缘垂直线

◀ 图 5-3-27　颈阔肌瓣剥离范围
示意图

七、颈阔肌深层组织处理

颈阔肌剥离完成后，将暴露其深层结构。面部除皱术常涉及的深层组织结构主要包括颈阔肌下脂肪、二腹肌前腹和下颌下腺（图 5-3-28）。

（一）颈阔肌下脂肪

■ 沿正中线剥离颈阔肌后即可见颈阔肌下脂肪。其位于两侧二腹肌前腹之间及覆盖二腹肌前腹之上，呈三角形分布（图 5-3-29）。

■ 如果存在过多的颈阔肌下脂肪，最好是在开放式直视下剪除，避免采用闭合式脂肪抽吸的方法去除。

■ 用血管钳将其夹住并拉出，再用剪刀或电刀修剪，注意充分止血（图 5-3-30）。

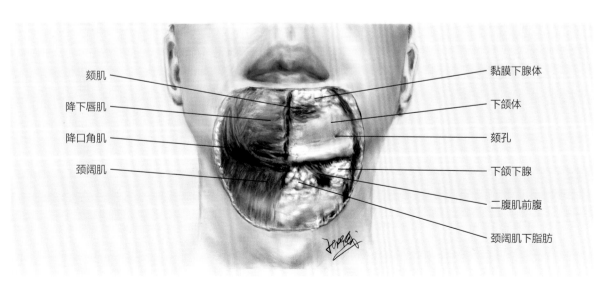

颏肌

降下唇肌

降口角肌

颈阔肌

黏膜下腺体

下颌体

颏孔

下颌下腺

二腹肌前腹

颈阔肌下脂肪

▲ 图 5-3-28　颈阔肌下深层组织结构示意图

面部除皱术常涉及的颈阔肌下深层组织结构主要包括颈阔肌下脂肪、二腹肌前腹和下颌下腺。

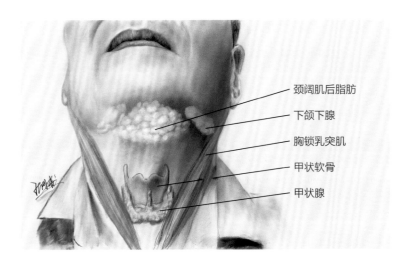

◀ 图 5-3-29　颈阔肌下脂肪示意图
颈阔肌下脂肪位于两侧二腹肌前腹之间及覆盖二腹肌前腹之上，呈三角形分布。

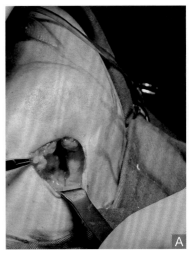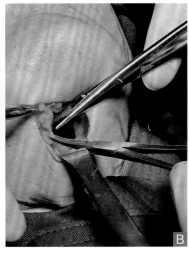

◀ 图 5-3-30　直视下去除颈阔肌下脂肪
A. 用血管钳将颈阔肌下脂肪夹住并拉出；
B. 用剪刀或电刀作适量修剪。

■ 去除脂肪的量，要根据二腹肌的体积和下颌下腺的位置而定。将脂肪清除到与二腹肌前腹平齐可作为去除颈阔肌下脂肪量的标志，但也要结合整个颈部的线条来分析。切记不要在两侧二腹肌之间留下凹陷，颏下软组织凹陷修复非常困难。

■ 对于女性求美者，需特别注意不要过度去除舌骨前区的脂肪，否则术后会使喉结过于男性化。

（二）二腹肌前腹

■ 肥大的二腹肌前腹术前可能会被脂肪掩盖，脂肪去除后才暴露出来。

■ 去除颈阔肌下脂肪后即可看到二腹肌前腹。应根据具体情况决定是否处理二腹肌前腹。如果不处理二腹肌前腹，那么二腹肌间的脂肪也不应去除（图 5-3-31）。

■ 用电刀沿二腹肌前腹的长轴做部分片状切除。通常二腹肌需切除一半以上才能达到较好的术后效果。

（三）下颌下腺

■ 当下颌下腺明显肥大、下垂，影响颈部轮廓时，通过提紧浅部组织来达到这些结构的提升和支撑的长期效果注定会很差，术后颏下区消肿后腺体将更加明显。此时可部分切除下颌下腺（图 5-3-32）。

■ 切除的部分腺体通常仅限于浅表叶。浅表叶切除对唾液分泌没有明显的影响。

■ 在二腹肌前腹外侧切开下颌下腺鞘膜，暴露下颌下腺。将腺体外上侧用 Allis 钳夹住并向外牵拉，切除部分腺体直到颈部轮廓改善（图 5-3-33）。

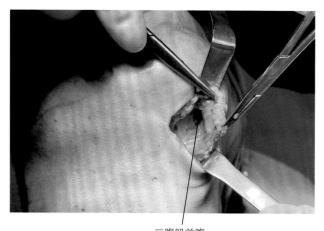

二腹肌前腹

▲ 图 5-3-31　去除颈阔肌下脂肪后即可看到二腹肌前腹
应根据具体情况决定是否切除部分二腹肌前腹。

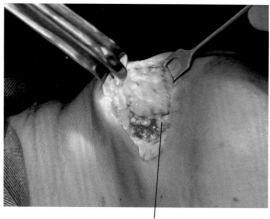

下颌下腺

▲ 图 5-3-32　术中所见下颌下腺
下颌下腺位于下颌骨下缘及二腹肌前、后腹所围成的下颌下三角内。当下颌下腺明显肥大、下垂，影响颈部轮廓时，可部分切除下颌下腺。

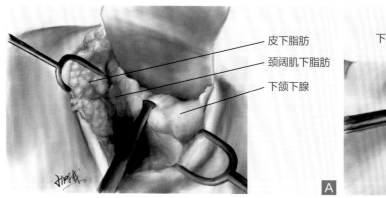

皮下脂肪
颈阔肌下脂肪
下颌下腺

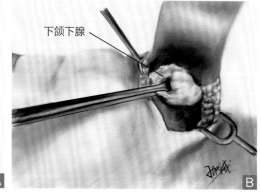

下颌下腺

▲ 图 5-3-33　切除部分肥大松垂的下颌下腺示意图
A. 在二腹肌前腹外侧切开下颌下腺鞘膜，暴露下颌下腺，将腺体外上侧用 Allis 钳夹住并向外牵拉；B. 切除部分肥大松垂的下颌下腺直到颈部轮廓改善。

■ 操作时务必小心，避免损伤下颌后静脉和面神经下颌缘支。同时要注意止血处理。

■ 用缝线关闭包膜可以减少唾液囊肿的发生。

■ 如求美者存在小颏畸形、下颌后缩等情况，当颈阔肌深层结构处理完成后，可在颏下沿中线切开至下颌骨骨膜下，置入下颏假体。也可利用颈部吸出的脂肪进行自体脂肪隆颏。

八、颈阔肌内侧缘收紧缝合

- 用血管钳夹住颈阔肌内侧缘向正中线牵拉，观察并感受颈阔肌的弹性和松弛度（图 5-3-34）。

- 颈阔肌内侧缘的收紧，可以增加该区域的悬吊力量。特别是舌骨上方的缝合，可以向口腔底部提升。

- 如果颈阔肌松弛严重，可将颈阔肌内侧缘剪除 1 ~ 2cm 后再左右收紧缝合。注意不能将左右两侧颈阔肌内侧缘向中线拉拢重叠缝合成厚厚的肌肉条索（图 5-3-35）。

- 颈阔肌内侧缘多余部分的剪除范围，应当根据求美者颈阔肌的松弛情况适当调整。通常从颏下颈阔肌的起点开始，至舌骨水平下方附近，可以根据需要向下延伸至甲状软骨水平（图 5-3-36，图 5-3-37）。

- 剪除松弛的颈阔肌内侧缘后，应仔细地彻底止血。

- 可采用连续缝合或间断缝合的方式，将两侧颈阔肌内侧缘以中等张力拉拢缝合（图 5-3-38，图 5-3-39）。

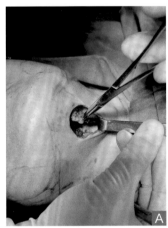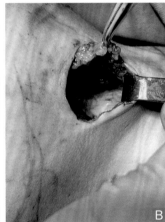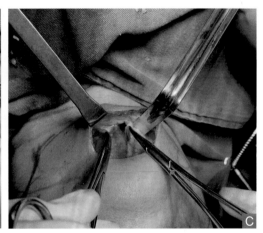

▲ 图 5-3-34　测试颈阔肌内侧缘弹性及松弛度
用血管钳夹住颈阔肌内侧缘向正中线牵拉，观察并感受颈阔肌的弹性和松弛度。A. 用血管钳夹住颈阔肌内侧缘；B. 将颈阔肌内侧缘向中线处牵拉；C. 感受左右两侧颈阔肌内侧缘向正中线靠拢时的弹性和松弛度。

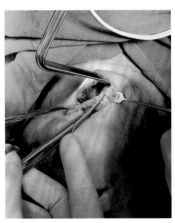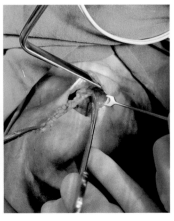

◀ 图 5-3-35　剪除部分颈阔肌内侧缘再收紧缝合
如果颈阔肌松弛严重，可将颈阔肌内侧缘剪除 1~2cm 后再左右收紧缝合。

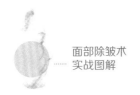

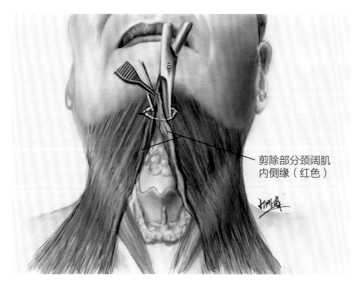

剪除部分颈阔肌
内侧缘（红色）

◀ 图 5-3-36　剪除颈阔肌内侧缘示意图

颈阔肌内侧缘多余部分的剪除范围通常从颏下颈阔肌的起点开始，至舌骨水平下方附近，可以根据需要向下延伸至甲状软骨水平（红色区域）。

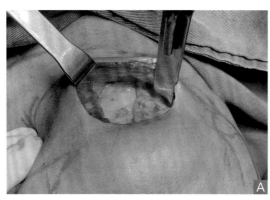
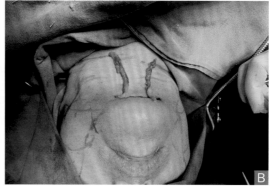

▲ 图 5-3-37　剪除部分颈阔肌内侧缘后所见

A. 颈阔肌内侧缘部分剪除后形态；B. 将剪除的颈阔肌放置于其原来位置对应的皮肤上，可见其剪除位置及范围大小。

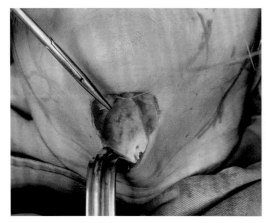
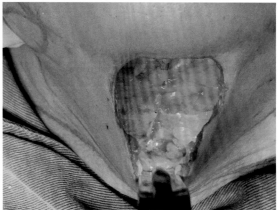

▲ 图 5-3-38　拉拢缝合左右两侧颈阔肌内侧缘

可采用连续缝合或间断缝合的方式，从颏下点向甲状软骨方向缝合两侧颈阔肌内侧缘。

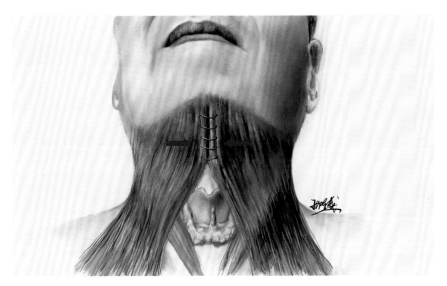

◀ 图 5-3-39　缝合颈阔肌内侧缘示意图

将两侧颈阔肌内侧缘以中等张力拉拢缝合。

九、横断颈阔肌内侧缘

- 有两种情况需要横断颈阔肌：颈阔肌过短和存在僵硬的颈阔肌束带。
- 横断颈阔肌内侧缘还有预防收紧颈阔肌内侧缘后继发弓弦畸形的作用（图 5-3-40）。
- 有学者不建议单纯出于预防弓弦畸形的考虑而横断颈阔肌内侧缘，认为这个操作会减弱其制造的悬吊系统。其认为经耳周切口入路的颈阔肌外侧缘缝合有助于防止弓弦畸形的发生。术后早期求美者的颈部绷紧不适感随时间推移会很快得到缓解。
- 横断颈阔肌内侧缘时，最好先用记号笔标记好横断位置及长度。横断位置通常是在舌骨表面，新的颏颈角附近。颈阔肌左右侧各横向松解 2 ~ 3cm（图 5-3-41）。
- 颈阔肌有协助下唇内收和降口角的作用。横断部分颈阔肌后，部分求美者术后早期会出现轻度的下唇运动不协调，但绝大部分会随着时间自我矫正。

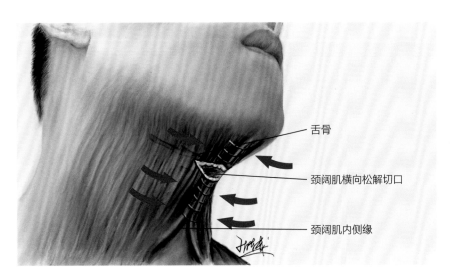

舌骨

颈阔肌横向松解切口

颈阔肌内侧缘

◀ 图 5-3-40　横断颈阔肌内侧缘示意图

当颈阔肌过短或存在僵硬的颈阔肌束带时，需横向切开松解颈阔肌内侧缘。该操作还有预防收紧颈阔肌内侧缘后继发弓弦畸形的作用。

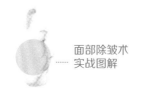
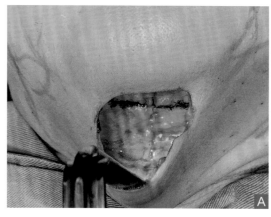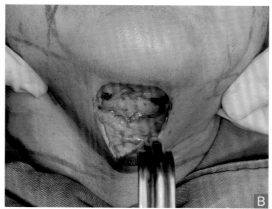

▲ 图 5-3-41 横断颈阔肌内侧缘

A. 最好先用记号笔标记好横断位置及长度，横断位置通常是在舌骨表面，颈阔肌左右侧各横向松解 2~3cm；

B. 横断颈阔肌内侧缘后术中所见。

十、颏下皮肤切口缝合

- 在处理完颈部深层组织结构之后，需要再次进行皮下剥离，直到因颈阔肌向中线移位造成的外部形态不规则问题得以解决。

- 关闭切口之前，应该反复确认创面是否止血彻底、颈部的外观较之前是否有所改善。

- 可适当修剪切口皮缘，但切勿经此切口去除大量颏颈部多余皮肤。否则将形成明显的猫耳朵，或为了消除猫耳朵而不得不延长切口，使切口两端露出在颏突以外（图 5-3-42）。

- 颏下切口皮缘对合通常无张力，可予以皮肤全层缝合而无需进行皮下减张。

- 颏下切口缝合完毕后，可用无菌透明薄膜粘贴来保护切口，便于后续操作，如行气管插管麻醉等（图 5-3-43）。

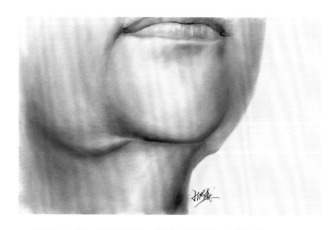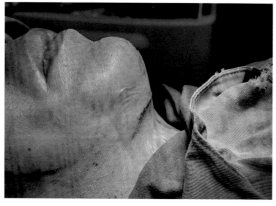

▲ 图 5-3-42 经颏下切口去除大量皮肤后形成猫耳朵示意图

可适当修剪切口皮缘，但切勿经此切口去除大量颏颈部多余皮肤。否则将形成明显的猫耳朵，或为了消除猫耳朵而不得不延长切口，使切口两端露出在颏突以外。

▲ 图 5-3-43 颏下皮肤切口缝合完毕

颏下切口缝合完毕后，用无菌透明薄膜粘贴临时保护切口，便于后续操作。

第六章

高位 SMAS 除皱术

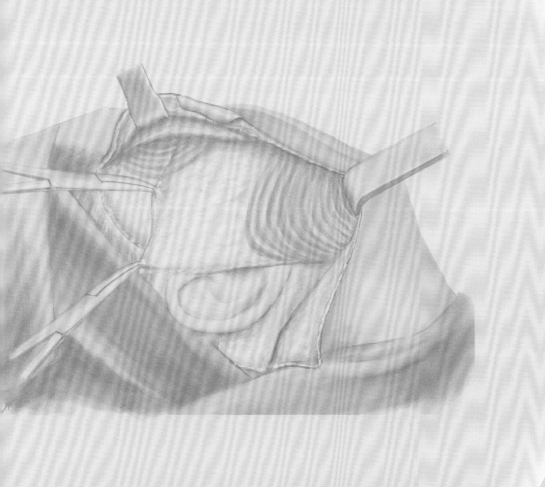

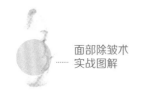

第一节　切口设计

- 手术切口位置、保留正常面部解剖边界和美学单位的比例关系是获得良好手术效果的关键因素。

- 面部除皱术切口设计原则是在能获得最大的提升效果前提下，尽量做到切口隐蔽、美观、不破坏自然的发际线。

- 皮肤组织按一定的向量提升、去掉多余组织后缝合的切口方向必然与提升方向垂直或接近垂直。因此总体上，切口的走行方向与皮肤的提升方向是相互垂直的（图 6-1-1）。

- 面部除皱术的切口长短，主要依据求美者皮肤组织的松弛度进行调整。在能满足有效且充分的手术操作基础上越短越好。

- 男性和女性由于发型的特点、毛发的分布、肤色和皱纹等方面都存在细微差别，因此手术切口设计也会略有不同。

- 无论选择何种式式，医师都要基于术前评估采用自己最擅长、瘢痕最小、效果最好的切口设计方法。

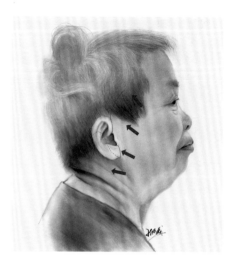

▲ 图 6-1-1　切口方向与组织提升方向的关系示意图

总体上，切口的走行方向与皮肤的提升方向是相互垂直的。

一、颞区鬓角处切口设计

颞区鬓角处的皮肤切口设计难点在于既要隐藏瘢痕，又要保证提升术后保留正常的鬓角外观。

1. 传统的颞区切口设计

- 传统教科书上推荐的从耳上基点直接向上延伸到颞部头皮内的手术切口设计，虽然能更好地隐藏手术瘢痕，但由于该区域的提升方向是向后上方的，因此会导致术后鬓角抬高甚至完全消失（图 6-1-2）。

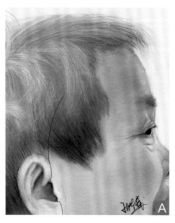
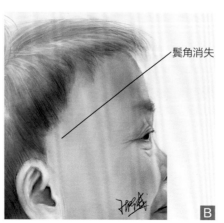

鬓角消失

◀ 图 6-1-2　传统的颞区切口设计导致鬓角消失示意图

A. 传统的颞区切口设计是将切口从耳上基点直接向上延伸至颞区头皮内；
B. 传统的颞区切口术后导致鬓角抬高甚至完全消失。

■ 颞部切口从耳上基点直线向上延伸，还会导致耳轮脚上方发际线异常，颞区无毛发的皮肤被拉进头皮内（图 6-1-3）。因此耳轮脚前上方需要有一个弧形切口线过渡到鬓角处，以保证耳上基点的头发不受影响（图 6-1-4）。

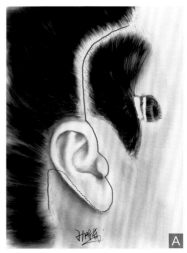
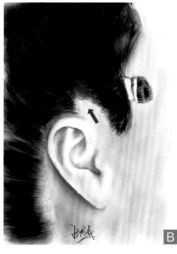

▲ 图 6-1-3 从耳上基点直线向上延伸的切口设计导致发际线异常示意图
A. 从耳上基点直线向上延伸设计颞区切口线；B. 术后导致颞区无毛发的皮肤被拉进头皮内，发际线异常。

▲ 图 6-1-4 耳上基点处切口设计示意图
耳轮脚前上方需要有一个弧形切口线过渡到鬓角处，以保证耳上基点的头发不受影响。

2. 鬓角高度对手术切口设计的影响

■ 对于低鬓角（鬓角最低点低于耳屏上切迹）且颞部和上颊部皮肤松弛度不严重的求美者，颞部切口可全部隐藏在头皮内，呈凸向后上方的弧线向鬓角最前端延伸（图 6-1-5）。但如果求美者皮肤松垂严重，预估术后鬓角提升幅度较大时，则按高鬓角设计手术切口。

■ 对于高鬓角求美者（鬓角最低点高于耳屏上切迹），或预估术后鬓角提升幅度比较大时，切口线可设计成小锯齿状弧形绕着鬓角下缘向前走行至鬓角前下端，以保留鬓角毛发（图 6-1-6）。

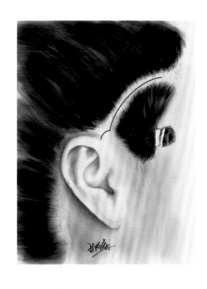

◀ 图 6-1-5 颞区切口线全部隐藏在头发内的设计示意图
此设计方法适用于低鬓角且颞部和上颊部皮肤松弛度不严重的求美者。

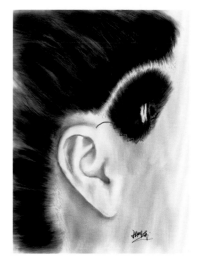

◀ 图 6-1-6 颞区切口线呈小锯齿状绕鬓角下缘走行至鬓角前下端示意图
此设计方法适用于高鬓角求美者或预估术后鬓角提升幅度比较大的求美者。

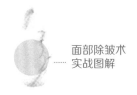

■ 当采用发际缘切口时，切口线应放置在发际内2～3mm，以非常倾斜的角度切开皮肤，以免损伤发际缘深处的毛囊。术后毛发可以穿透瘢痕重新生长，在切口两侧都留有毛发可以更好地隐藏瘢痕（图6-1-7）。

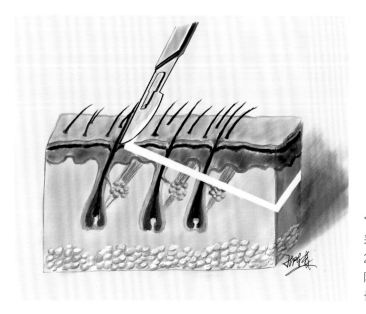

◀ 图6-1-7　发际缘切口设计示意图

采用发际缘切口时，切口线应放置在发际内2～3mm。切开时以非常倾斜的角度下刀，保留发际缘深处的毛囊。术后毛发可以穿透瘢痕重新生长，在切口两侧都留有毛发可以更好地隐藏瘢痕。

3. 鬓角与外眦距离长短对手术切口设计的影响

■ 年轻求美者的外眦至鬓角发际的无毛发区域距离正常是4.0cm左右，通常不超过4.5cm（图6-1-8）。

■ 当此距离大于4.5cm时，或预估术后颞区皮肤向后上方提升幅度较大时，切口线设计为沿着鬓角发际前缘小锯齿状上行（图6-1-9）。

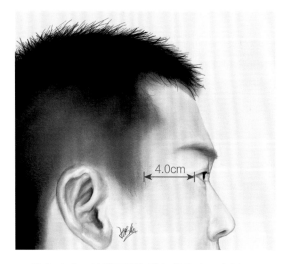

▲ 图6-1-8　外眦至鬓角发际的距离示意图

年轻求美者的外眦至鬓角发际的无毛发区域距离正常是4.0cm左右，通常不超过4.5cm。

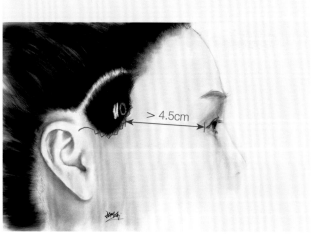

▲ 图6-1-9　切口线沿着鬓角发际小锯齿状上行设计示意图

当外眦至颞部发际线的距离大于4.5cm时，或预估术后颞区皮肤向后上方提升幅度较大时，切口设计为沿着鬓角发际前缘小锯齿状上行。

- 当此距离小于 4.0cm 时，或预估颞区皮肤提升幅度较小时，切口从鬓角前下端向后上方发际内延伸数厘米，再向前上方转折。这样设计切口可以最大程度地减少瘢痕外露（图 6-1-10）。
- 无论是采用何种切口设计方式，颞部切口上行都不要延伸至额颞部交界处的发际。因为该处毛发稀疏，瘢痕容易暴露（图 6-1-11）。

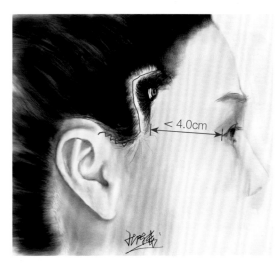 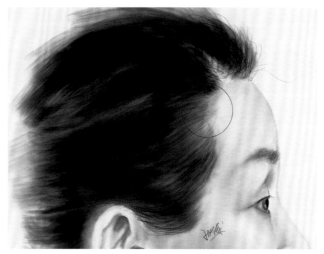

▲ 图 6-1-10　切口线从鬓角前下端向后上方进入发际内的设计示意图

当外眦至颞部发际线的距离小于 4.0cm 时，或预估颞区皮肤提升幅度较小时，切口从鬓角前下端向后上方发际内延伸数厘米，再向前上方转折，以最大限度地隐藏瘢痕。

▲ 图 6-1-11　额颞交界处毛发稀疏示意图

无论是采用何种切口设计方式，颞部切口上行都不要延伸至额颞部交界的毛发稀疏区域，此处瘢痕容易暴露。

二、耳前切口设计

不恰当的耳前切口设计是留下难看的耳前瘢痕的主要原因。耳前切口的设计应沿耳郭基底前缘的局部解剖标记走行，切忌设计成直线。在切口设计时应当保留耳轮脚宽度、耳屏高度、耳屏上切迹、耳屏间切迹，以及耳垂与颊部的连接这些耳前美学亚单位。

1. 切口从耳上基点顺着耳轮脚后界前方约一个耳轮宽度弧形向下至耳屏上切迹处

- 切口的位置刚好是耳轮脚与面颊部连接的交界线。
- 耳轮脚与面颊部连接交界线两侧的皮肤颜色会略有不同，必须精确标记。
- 当定位有困难时，可用手指把耳轮脚往前推，会在耳郭及面颊之间交接线上形成一道皱褶（图 6-1-12），沿着该皱褶线进行标记。

2. 耳屏处切口设计在耳屏前或耳屏后均可。但要结合求美者术前评估以及医师擅长的方式进行选择（图 6-1-13）

- 立体的耳屏是自然面容的重要因素，耳屏低平会暴露外耳道口。保留耳屏的形态是极为重要的。
- 耳屏前切口设计：从耳屏上切迹沿着耳屏与面颊皮肤的交界线弧形向下至耳屏间切迹。该切口设计

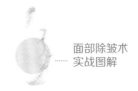

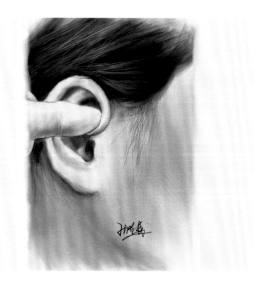

▲ 图 6-1-12　确定耳轮脚与面颊部连接交界线方法示意图
用手指把耳轮脚往前推，会在耳郭及面颊之间交接线上形成一道皱褶，可以沿着该皱褶线进行标记。

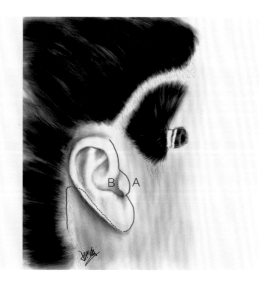

▲ 图 6-1-13　耳屏处切口设计示意图
A. 耳屏前切口的优点是不破坏耳屏自然形态；B. 耳屏后切口的优点是瘢痕更加隐蔽。

方法的优点是不破坏耳屏自然形态，特别适合耳屏本身比较低平的求美者。缺点是瘢痕相对明显。

- 耳屏后切口设计：从耳屏上切迹沿着耳屏后缘向下至耳屏间切迹。此方法的优点是瘢痕更加隐蔽。但缺点也很明显——可能会使耳屏变低平，会将耳屏前带毛发的面颊皮肤移至耳屏处，此外术中需要花更多的时间精力去重建自然外观的耳屏。

- 如果求美者术前就存在耳屏低平的情况，此时仍采用耳屏后切口的话，面颊部皮肤的回缩会使耳屏低平变得更加严重，导致外耳道口外露，极不自然（图 6-1-14）。

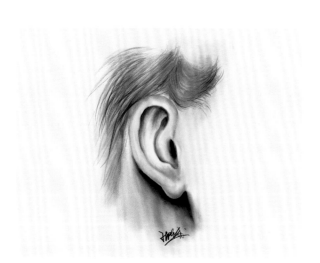

▲ 图 6-1-14　耳屏消失示意图
如果求美者术前就存在耳屏低平的情况，仍采用耳屏后切口的话，面颊部皮肤的回缩会使耳屏低平变得更加严重，导致外耳道口外露，极不自然。此时选择耳屏前切口会更适合。

- 男性求美者一般采用耳屏前切口。一是因为耳前本身就有纵向纹路；二是可以避免把有胡子的皮肤移位到耳屏上；三是不用花时间精力去进行耳屏重建，缩短手术时长。

- 男性求美者如果耳前没有毛发生长，也可以采用耳屏后切口。

3. 耳屏后切口与耳垂切口的连接，可以采用直角连接的形式，也可以曲线连接

- 当耳屏后切口沿耳屏缘下行至耳屏间切迹时，以直角转向前行 2mm 左右，再直角转向下至耳垂缘，与耳垂切口相延续（图 6-1-15、图 6-1-16）。

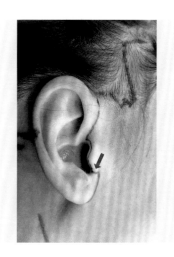 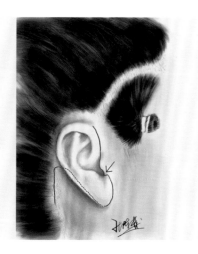

▲ 图 6-1-15　耳屏后切口与耳垂切口以直角方式衔接
当耳屏后切口沿耳屏缘下行至耳屏间切迹时，以直角转向前
行 2mm 左右（红色箭头指示），再直角转向下至耳垂缘，与
耳垂切口相延续。

▲ 图 6-1-16　耳屏后切口与耳垂切口以直角方式衔接
设计示意图

■ 耳屏后切口下行至耳屏间切迹时，也可以柔和的曲线与耳垂切口延续（图 6-1-17、图 6-1-18）。

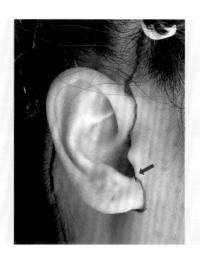 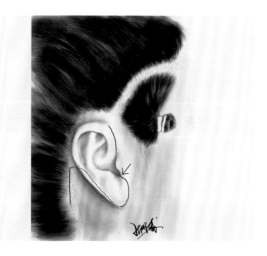

▲ 图 6-1-17　耳屏后切口与耳垂切口以曲线方式衔接
耳屏后切口下行至耳屏间切迹时，也可以柔和的曲线与耳
垂切口延续（红色箭头所示）。

▲ 图 6-1-18　耳屏后切口与耳垂切口以曲线方式衔接
设计示意图

4．设计耳垂处切口时，不要破坏耳垂与面颊间的自然连接。目前尚无能重建这一美学标志的成熟
技术
■ 将耳垂切口放置在耳垂沟偏面颊侧 1mm 左右，耳垂缘保持有 1mm 宽的颊部皮肤连在耳垂上
（图 6-1-19、图 6-1-20）。
■ 这样的切口设计可以避免术后耳垂直接缝合在面颊皮肤的不自然外观，可使术后耳垂沟形态自然，
也有利于切口缝合。

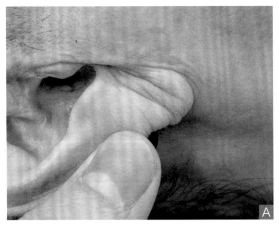 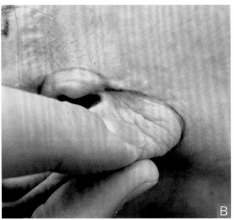

▲ 图 6-1-19 耳垂切口设计

A. 用手指将耳垂压向面颊，耳垂沟可清晰显现；B. 应将耳垂切口线放置在耳垂沟偏面颊侧 1mm 左右。

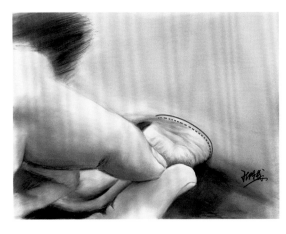

◀ 图 6-1-20 耳垂切口设计示意图

将耳垂切口线（实线）放置在耳垂沟（虚线）偏面颊侧 1mm 左右，可以避免术后耳垂直接缝合在面颊皮肤的不自然外观，也有利于切口缝合。

5. 总体上看，耳前切口设计是沿耳郭结构曲线设计的。当采用耳屏前切口时，切口呈明显的三个柔和弧形曲线，会使效果更加完美。应避免设计成耳前直线切口（图 6-1-21）

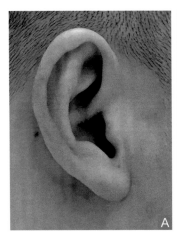 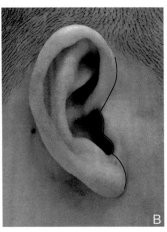 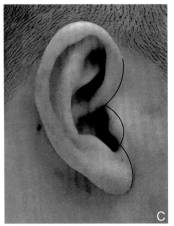

▲ 图 6-1-21 耳前切口线设计完成

A. 耳郭具有自然结构弧度和曲线；B. 耳屏后切口（黑线）；C. 耳屏前切口（黑线）。无论是采用耳屏后切口还是耳屏前切口，总体上看，耳前切口都是沿耳郭结构的柔和曲线，切忌设计成耳前直线切口。

三、耳后及枕部切口设计

1. 耳后切口应设计在颅耳间沟处

■ 在用手轻轻向前翻起耳郭进行画线时，耳后皮肤会被牵拉移位，此时切口线应画在颅耳间沟偏耳郭侧 2mm 处（图 6-1-22、图 6-1-23）。

■ 此处切口方向与皮瓣提升方向一致，因此皮瓣回缩并不会将切口拉到耳后的乳突上。

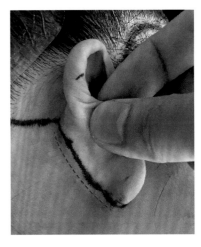 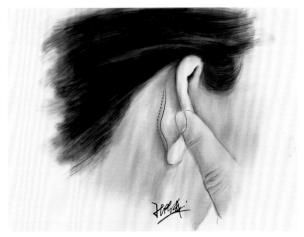

▲ 图 6-1-22　耳后切口线设计

向前翻起耳郭进行画线时，耳后切口线应设计在颅耳间沟（红色虚线）偏耳郭侧 2mm 处。

▲ 图 6-1-23　耳后切口线设计示意图

耳后切口线应设计在颅耳间沟处。但用手向前翻起耳郭时，由于耳郭后面的皮肤被牵拉，设计线（红色实线）会向耳郭侧偏离颅耳间沟（红色虚线）约 2mm。

2. 切口线沿颅耳间沟上行至耳轮脚水平，或者耳轮与后发际线相接触的水平，再转向耳后发际线

■ 此处耳郭后缘与耳后发际线距离短，瘢痕外露少，能更好地隐藏瘢痕（图 6-1-24）。

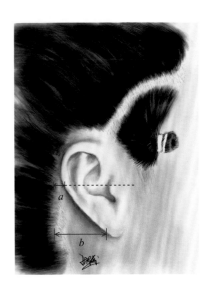

◀ 图 6-1-24　耳后切口线转向后发际线的位置示意图

耳后切口线沿颅耳间沟上行至耳轮脚水平再转向后发际线能更好地隐藏切口瘢痕，因为此处后发际线与耳郭后缘距离（a）最短，瘢痕外露最少；如果在颅耳间沟低位进行转角，发际线与耳郭后缘距离（b）较长，切口瘢痕将更加明显。

- 但也要根据具体情况如求美者是否吸烟、年龄等因素进行调整。如果求美者为吸烟者，可适当降低转角高度，降低皮瓣缺血坏死的风险。需要切除大量的颈部皮肤时也应下移转角高度。

- 常见的错误是医师为了缩短切口长度，采用低位转角，导致瘢痕非常明显（图 6-1-25）。

3. 从颅耳间沟转向耳后发际线的角度可以是直角也可以弧形

- 直角设计的好处是去除多余皮肤时容易修剪，缝合时也比较方便，但会增加皮瓣边缘血运障碍的风险（图 6-1-26）。

- 弧形设计则恰好相反，皮瓣血运更有保障，但修剪缝合切口时相对比较困难（图 6-1-27）。

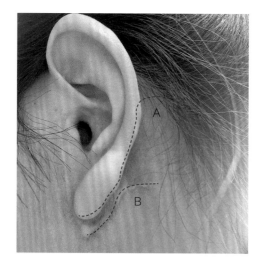

▲ 图 6-1-25　常见的低位转角错误
A. 理想的转角高度应该在图示位置处；B. 采用图示的低位转角，唯一的好处就是能缩短切口长度，但会导致瘢痕外露非常明显。

▶ 图 6-1-26　颅耳间沟切口转向后发际线的直角设计

A. 颅耳间沟切口转向后发际线的角度可设计为直角；
B. 直角设计在术中修剪多余皮肤和缝合切口时会比较容易，但会增加皮瓣血运障碍的风险。

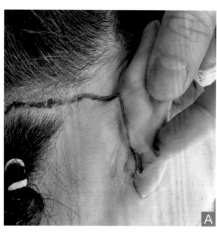

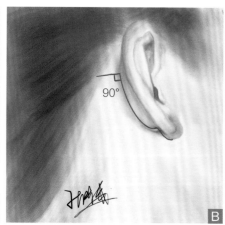

▶ 图 6-1-27　颅耳间沟切口转向后发际线的弧形设计

A. 颅耳间沟切口转向后发际线的角度也可设计为弧形；
B. 颅耳间沟切口转向后发际线的角度设计为弧形时，皮瓣血运更有保障，但修剪缝合切口时相对比较困难。

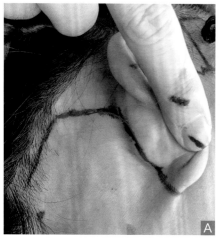

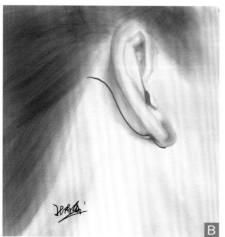

4. 枕部切口设计有三种形式：直接进入后发际内、沿着后发际线走行和处于前两者之间的曲线走行（图 6-1-28）

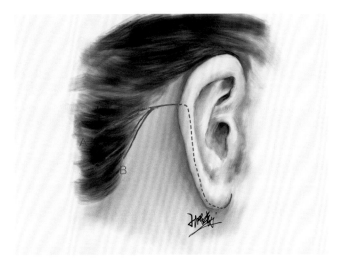

◀ 图 6-1-28　枕部切口线三种形式示意图

A. 直接进入后发际内；B. 沿着后发际线走行；C. 处于前两者之间的曲线走行。

- 与颞部切口类似，枕部切口设计的主要问题是后发际线的移位和明显的瘢痕。
- 枕部切口从颅耳间沟切口的上端直接延伸到枕部发际内，能将瘢痕很好地隐藏在枕部头发内。对于颈部皮肤提升量不大的求美者来说，术后效果尚可接受。但对于颈部需要较大提升的求美者来说，这样的切口设计会导致后发际线出现阶梯畸形（图 6-1-29）。

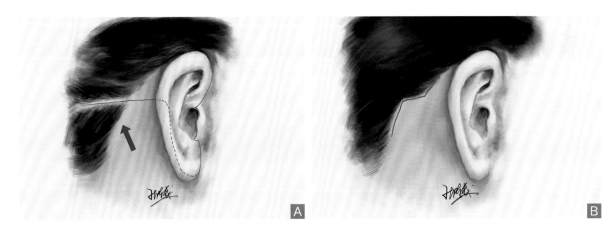

▲ 图 6-1-29　枕部切口直接延伸入枕部发际内的设计示意图

A. 枕部切口从颅耳间沟切口的上端直接延伸到枕部发际内，能将瘢痕很好地隐藏在枕部头发内；B. 对于颈部需要较大提升的求美者来说，这样的切口设计会导致后发际线出现阶梯畸形。

- 在设计枕部切口时，应先测量颈部皮肤预期的移动范围。根据颈部移动距离的大小调整设计方案。
- 当预计颈部皮肤移动范围较小（<2cm）时，切口沿枕部发际线走行一小段距离后转向发际内。发际内切口长度依求美者颈部皮肤松弛度而定。这样既能隐藏瘢痕，又能使后发际线延续性不受破坏（图 6-1-30）。

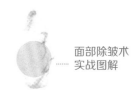

- 当预计颈部皮肤移动范围较大（>2cm）时，可考虑后发际缘切口，避免术后颈部无毛发的皮肤进入枕部头皮，导致后发际线阶梯畸形。但此时切口应放在发际内 2 ~ 3mm，且手术刀以非常倾斜的角度切开皮肤，保护切口深部的毛囊。使术后切口两侧都有毛发生长，瘢痕更隐蔽（图 6-1-31）。
- 枕部切口线应设计多长，取决于颈部皮肤的张力。进行充分的剥离后，既能有效提升和处理颈部多余皮肤，又不在切口末端形成明显的"猫耳朵"。

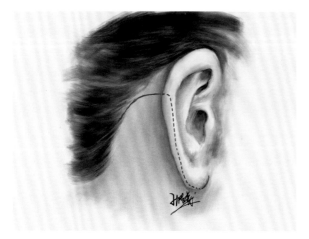

▲ 图 6-1-30　当颈部皮肤移动范围较小时的枕部切口设计示意图

当预计颈部皮肤移动范围 <2cm 时，切口沿枕部发际线走行一小段距离后转向发际内。

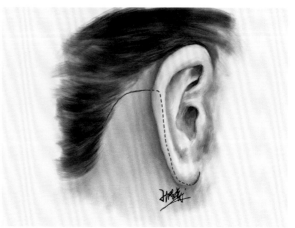

▲ 图 6-1-31　当颈部皮肤移动范围较大时的枕部切口设计示意图

当预计颈部皮肤移动范围 >2cm 时，可考虑后发际缘切口，避免术后颈部无毛发的皮肤进入枕部头皮，导致后发际线阶梯畸形。

第二节　皮瓣的剥离

一、皮瓣剥离的层次与范围

进行皮瓣剥离之前，务必先做好充分的准备。

- 因手术时间长，应对求美者进行导尿并留置导尿管。
- 眼裂涂布眼膏并保持闭合状态，防止暴露性角膜炎。消毒时注意碘伏勿入眼损伤角膜。
- 处理好切口区域的头发，避免头发干扰手术操作和污染术区。
- 用小棉球塞住外耳道口，以防术中液体流入外耳道并积聚。
- 画好标记线，包括皮瓣剥离范围、解剖标记及其他需要重点处理的局部区域。
- 剥离区域肿胀麻醉已注射完成且麻醉起效，标志是注射区域的皮肤发白。

1. 皮瓣剥离层次（图 6-2-1）

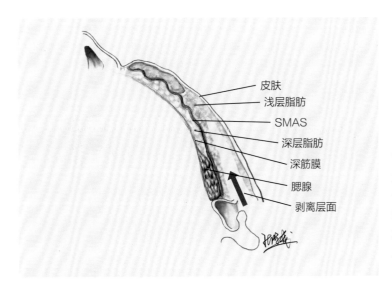

皮肤
浅层脂肪
SMAS
深层脂肪
深筋膜
腮腺
剥离层面

◀ 图 6-2-1　皮瓣剥离层次示意图
为保证皮瓣血供不受破坏，皮瓣下表面必须保留薄层脂肪附着以保护真皮下血管网。同时还要保留部分脂肪在 SMAS 表面，以增加 SMAS 的厚度和韧性。因此皮瓣剥离的层次是在皮下组织层内，将皮下脂肪一分为二。

2. 皮瓣剥离范围（图 6-2-2）

- 皮瓣的剥离范围应综合考虑求美者的年龄、皮肤松弛度、是否吸烟和健康状况等因素。两个层次的除皱术通常不需要进行广泛的皮瓣剥离，皮肤软组织的上提主要依靠 SMAS 的提升来解决。
- 皮瓣剥离范围以牵拉 SMAS 瓣时皮肤远处不出现凹陷，旋转皮瓣时不出现猫耳朵或局部臃肿为度。
- 需将眶外侧区的真皮与眼轮匝肌之间的粘连松解，可有效改善鱼尾纹。因此颞区皮下剥离通常达外眦区域及颧骨隆突。
- 在眶下区的颧脂肪垫区域，不宜将皮下分离过多，以保持皮肤与颧脂肪垫之间的连接，使两者可以一并上提。

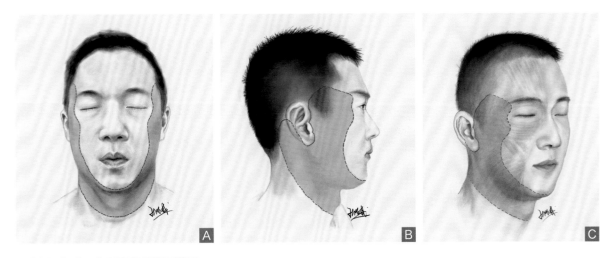

▲ 图 6-2-2　皮下剥离范围示意图
皮瓣的剥离范围（红色区域）通常达外眦和颧骨隆突。在颧大肌外侧缘转向外下，沿着咬肌前缘下行，经口角外侧 2~3cm，经下颌韧带内侧，在颏点与对侧相连。下界以超过第一道颈横纹为度。通常在耳垂下方 7~8cm。
A. 正面观示意图；B. 侧面观示意图；C. 半侧位观示意图。

- 颊部皮下剥离范围大致达耳屏游离缘前 5～6cm 的颧大肌外侧缘处，不能一直分离到鼻唇沟。否则面部轮廓会变平，呈现不自然的外观。
- 保持颊部前方的颈阔肌皮肤韧带完整，可以确保 SMAS 的悬吊力量能通过未剥离的皮肤纤维传导至下面部和颏下部。同时还能保持穿支血管对颊部皮肤的血供，降低皮瓣缺血坏死的风险。
- 颈部剥离范围以超过第一道颈横纹为度。通常在耳垂下方 7～8cm。

二、皮瓣的切开及剥离

1. 注意在切开皮肤时，刀片倾斜角度有三种情况会有所不同

- 做发际缘切口时，最理想的方法是用极端倾斜的角度，从有毛发侧斜向无毛发侧下切 4～5mm 深度。此横断面可保护切口深处的毛囊。术后切口两侧都有毛发生长，瘢痕更加隐蔽（图 6-2-3）。
- 做发际内切口时，时刻保持刀片倾斜角度与毛囊角度一致，尽量减少对毛囊的破坏，防止瘢痕性秃发的发生（图 6-2-4）。

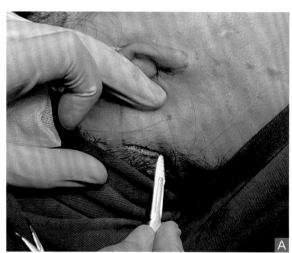
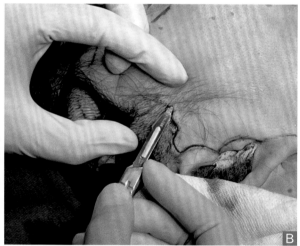
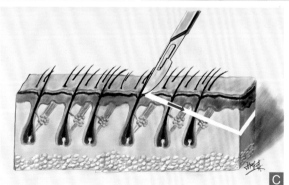

▲ 图 6-2-3 切开发际缘切口

做发际缘切口时，刀片从有毛发侧以极端倾斜的角度斜向无毛发侧下切 4～5mm 深度。此横断面可保护切口深处的毛囊。术后毛发能穿透瘢痕重新生长。切口两侧都有毛发生长，瘢痕更加隐蔽。

A. 切开枕部发际缘切口；B. 切开颞部发际缘切口；C. 刀片以极端倾斜的角度下切发际缘切口。

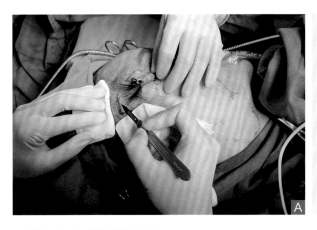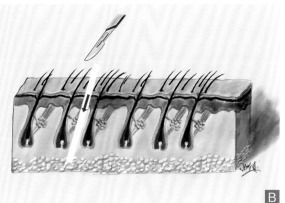

▲ 图 6-2-4　切开发际内切口

做发际内切口时，时刻保持刀片倾斜角度与毛囊角度一致，尽量少破坏毛囊，防止瘢痕性秃发的发生。

A. 切开颞部发际内切口；B. 切开发际内切口时，刀片倾斜角度与毛囊角度保持一致。

■ 在无毛发生长的区域切开皮肤时，刀片应与皮面垂直，有利于缝合时皮缘的严密对合，使瘢痕最小化（图 6-2-5）。

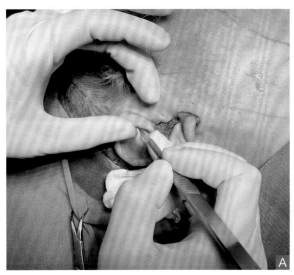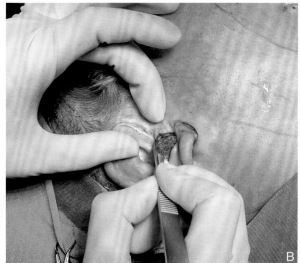

▲ 图 6-2-5　切开无毛发生长区域的皮肤

在无毛发的区域切开皮肤时，刀片应与皮面垂直，这样有利于缝合时皮缘的严密对合。

A. 用刀片垂直切开耳轮脚切口线；B. 用刀片垂直切开耳屏切口线。

2. 拟去皮范围内另行切开吸脂小口

■ 拟行闭合性吸脂术时，可在拟去除皮肤的范围内做吸脂开口（图 6-2-6）。

■ 在拟去除皮肤范围内开口，可避免因吸脂针的快速往复运动而挫伤除皱术切口皮缘，导致明显瘢痕。

■ 吸脂开口的具体位置依吸脂部位和范围而定，以方便操作为宗旨。

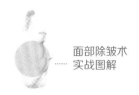

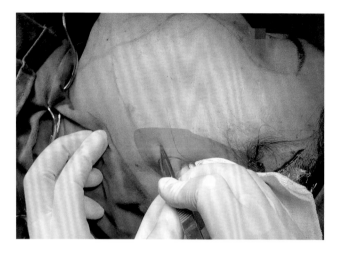

◀ 图 6-2-6　做吸脂开口

如需行面部吸脂时，可在拟切除皮肤范围内（红色区域）做吸脂开口，避免因吸脂针的快速往复运动而挫伤除皱术切口皮缘，导致明显瘢痕。吸脂开口的具体位置依吸脂部位和范围而定，以方便操作为宗旨。

3. 吸除局部脂肪堆积

- 中面部及下颌缘 - 颈区有较多的皮下脂肪堆积时，可辅以吸脂术（图 6-2-7）。
- 吸脂术不仅能改善局部脂肪堆积，还有进行隧道预剥离的作用。形成的隧道平面有助于即将进行的完整皮下剥离确认正确的剥离层次。
- 即使无须去除局部脂肪，也可在行皮瓣剥离之前先用吸脂针在无负压抽吸的状态下，在皮下层快速往复运动进行皮下预剥离。
- 吸脂过程中，应时刻保持吸脂针开口朝向深面，否则容易在真皮下遗留永久性凹陷。

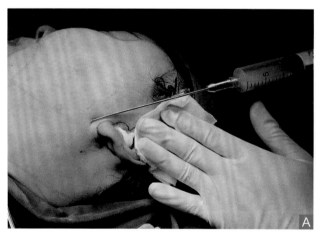
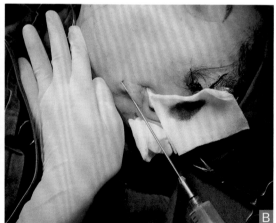

▲ 图 6-2-7　吸除局部脂肪堆积

吸脂术不仅能改善局部脂肪堆积，其形成的隧道平面还有助于进行完整皮下剥离时确认正确的剥离层面。也可仅用吸脂针在无负压抽吸的状态下，在皮下层快速往复运动进行皮下预剥离。

A. 颈外侧皮下脂肪抽吸；B. 下面部皮下脂肪抽吸。

4. 标记吸脂部位和范围

- 术前先在求美者站立位时标记好吸脂部位和范围（图 6-2-8）。
- 需要吸脂的部位通常是在鼻唇沟外侧区、口角囊袋区域、下颌缘附近及颈部。

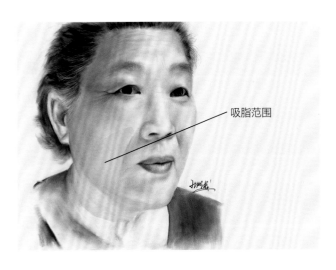

◀ 图 6-2-8　吸脂范围示意图
需要吸脂的部位通常是在鼻唇沟外侧区、口角囊袋区域、下颌缘附近及颈部（粉红色区域）。

5．注意鼻唇沟内外侧组织质地和密度的差异

- 脂肪抽吸的部位是在鼻唇沟外侧，而不是在内侧（图 6-2-9）。

6．必要时可行脂肪填充

- 如果面部沟槽凹陷明显，可在行除皱术的同时进行自体脂肪填充。
- 可将面颈部吸脂收集的脂肪经离心处理后，进行自体脂肪填充。
- 最常进行脂肪填充的部位是眶颧沟、鼻唇沟、木偶纹和颏部（图 6-2-10）。
- 通常每个区域只需填充数毫升脂肪，要轻度"矫枉过正"。

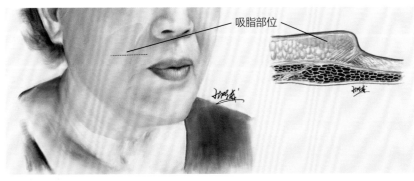

◀ 图 6-2-9　鼻唇沟区域吸脂部位示意图
鼻唇沟区域吸脂的部位是在鼻唇沟外侧，而不是在内侧（粉红色区域）。

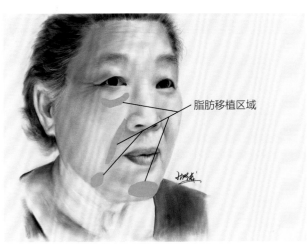

◀ 图 6-2-10　常见的脂肪移植部位示意图
最常需要填充的部位是眶颧沟、鼻唇沟、木偶纹和颏部。

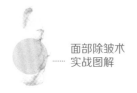

7. 颞部皮瓣剥离

■ 切开颞部皮肤时，务必要浅，经常会遇见颞浅血管（图 6-2-11）。有时耳颞神经与颞浅血管伴行。如损伤颞浅血管，需要将其结扎。

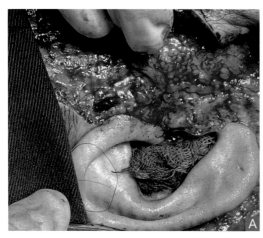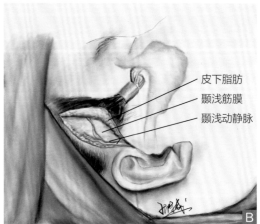

皮下脂肪
颞浅筋膜
颞浅动静脉

▲ 图 6-2-11　剥离颞部皮瓣时遇见颞浅血管

切开颞部皮肤时，务必要浅，经常会遇见颞浅血管。有时耳颞神经与颞浅血管伴行。如损伤颞浅血管，需要将其结扎。

A. 术中遇见颞浅血管；B. 颞浅血管解剖示意图。

■ 面神经颞支垂直向上越过颧弓后，开始时走行在颞中筋膜内，渐行渐浅，在接近额肌时走行在颞浅筋膜内，并从深面支配此区域的表情肌。

■ 如果是采取头皮内切口，剥离层次最开始是在颞浅筋膜浅层，剥离至前端发际时，移行为皮下层。继续向前分离到眉外侧区，然后转向下，剥离鱼尾纹区。

■ 剥离过程中如能清晰看见毛囊结构，意味着毛囊已被破坏。应在皮瓣上保留薄层脂肪以保护毛囊不受手术损伤（图 6-2-12）。

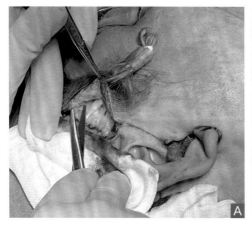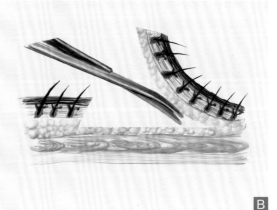

▲ 图 6-2-12　剥离颞区皮瓣

颞区发际内剥离过程中应在皮瓣上保留薄层脂肪以保护毛囊不受手术损伤。

A. 剥离颞区皮瓣时，皮瓣深面不应清晰可见毛囊结构；B. 皮瓣剥离时保护毛囊结构示意图。

▪ 颞区皮下剥离遇见眼轮匝肌时，应保持在眼轮匝肌浅面剥离。避免损伤从眶外侧眼轮匝肌深面浅出的颧颞神经和颧面神经，导致局部感觉障碍（图 6-2-13，图 6-2-14）。

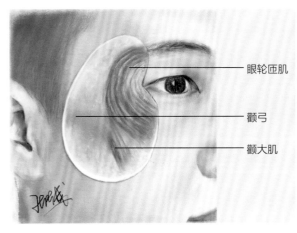

▲ 图 6-2-13　眶外侧区皮下解剖示意图

颞区皮下剥离遇见眼轮匝肌时，应保持在眼轮匝肌浅面剥离。

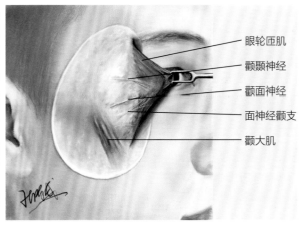

▲ 图 6-2-14　掀起眼轮匝肌外侧半所见

将眼轮匝肌外侧半向内侧掀起，显露出深面结构。可见三叉神经的颧面支和颧颞支从颧骨的颧面孔和颞浅脂肪垫中穿出。面神经颧支在颧大肌深面继续向前，走行在骨膜浅面的薄层脂肪组织中，从深面支配眼轮匝肌。

8．耳屏处切开剥离
▪ 做耳屏后切口时，切开要表浅，此处皮肤菲薄，注意勿损伤耳屏软骨。
▪ 在耳屏表面剥离时，要在耳屏软骨表面留下一些脂肪，而不是一直紧贴着耳屏软骨剥离（图 6-2-15）。
▪ 在耳屏软骨上留下足够的脂肪，术后可以形成自然外观的耳屏，避免出现骨骼化的耳屏。

9．耳前区剥离
▪ 可根据医师的习惯行直视下或盲视下剥离。
▪ 在盲视下进行皮瓣剥离时，手感经验很重要。太过表浅的剥离会损害皮瓣血运，甚至引起皮肤穿孔，剥离太深则会损伤到深层结构。在此区域剥离，皮瓣可以相对薄一些，以免切取 SMAS 纤维，使得 SMAS 瓣过薄而降低坚韧性（图 6-2-16）。

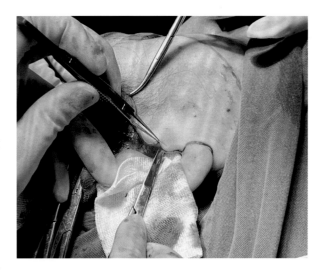

▲ 图 6-2-15　耳屏处皮瓣剥离

做耳屏后切口时，切开要表浅，勿损伤耳屏软骨。在耳屏表面剥离时，要在耳屏软骨表面留下一些脂肪，避免术后出现骨骼化的耳屏。

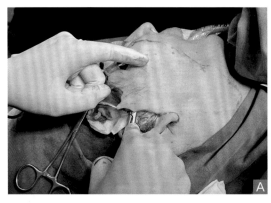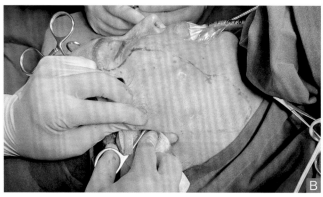

▲ 图 6-2-16 耳前区皮瓣剥离

皮下剥离的手感经验很重要。太过表浅的剥离会损害皮瓣血运，甚至引起皮肤穿破，剥离太深则会损伤深层结构。

A. 盲视下剥离时，非操作手可置于皮瓣表面感受剪刀尖的位置，确认皮瓣的厚度；B. 非操作手将皮瓣轻柔地反向绷紧，利于剥离操作。

- 医师根据经验习惯，结合舒适度与安全性的考虑，在特定区域将剪刀尖端朝向浅面或深面进行剥离。面颈部的不同区域可以使用不同的方法。

- 耳前区剥离至耳屏间切迹前方 4.3cm 左右时，在颧骨下缘会遇到较强的阻力。此处纤维、脂肪与血管交织，组织变得坚韧致密，会造成难以准确地识别该区域的皮下平面。该区域称为 McGregor 区，是颧弓韧带穿过 SMAS 到真皮层的区域。因为这个区域有面横动脉的穿支走行，所以剥离时容易出血。

- 从侧面颊（颊中部脂肪隔室）开始剥离，会遇到大量的面横动脉穿支以及致密的颧弓韧带纤维，此时即可判定正在进入颊内侧部脂肪隔室（颊脂肪垫）。

- 颞区和耳前区皮瓣剥离完成后，掀起皮瓣，在眶外侧区清晰可见眼轮匝肌纤维。用湿纱布填塞压迫止血，操作转向耳后与下颌下 - 颈部（图 6-2-17）。

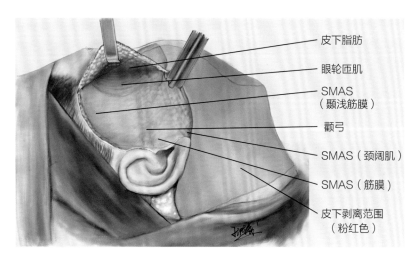

皮下脂肪

眼轮匝肌

SMAS（颞浅筋膜）

颧弓

SMAS（颈阔肌）

SMAS（筋膜）

皮下剥离范围（粉红色）

▲ 图 6-2-17 术中掀起皮瓣所见示意图

颞区和耳前区皮瓣剥离完成后，掀起皮瓣，在眶外侧区清晰可见眼轮匝肌纤维。

10. 耳后和耳垂下区域的皮瓣剥离

- 在耳后带毛发区域做切口和剥离时，注意事项与颞区相同。主要是保护毛囊不受损伤和更好地隐藏瘢痕（图 6-2-18）。
- 耳后区的 SMAS 浅面仅有很少的皮下脂肪，该区域组织粘连非常紧密，剥离特别困难，需要在直视下行锐性分离（图 6-2-19）。
- 该区域剥离勿过深，否则可能会损伤耳大神经和 / 或颈外静脉。但过浅也容易引起皮瓣血运障碍。

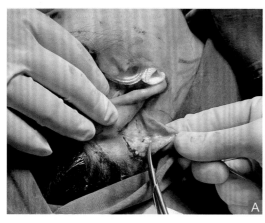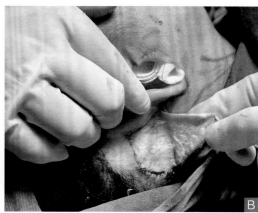

▲ 图 6-2-18　剥离耳后皮瓣

在耳后带毛发区域做切口和剥离时，注意事项与颞区相同。主要是保护毛囊不受损伤和更好地隐藏瘢痕。
A. 在直视下用剪刀剥离耳后皮瓣；B. 注意皮瓣深面保留一薄层脂肪保护毛囊结构，避免术后脱发。

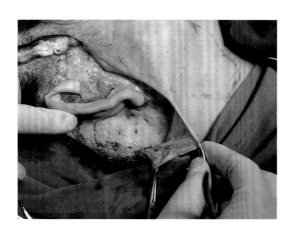

◀ 图 6-2-19　掀起剥离完成的耳后皮瓣所见

耳后区的 SMAS 浅面仅有很少的皮下脂肪，属于少脂肪区。该区域组织粘连非常紧密。

11. 耳大神经危险区

- 耳大神经从胸锁乳突肌后缘的中点，在颈浅筋膜的深面向上走向耳垂。耳大神经始终位于颈外静脉的外侧，故可将颈外静脉作为耳大神经的体表定位标志。
- Erb 点位于外耳道下方大约 6.5cm 处。该处皮肤与胸锁乳突肌附着较紧，且皮下脂肪很少，剥离层面的识别会变得非常困难，该区域误伤耳大神经的概率最高（图 6-2-20）。
- 分离乳突区和耳下区时，需保持在浅表的平面进行，不要破坏覆在胸锁乳突肌表面的颈浅筋膜（SMAS 和颈阔肌的延续）。要在此筋膜浅面操作，不显露胸锁乳突肌可有效保护耳大神经。如果术中可见胸锁乳突肌的肌纤维，说明剥离层次过深。

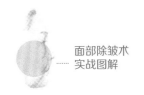
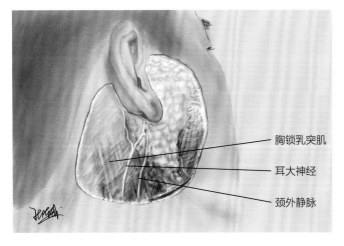

◀ 图 6-2-20　耳大神经危险区示意图

在外耳道下方大约 6.5cm 处，是最容易损伤耳大神经的部位。该区域皮下脂肪少，组织附着紧密，剥离非常困难。剥离时注意保持在胸锁乳突肌筋膜的浅面进行。

胸锁乳突肌

耳大神经

颈外静脉

- 最好是在照明良好的直视下用小剪刀轻柔剥离。这里很容易剥离过深，进入肌肉平面并损伤耳大神经，是面部除皱术危险区之一。
- 如果神经受损或切断，应使用 7-0 不可吸收缝线或其他适合神经修复的缝合线缝合。如果无法术中修复，应使用不可吸收缝线"标记"神经残端以备将来修复。
- 多数情况下，耳大神经在分离皮瓣的深面，不易被看到。然而，在面部组织菲薄或二次除皱的病例中，皮下脂肪较少时，需要特别注意切勿损伤耳大神经。

12. 颈部皮瓣剥离

- 当剥离越过 Erb 点后，皮下脂肪逐渐增多，剥离会变得相对容易（图 6-2-21）。
- 剥离是在颈阔肌浅面的皮下脂肪内进行的。剥离过浅会造成皮肤血运障碍；剥离过深又会损伤深部组织结构。在下颌缘区域剥离过深有可能会误伤面神经下颌缘支。
- 继续向颈正中线方向剥离，颈部左、右侧皮瓣剥离层面将在颈前区连通，颈部皮肤可以获得最大程度的提升（图 6-2-22）。
- 剥离向上越过下颌缘后，将与耳前区皮下剥离区域贯通，此时下颌韧带也被彻底松解。

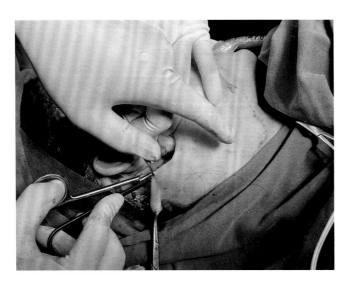

◀ 图 6-2-21　越过 Erb 点继续行颈部皮下剥离

当剥离越过 Erb 点后，皮下脂肪逐渐增多，剥离会变得相对容易。

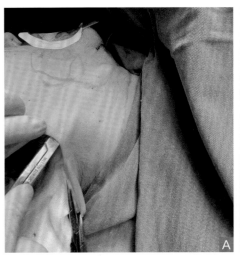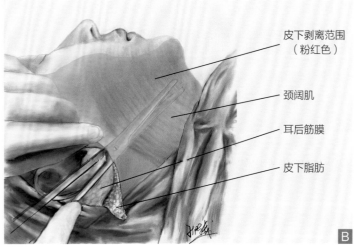

皮下剥离范围
（粉红色）

颈阔肌

耳后筋膜

皮下脂肪

▲ 图 6-2-22 向颈正中线方向继续行颈部皮下剥离

颈部左右侧皮瓣剥离层面将在颈前区连通，颈部皮肤可以获得最大程度的提升。

A. 用长剪刀向颈正中线方向继续行颈部皮下剥离；B. 颈部皮下剥离示意图。

颈部皮瓣剥离范围视颈部松垂程度而定，总的来说倾向于扩大范围，通常需向下越过第一道颈横纹，以获得清晰的下颌缘轮廓。

13. 皮瓣剥离完成，进行彻底止血

皮瓣剥离完成后，以理想的提升向量牵拉皮肤，如果剥离远端区域出现凹陷，则需要沿该方向继续延伸剥离松解，直到皮瓣不受束缚。

所有的皮瓣剥离区域都应全面仔细检查有无活动性出血点，包括皮瓣深面和 SMAS 表面，进行彻底止血（图 6-2-23）。

最常见的出血部位是颧弓韧带区域（面横动脉分支）和下颌角后方的胸锁乳突肌浅面（颈外静脉属支），应予以特别关注。

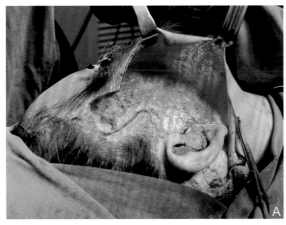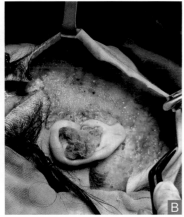

▲ 图 6-2-23 皮瓣剥离完成后进行彻底止血

A. 皮瓣剥离完成后，应全面仔细检查有无活动性出血点，进行彻底止血；B. 应用双极电凝止血时，注意调低电凝功率，避免热传导损伤邻近组织。

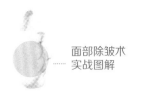

面部除皱术
实战图解

- 毛囊区域的出血点尽量采用压迫止血或结扎止血，使用电凝止血时需要格外小心，以免热损伤毛囊引起术后脱发。
- 电凝止血时，应该注意调低电凝功率，避免热传导损伤邻近组织。

14. 掀起剥离完成的皮瓣

- 除可见眼轮匝肌纤维外，其余部位通常由厚薄不均的脂肪所覆盖（图 6-2-24）。

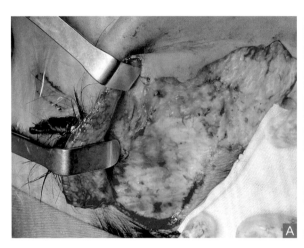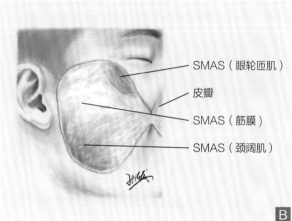

▲ 图 6-2-24　皮瓣剥离完成后，掀起皮瓣所见

A. 颧颊区的 SMAS 向前接眼轮匝肌和颧大肌外缘，因眼轮匝肌区缺乏皮下脂肪，所以掀起皮肤后，眼轮匝肌纤维即清晰可见，而其余部位通常由厚薄不均的脂肪所覆盖；B. 侧颊部 SMAS 主要由上部的眼轮匝肌、下部的颈阔肌和中间的筋膜成分组成。

15. 剪开部分皮瓣

- 为了更好地暴露术野，方便手术操作，可沿耳郭轴线弧度预先剪开部分皮瓣。但剪开应遵循"宁少勿多"的原则（图 6-2-25）。

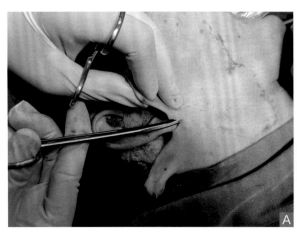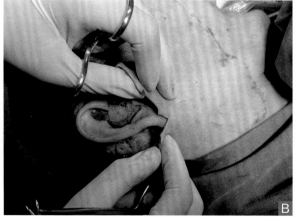

▲ 图 6-2-25　预先剪开部分皮瓣。

A. 为了更好地暴露术野，方便手术操作，可用剪刀沿耳郭轴线弧度预先剪开部分皮瓣；B. 剪开皮瓣时应遵循"宁少勿多"的原则。

三、皮瓣剥离的注意事项

■ 皮瓣剥离可根据术者的经验和习惯采用盲视下剥离或直视下进行。形成的皮瓣应该厚薄均匀。皮瓣过薄会影响皮瓣的血供，过厚则会使 SMAS 过薄，甚至穿孔。理想的剥离层次应该是将皮下脂肪一分为二。一部分脂肪保留在皮瓣上，保护真皮下血管网不受破坏，另一部分脂肪留在 SMAS 上，以增加 SMAS 的厚度和韧性（图 6-2-26）。

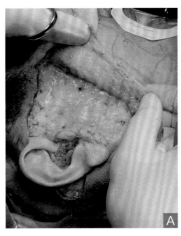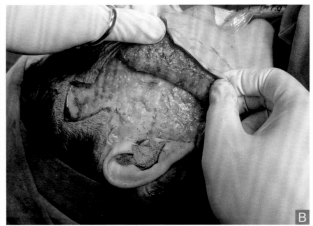

▲ 图 6-2-26　将剥离完成的皮瓣掀起所见

A. 理想的皮下剥离层次应该是将皮下脂肪一分为二，一部分脂肪保留在皮瓣上，另一部分脂肪留在 SMAS 上；B. 掀起皮瓣可见明黄色、鹅卵石样的脂肪组织，并且表面无白色的条状组织，说明剥离的层次是正确的。

■ 在正确的层次中进行剥离，皮瓣下表面的脂肪组织在透光试验下表现为粗糙的鹅卵石样结构（图 6-2-27）。

■ 不要武断地做全面部皮下剥离。保留口周面颊区的颈阔肌与皮肤之间的连接，有助于通过提拉 SMAS 瓣来获得更好的提升效果，还可以保护面颊皮瓣的重要穿支血管，从而减少皮瓣危象的发生。

■ 在没有张力维持下是难以进行皮瓣剥离的。剥离皮瓣时需对皮瓣施加轻柔的反向牵拉作用力。保持皮瓣张力有助于剥离，但不能长时间持续牵拉皮瓣同一个部位。应分区域、按一定的次序进行剥离，可以缩短牵拉皮肤的时间，让皮瓣得到"休息"。

■ 剥离皮瓣的过程中有很多因素会损伤皮瓣，如过度牵拉、电凝灼烧皮瓣真皮层及剥离层次过浅等。因此要准确识别剥离层次、动作轻柔、细心止血及勿粗暴操作。

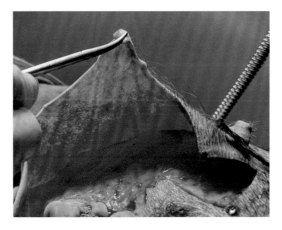

▲ 图 6-2-27　皮瓣透光试验所见

皮瓣下表面的脂肪组织在透光试验下表现为粗糙的鹅卵石样结构，色泽均匀一致。

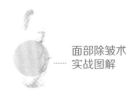

一、SMAS 下剥离

（一）SMAS 下剥离的层次和范围

- SMAS 下剥离的层次是在面部软组织第 4 层（软组织间隙层）内，处在第 3 层（肌肉腱膜层）与第 5 层（深筋膜层）之间。面颊区是在颞中筋膜和腮腺咬肌筋膜表面进行分离，在颈区是在封套筋膜的表面，紧贴颈阔肌的下表面进行剥离。
- SMAS 下剥离向前达颧大肌外侧缘时，剥离平面浅出移行至颧大肌表面的颊脂肪垫内。因此牵拉提升 SMAS 瓣时，一并提升的是与 SMAS 瓣远端相连接的皮肤、颊脂肪垫以及其他深部组织（图 6-3-1）。

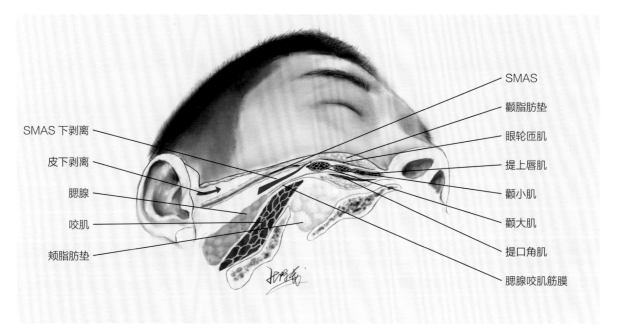

▲ 图 6-3-1　剥离平面从 SMAS 下层次浅出至颧大肌表面示意图
SMAS 下剥离向前达颧大肌外侧缘时，剥离平面浅出移行至颧大肌表面的颊脂肪垫内。

（二）SMAS 下剥离注意事项

- SMAS 下剥离是为了离断限制 SMAS 活动的支持韧带。充分剥离以获得足够的 SMAS 移动度即可，而不是做完全的 SMAS 解剖性分离。
- 腮腺咬肌区和颧部区域的 SMAS 剥离范围，以牵拉 SAMS 瓣能够使口角、人中和鼻唇沟明显移位为度。

■ 通常上方 SMAS 的剥离范围要大于下方。高位 SMAS 除皱术的剥离上界达外眦与耳轮脚的连线水平；颞部向前剥离到显露颞大肌；颊部向前越过咬肌前缘进入颊间隙；向下通常剥离至下颌缘下方 2～3cm。剥离区域大致呈倒三角形（图 6-3-2）。

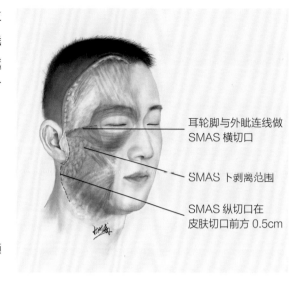

耳轮脚与外眦连线做 SMAS 横切口

SMAS 下剥离范围

SMAS 纵切口在皮肤切口前方 0.5cm

▶ 图 6-3-2　SMAS 下层剥离范围示意图

高位 SMAS 除皱术的剥离上界达外眦与耳轮脚的连线水平；颞部向前剥离到显露颞大肌；颊部向前越过咬肌前缘进入颊间隙；向下通常剥离至下颌角下方 2～3cm。

1. 设计 SMAS 横切口线

■ 沿颧弓上缘，即外眦水平与耳轮脚皮肤切口前方 0.5cm 处的连线，设计高位 SMAS 横切口线（图 6-3-3）。

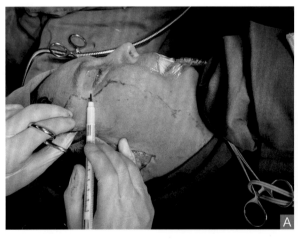
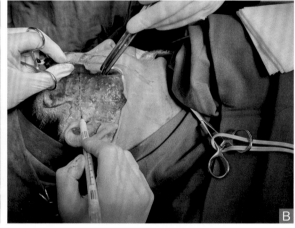

▲ 图 6-3-3　SMAS 横切口的设计

A. SMAS 横切口位于颧弓上缘水平；B. 外眦水平与耳轮脚皮肤切口前方 0.5cm 处的连线，即为 SMAS 横切口设计线。

■ 面神经颞支从腮腺上缘发出后，紧贴颧弓骨膜上行，进入颞中筋膜内，并受颞中筋膜保护，这是高位 SMAS 除皱术的解剖学基础。

2. 设计 SMAS 纵切口线

■ SMAS 纵切口线上接横切口线外侧端，在耳前皮肤切口前方 0.5cm 处沿耳前沟平行于皮肤切口向下跨过腮腺（图 6-3-4）。

■ 在腮腺下极，切口稍向后偏，沿着胸锁乳突肌的前缘下行，切开颈阔肌外侧缘的小部分肌纤维。

■ SMAS 纵行切口线的终点通常设在下颌缘下方 2～3cm 处。将 SMAS 瓣向上提升后，切口的末端仍位于下颌缘以下。这样的设计可以在提升 SMAS 后，将外侧多余的 SMAS 修剪成带在下方的

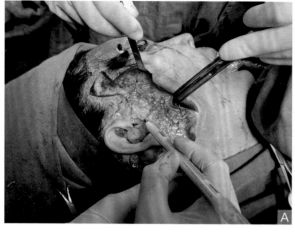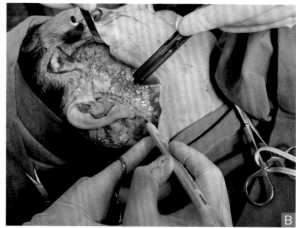

▲ 图 6-3-4　SMAS 纵切口的中上段设计

A. SMAS 纵切口线上接横切口线外侧端；B. SMAS 纵切口线在耳前皮肤切口前方 0.5cm 处沿耳前沟平行于皮肤切口向下跨过腮腺。

SMAS- 颈阔肌瓣，可将其向后上方旋转悬吊固定在乳突区，有助于改善颏颈角，并且对下颌下 - 颈区提供悬吊支持（图 6-3-5）。

3. 切开 SMAS 横切口线和纵切口线

- 切开 SMAS 横切口线时，只需用刀片轻轻划开做标记，无须一次性切透 SMAS 全层。
- 面神经颞支从腮腺上缘穿出腮腺后，越过颧弓表面，受颞中筋膜保护向前上方走行。切开横切口线时应表浅，以免损伤面神经颞支（图 6-3-6）。

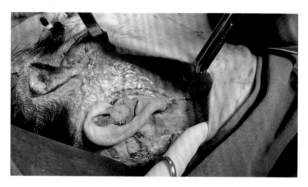

▲ 图 6-3-5　SMAS 纵切口的下段设计

SMAS 纵切口线向下越过腮腺下极，然后稍向后偏，沿着胸锁乳突肌的前缘下行，一直延伸到下颌缘下方 2~3cm 处。

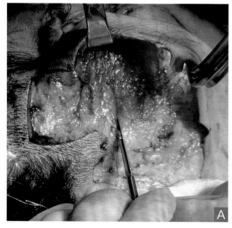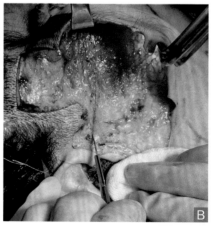

▲ 图 6-3-6　切开 SMAS 横切口

A. 切开 SMAS 横切口线时，只需用刀片轻轻划开做标记，无须一次性切透 SMAS 全层；

B. 注意勿下切过深，以免损伤面神经颞支。

■ 行 SMAS 纵切口时切开深度勿过深，以免误伤腮腺腺体（图 6-3-7）。

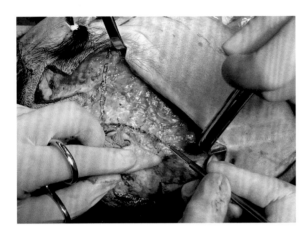

◀ 图 6-3-7　行 SMAS 纵切口

行 SMAS 纵切口时切开深度勿过深，以免误伤腮腺腺体。

4. 从腮腺浅面、耳垂前开始 SMAS 下剥离

■ 行 SMAS 下剥离时，必须准确识别剥离层面。当剥离层次不清时，应先在已知的、安全和容易辨认层次的区域进行解剖剥离，然后再逐渐剥离过渡至解剖层面不清的部位。

■ 面神经分支在腮腺内受到保护。从腮腺浅面、耳垂前开始 SMAS 剥离，是确认正确的剥离层次、避免神经损伤最安全的方法（图 6-3-8）。

■ 分离 SMAS 瓣，最好用钝头组织剪，方便钝性、锐性结合操作。

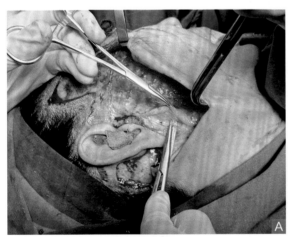
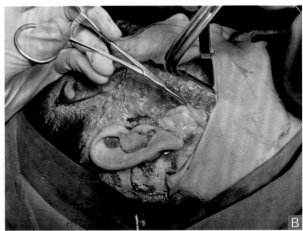

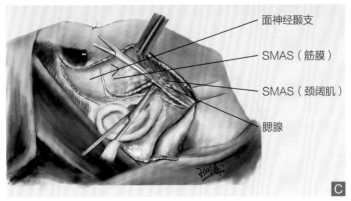

面神经颞支

SMAS（筋膜）

SMAS（颈阔肌）

腮腺

▲ 图 6-3-8　从腮腺浅面、耳垂前开始 SMAS 下剥离

A. 从耳垂前方开始进行 SMAS 下剥离；B. 确认剥离层次是在腮腺筋膜表面；C. 确认腮腺筋膜（红色区域）示意图。

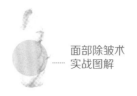
5．确认剥离层面是在腮腺筋膜表面后，继续扩大剥离范围，直至邻近腮腺前缘

■ 在腮腺筋膜表面向前稍剥离，很快就会遇见颈阔肌（图 6-3-9）。

■ 在腮腺筋膜与颈阔肌之间，紧贴颈阔肌深面进行锐性剥离（图 6-3-10、图 6-3-11）。

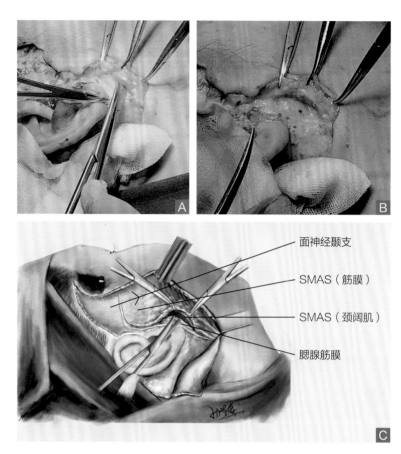

▲ 图 6-3-9　在腮腺筋膜表面遇见颈阔肌

A. 在腮腺筋膜表面剥离时遇见颈阔肌；B. 紧贴颈阔肌下表面进行剥离；C. 在颈阔肌（红色）下表面进行剥离示意图。

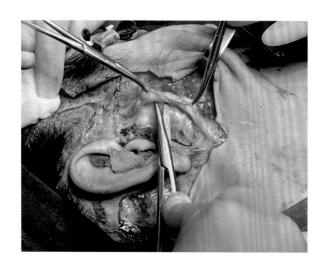

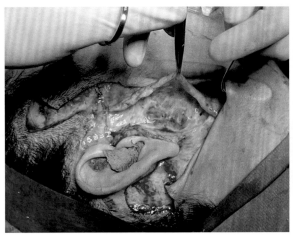
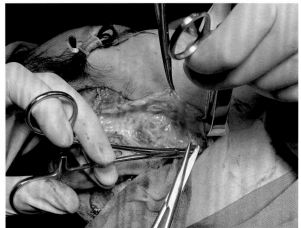

▲ 图 6-3-10　继续在腮腺筋膜与颈阔肌之间扩大剥离范围

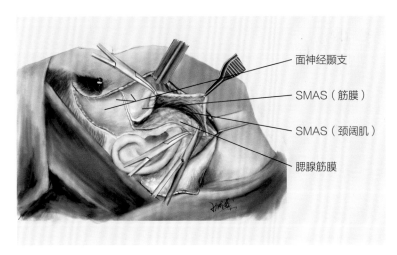

面神经颞支

SMAS（筋膜）

SMAS（颈阔肌）

腮腺筋膜

◀ 图 6-3-11　在腮腺表面扩大剥离范围示意图

在腮腺筋膜（浅红色）与颈阔肌（深红色）之间，紧贴颈阔肌深面进行锐性剥离，扩大剥离范围。

■ 于腮腺表面掀起 SMAS 瓣，保持剥离平面在腮腺筋膜和 SMAS 之间，以免损伤腮腺腺体。如果清晰可见腮腺小叶，则说明剥离层次过深（图 6-3-12）。

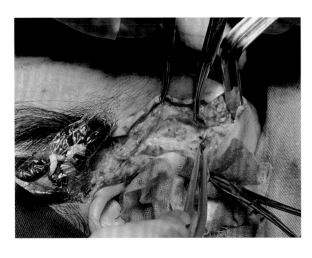

◀ 图 6-3-12　避免损伤腮腺小叶

如果剥离过程中清晰可见腮腺小叶，则说明剥离层次过深，需调整剥离层次。

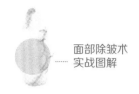
- 颈阔肌 - 耳韧带需要锐性剥离。耳大神经紧贴于该韧带的后部，离断韧带时需小心（图 6-3-13）。
- 剥离过程中，应随时进行电凝止血，保持术野清晰（图 6-3-14）。

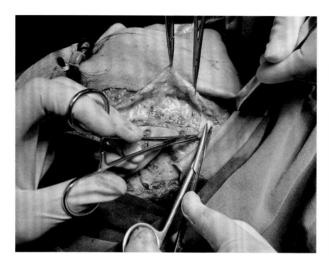

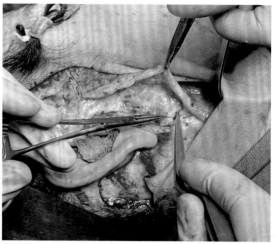

▲ 图 6-3-13　离断颈阔肌 – 耳韧带

离断颈阔肌 – 耳韧带时，需保护紧贴于该韧带后部的耳大神经。

▲ 图 6-3-14　应用双极电凝止血

剥离过程应细致充分止血，保持术野清晰。

6. 从腮腺筋膜表面确认正确的剥离层次后，向上方在颞中筋膜浅面进行剥离

- 用 2 ~ 3 把血管钳夹住 SMAS 瓣，并将其平行向上牵拉提离面部，以防撕裂 SMAS。
- 用组织剪于 SMAS 瓣下、颞中筋膜浅面沿水平方向剥离，边剥离边剪开横切口标记线（图 6-3-15、图 6-3-16）。
- 面神经颞支在 SMAS 下方的纤维脂肪组织中垂直向上越过颧弓。在此区域，面神经颞支受颞中筋膜保护，剥离 SMAS 的平面保持在颞中筋膜浅面非常重要。
- 偏瘦或 SMAS 已经变得很薄的除皱术二期修复求美者，损伤面神经颞支的风险很大。

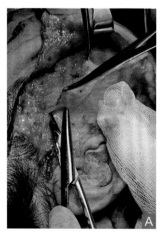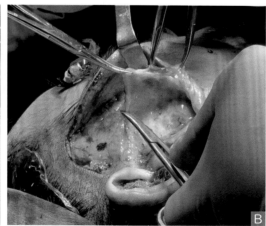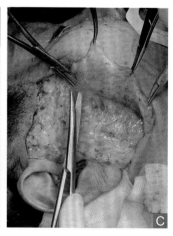

▲ 图 6-3-15　在颞中筋膜浅层进行剥离

A. 用 2 把血管钳夹住 SMAS 瓣，将其向上牵拉提离面部，用组织剪于 SMAS 瓣下、颞中筋膜浅面沿水平方向剥离；
B. 边剥离边剪开横切口标记线；C. 剥离以钝性、锐性结合的方式进行，边剥离边确认正确的剥离层次。

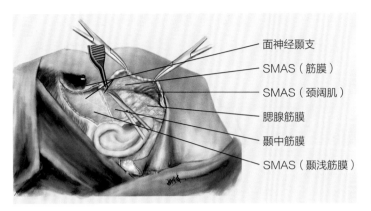

◀ 图 6-3-16　在颞中筋膜浅层剥离示意图
剥离层次应保持在颞中筋膜（粉红色）浅层
进行。

面神经颞支
SMAS（筋膜）
SMAS（颈阔肌）
腮腺筋膜
颞中筋膜
SMAS（颞浅筋膜）

7. 向上掀起眼轮匝肌外侧瓣

- 颞中筋膜与眼轮匝肌下脂肪（SOOF）相延续。
- 沿颞中筋膜浅层向眶外侧区方向剥离，剥离层次将移行至 SOOF 层进行，此时可将眼轮匝肌外侧瓣掀起（图 6-3-17、图 6-3-18）。
- 注意勿离断颧颞神经和颧面神经，以免导致术后颧区永久性麻木。

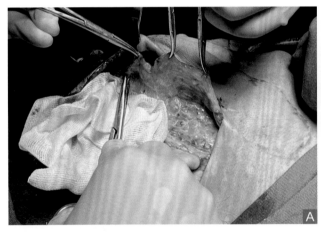
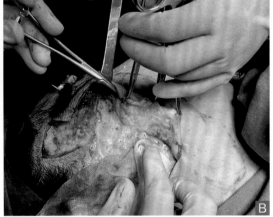

▲ 图 6-3-17　掀起眼轮匝肌外侧瓣

A. 沿颞中筋膜浅层向眶外侧区方向剥离；B. 剥离层次将移行至 SOOF 层进行，此时可将眼轮匝肌外侧瓣掀起。

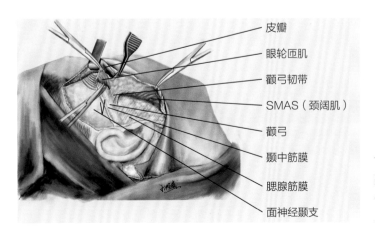

皮瓣
眼轮匝肌
颧弓韧带
SMAS（颈阔肌）
颧弓
颞中筋膜
腮腺筋膜
面神经颞支

◀ 图 6-3-18　掀起眼轮匝肌外侧瓣示意图
颞中筋膜与眼轮匝肌下脂肪（SOOF）相延续。
保持剥离层次在颞中筋膜浅层向内侧剥离即可进
入 SOOF 内，将眼轮匝肌外侧瓣（红色）掀起。

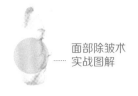

8. 离断颧弓韧带

- 此时剥离会被强韧的颧弓韧带所限制，为了进一步分离 SMAS 需松解颧弓韧带（图 6-3-19）。

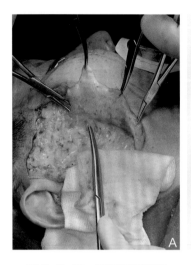
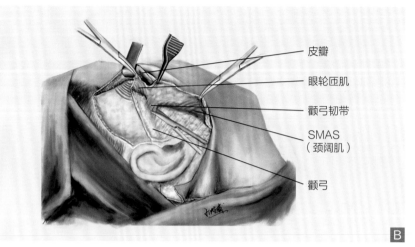

皮瓣

眼轮匝肌

颧弓韧带

SMAS
（颈阔肌）

颧弓

▲ 图 6-3-19　离断颧弓韧带

A. 随着剥离范围向内侧扩大，剥离会被强韧的颧弓韧带所限制，为了进一步扩大分离 SMAS 需松解颧弓韧带；B. 颧弓韧带非常坚韧致密，需用刀片或剪刀进行锐性离断。

- 颧弓韧带位于耳屏间切迹游离缘前方约 4.3cm 处，沿颞颧缝处的颧弓前三分之一的下缘分布，在颧大肌起始部的后方最为致密。
- 面神经颧支走行接近颧大肌时，通常会浅出穿透深筋膜，走行在颧突侧下方的浅深筋膜之间。
- 颧弓韧带、咬肌皮肤韧带和面横动脉的穿支交汇于此，剥离时出血量增加，剥离平面难以识别。此区域是 SMAS 下剥离时最容易损伤面神经的危险区之一（图 6-3-20）。

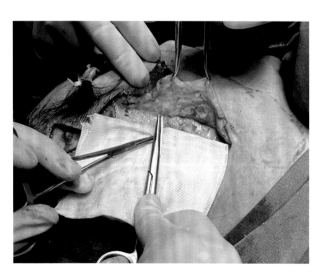

◀ 图 6-3-20　离断颧弓韧带时注意勿损伤面神经颧支

颧弓韧带在颧大肌起始部后方最为致密，面神经颧支走行于其深面。此区域是 SMAS 下剥离时最容易损伤面神经的危险区之一。

- 面横动脉穿支是重要的解剖标志。其近头侧安全，尾侧则与面神经颧支相邻。使用电凝止血时注意勿损伤面神经（图 6-3-21、图 6-3-22）。

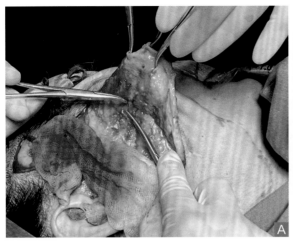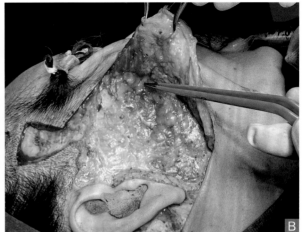

▲ 图 6-3-21　术中遇见面横动脉穿支

A. 小血管通常在韧带附近走行；B. 使用双极电凝止血时注意勿损伤面神经。

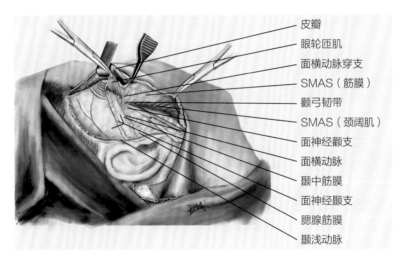

皮瓣
眼轮匝肌
面横动脉穿支
SMAS（筋膜）
颧弓韧带
SMAS（颈阔肌）
面神经颧支
面横动脉
颞中筋膜
面神经颞支
腮腺筋膜
颞浅动脉

◀ 图 6-3-22　面横动脉及其穿支走行示意图

面横动脉穿支是重要的解剖标志。其近头侧安全，尾侧则与面神经颧支相邻。

9. 暴露颧大肌起始段

■ 随着松解颧弓韧带剥离向前进行，将暴露颧大肌起始段（图 6-3-23）。

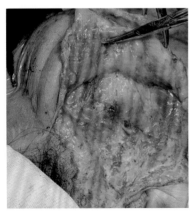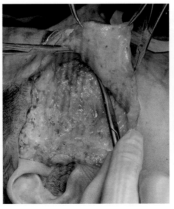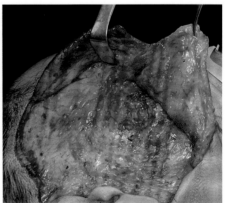

▲ 图 6-3-23　暴露颧大肌起始段

随着剥离松解颧弓韧带向前进行，将暴露颧大肌起始段。

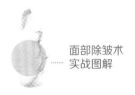

- 辨别眼轮匝肌和颧大肌是 SMAS 下剥离的重要标志。
- 面神经颧支从颧大肌深面入肌支配颧大肌。在颧大肌表面，与颧脂肪垫之间进行剥离是安全的，该层面无面神经分支走行（图 6-3-24、图 6-3-25）。

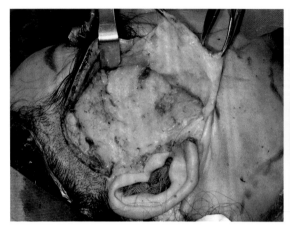 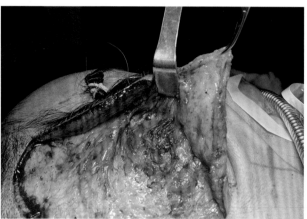

▲ 图 6-3-24　在颧大肌表面剥离
剥离至暴露颧大肌起始段后，剥离层次应保持在颧大肌表面进行。

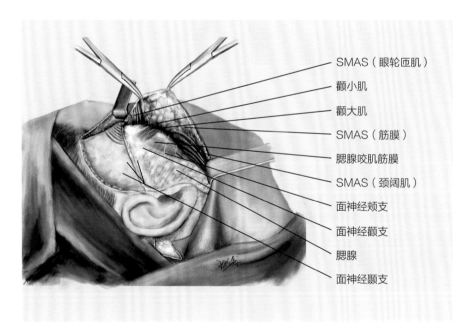

SMAS（眼轮匝肌）
颧小肌
颧大肌
SMAS（筋膜）
腮腺咬肌筋膜
SMAS（颈阔肌）
面神经颊支
面神经颧支
腮腺
面神经颞支

◀ 图 6-3-25　颧大肌起始
段解剖示意图
面神经颧支从颧大肌深面入
肌支配颧大肌（红色）。在颧
大肌表面，与颧脂肪垫之间
进行剥离是安全的，该层面
无面神经分支走行。

- 因此在颧大肌起点处，剥离平面开始浅出，从 SMAS 下层分离变为 SMAS 上层分离。牵拉 SMAS 瓣时，远处一并提升的是颧脂肪垫（苹果肌）。
- 考虑到面神经损伤的风险及生物力学因素，无需在颧小肌内侧再进行 SMAS 下剥离。
- 此时可用一个手指经颧大肌的表面，向鼻唇沟顶端伸入，松解颧脂肪垫。此即手指协助的颧部剥离（finger-assisted malar elevation，FAME）技术（图 6-3-26）。
- 将颧脂肪垫与颧骨和颧大肌表面分离开，主要目的是提升复位松垂的颧脂肪垫。

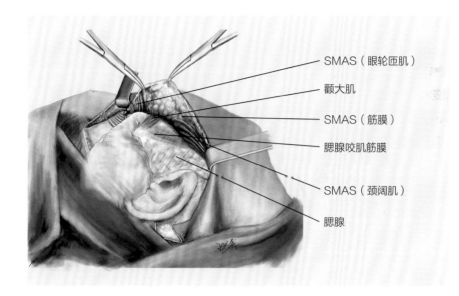

SMAS（眼轮匝肌）

颧大肌

SMAS（筋膜）

腮腺咬肌筋膜

SMAS（颈阔肌）

腮腺

◀ 图 6-3-26　FAME 技术
示意图

一个手指经过颧大肌的表面，
进入颧前间隙，向鼻唇沟顶端
伸入，松解颧脂肪垫，此即
FAME 技术。

- 但面中部过多和过少地松解颧脂肪垫并不能增加 SMAS 的移动度，也无助于颧脂肪垫的悬吊，反而会增加面神经损伤的风险，加重中面部的水肿。

10. 从耳垂区域向下面部和颈部进行 SMAS 下剥离

- 因之前已离断颈阔肌 - 耳韧带，继续向下面部和颈部剥离会比较容易。紧贴颈阔肌的下表面行钝性、锐性结合剥离即可。

- 紧贴颈阔肌下表面剥离，分离胸锁乳突肌的前缘和腮腺尾部的前端，使 SMAS 瓣从胸锁乳突肌中松解释放出来后，会进入一个网状组织平面，轻柔的钝性分离即可完成颈阔肌瓣的剥离（图 6-3-27）。

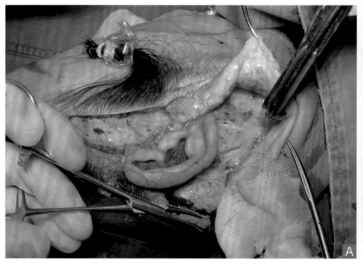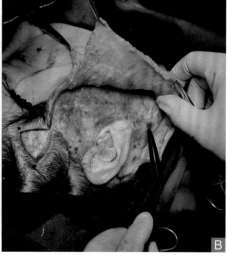

▲ 图 6-3-27　继续向下面部和颈部进行 SMAS 下剥离

A. 离断颈阔肌 - 耳韧带后，紧贴颈阔肌下表面剥离，使 SMAS 瓣从胸锁乳突肌中松解释放出来；B. 剥离会进入一个网状组织平面，轻柔的钝性分离即可完成颈阔肌瓣的剥离。

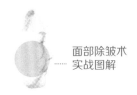
■ 下面部和颈部的剥离范围不需要像上面部那么大。但SMAS-颈阔肌瓣应剥离到下颌缘下方2~3cm处。

11. 剥离下颌下颈区时，应紧贴颈阔肌下表面进行

剥离平面勿过深，注意勿损伤面神经颈支、下颌缘支、耳大神经及颈外静脉（图6-3-28）。

■ 面神经颈支穿出腮腺下极后随即浅出走行在浅筋膜与深筋膜之间，并从颈阔肌深面入肌支配颈阔肌。颈支在下颌角和咬肌皮肤韧带尾端附近最易被伤及（图6-3-29）。

■ 术中应留意腮腺尾部前方的SMAS下脂肪。面神经下颌缘支从此处穿出腮腺，在此区域剥离时应保持在深筋膜浅层行钝性剥离。

■ 面神经下颌缘支走行于深筋膜的深层并跨过面动、静脉。当SMAS下剥离超过面动、静脉时，面神经下颌缘支被损伤的风险将增加。

■ 颈外静脉位于耳大神经内侧，两者几乎平行跨过胸锁乳突肌。下颌下颈区的SMAS下剥离层次是在耳大神经和颈外静脉的浅面。

■ 颈外静脉被切开或刺破会出现快速出血，必须使用不可吸收缝线将其结扎。

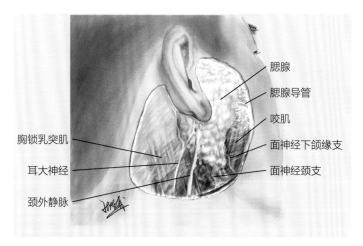

▲ 图6-3-28　下颌下颈区解剖示意图
剥离下颌下颈区时，应紧贴颈阔肌下表面进行。注意勿损伤面神经颈支、下颌缘支、耳大神经及颈外静脉。

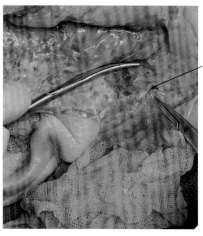

▲ 图6-3-29　术中遇见面神经颈支
面神经颈支穿出腮腺下极后随即浅出走行在浅筋膜与深筋膜之间，其在下颌角和咬肌皮肤韧带尾端附近最易被伤及。

12. 从腮腺表面继续向前扩大剥离范围

■ 掀起面颊部SMAS瓣时，应准确识别腮腺咬肌筋膜，并在其浅面剥离，确保SMAS下脂肪层完整地覆盖在深筋膜表面。

■ 在咬肌上、下端附近常有薄层脂肪覆盖于咬肌筋膜表面，而咬肌中段则可透过菲薄透明的咬肌筋膜见到面神经颊支分布（图6-3-30、图6-3-31）。

■ 剥离越过腮腺前缘后，在咬肌筋膜表面应采取钝性、锐性剥离相结合的方式，直到咬肌前缘。

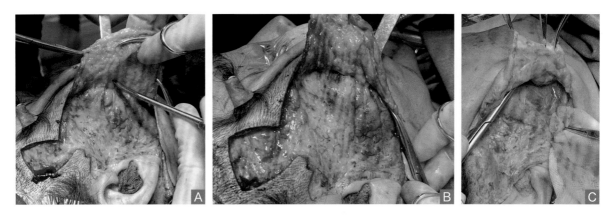

▲ 图 6-3-30　从腮腺表面继续向前扩大剥离范围

A. 应准确识别腮腺咬肌筋膜，并在其浅面剥离；B. 确保 SMAS 下脂肪层完整地覆盖在深筋膜表面；C. 咬肌中段常可透过菲薄透明的咬肌筋膜见到面神经颊支。

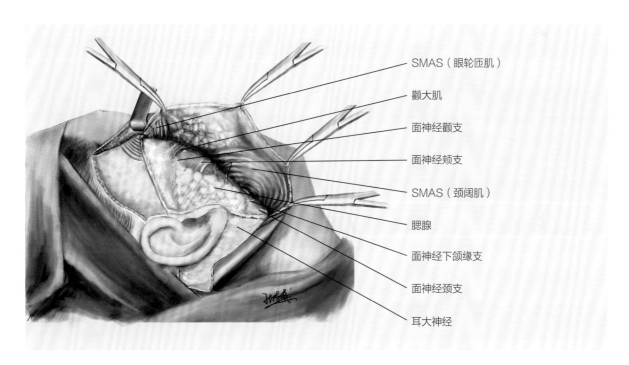

SMAS（眼轮匝肌）

颧大肌

面神经颧支

面神经颊支

SMAS（颈阔肌）

腮腺

面神经下颌缘支

面神经颈支

耳大神经

▲ 图 6-3-31　从腮腺表面继续向前扩大剥离范围示意图

掀起面颊部 SMAS 瓣时，应准确识别腮腺咬肌筋膜，并在其浅面剥离。

13. 向前剥离到达咬肌前缘时，会遇见咬肌皮肤韧带

■ 面神经颊支向前走行时位置逐渐变浅，上覆于颊脂肪垫表面，在咬肌皮肤韧带部位最易受到损伤。当遇见咬肌皮肤韧带时，应仔细准确识别剥离层次（图 6-3-32）。

■ 经验丰富的术者可越过咬肌前缘继续向内侧剥离。没有经验者，不要离断咬肌皮肤韧带。

■ 咬肌皮肤韧带上端与皮肤连接紧密。为获得面颈部软组织足够的移动度必须进行充分的韧带松解游离。但此区域 SMAS 筋膜较薄，颧弓韧带、咬肌皮肤韧带上端和面横动脉穿支交织相连，层次变得模糊不清，剥离应非常小心，面神经颧支就分布在附近。

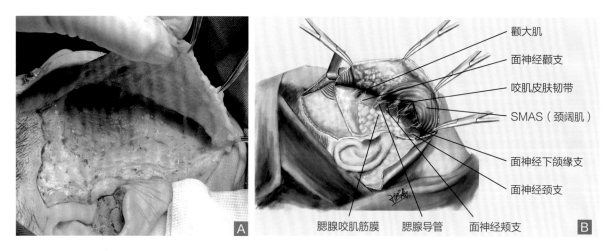

▲ 图 6-3-32　术中遇见咬肌皮肤韧带

A. 向前剥离到达咬肌前缘时，会遇见咬肌皮肤韧带；B. 剥离至咬肌前缘时的解剖示意图。

14. 离断咬肌皮肤韧带后，剥离进入颊间隙，可见颊脂肪垫（图 6-3-33）

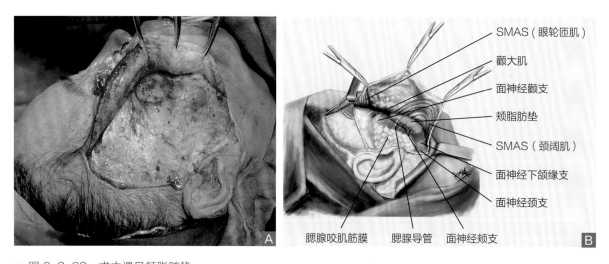

▲ 图 6-3-33　术中遇见颊脂肪垫

A. 离断咬肌皮肤韧带后，剥离进入颊间隙，可见颊脂肪垫；B. 剥离进入颊间隙解剖示意图。

15. 如发生穿孔可进行缝合修复

■ 剥离过程中如果 SMAS 发生穿孔，可将裂隙用缝线缝合修复，以免 SMAS 提升牵拉造成裂隙变大，从而降低 SMAS 的坚韧度和抗张力性（图 6-3-34）。

16. SMAS 剥离完成，轻拉 SMAS 可牵动鼻翼和口角

■ 通过牵拉 SMAS 瓣，观察面颈部的活动度来判断 SMAS 瓣游离是否充分。

■ 以轻轻拽动 SMAS 能引起鼻翼和口角的移动，并能使鼻唇沟上部分变平为度（图 6-3-35）。

■ 当 SMAS 瓣已有足够活动度且可满足上提的需要时，继续往前分离并不会对 SMAS 瓣和需要复位的组织活动度有所帮助，反而会增加并发症发生的概率。

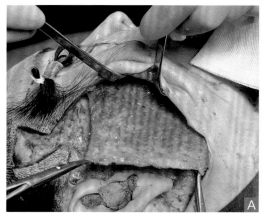
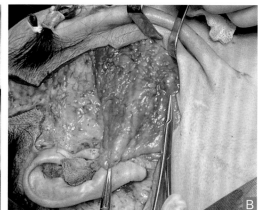
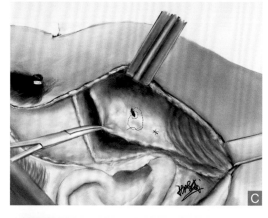

▲ 图 6-3-34　SMAS 穿孔修复示意图

A. 剥离过程中 SMAS 发生穿孔；B. 可将裂隙用缝线缝合修复，以免 SMAS 提升牵拉造成裂隙变大，从而降低 SMAS 的坚韧度和抗张力性。C. SMAS 穿孔缝合修复示意图。

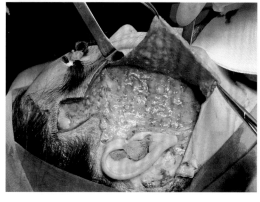

◀ 图 6-3-35　SMAS 瓣剥离完成

SMAS 瓣的剥离以轻轻拽动 SMAS 能引起鼻翼和口角的移动，并能使鼻唇沟上部分变平为度。

二、颊脂肪垫处理

颊脂肪垫下垂移位，是口角囊袋形成的原因之一。对于存在严重口角囊袋的求美者，适当去除颊脂肪垫，并对颊脂肪垫进行悬吊固定，是重塑面部轮廓的有效辅助手段。

1. 打开颊脂肪垫包膜

- 用血管钳或剪刀尖钝性撑开颊脂肪垫包膜后，夹住颊脂肪垫轻轻提起，将其释放（图 6-3-36）。
- 释放位置靠近下方的颊脂肪垫才有助于改善口角囊袋。释放上方的颊脂肪垫不但无助于改善口角囊袋，反而会引起术后颧弓下凹陷。
- 打开颊脂肪垫包膜时，注意避免损伤包膜表面的面神经分支。

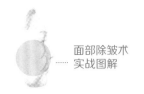
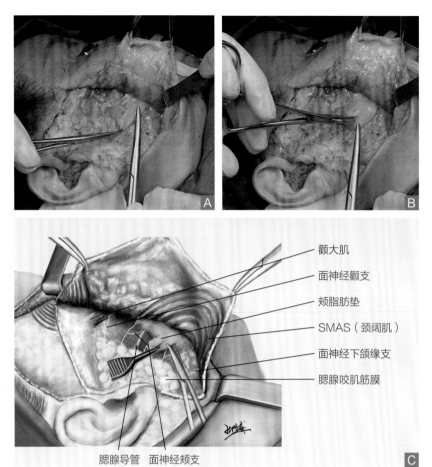

颧大肌

面神经颧支

颊脂肪垫

SMAS（颈阔肌）

面神经下颌缘支

腮腺咬肌筋膜

腮腺导管　面神经颊支

◀ 图 6-3-36　释放颊脂肪垫

A. 用血管钳或剪刀尖钝性撑开颊脂肪垫包膜；B. 用血管钳夹住颊脂肪垫轻轻提起，将其释放出来；C. 打开颊脂肪垫包膜释放颊脂肪垫示意图。

2. 颊脂肪垫的处理

■ 如果颊脂肪垫过多，可适量去除。剩余的颊脂肪垫平铺在咬肌筋膜表面（图 6-3-37）。

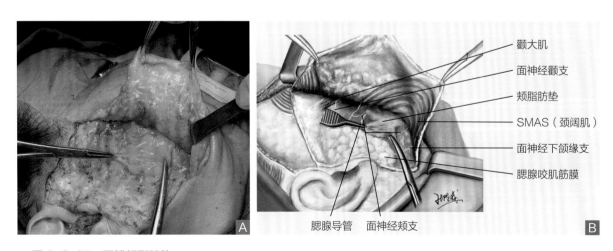

颧大肌

面神经颧支

颊脂肪垫

SMAS（颈阔肌）

面神经下颌缘支

腮腺咬肌筋膜

腮腺导管　面神经颊支

▲ 图 6-3-37　平铺颊脂肪垫

A. 适量去除过多的颊脂肪垫后，将剩余的颊脂肪垫平铺在咬肌筋膜表面；B. 术中平铺颊脂肪垫示意图。

3．用缝线将颊脂肪垫悬吊在腮腺筋膜表面

■ 悬吊颊脂肪垫时，勿在咬肌筋膜表面缝合，以免损伤面神经分支（图 6-3-38）。

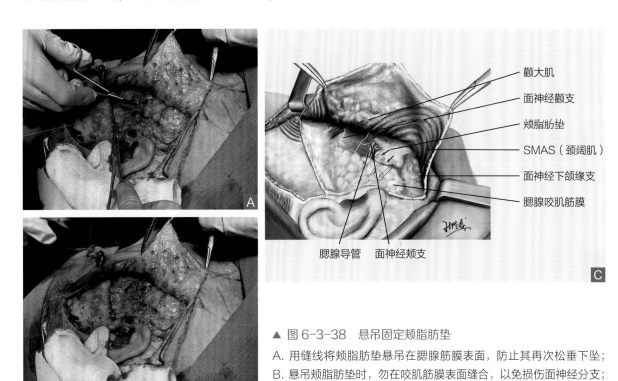

颞大肌
面神经颧支
颊脂肪垫
SMAS（颈阔肌）
面神经下颌缘支
腮腺咬肌筋膜

腮腺导管　面神经颊支

▲ 图 6-3-38　悬吊固定颊脂肪垫

A. 用缝线将颊脂肪垫悬吊在腮腺筋膜表面，防止其再次松垂下坠；
B. 悬吊颊脂肪垫时，勿在咬肌筋膜表面缝合，以免损伤面神经分支；
C. 悬吊固定颊脂肪垫示意图。

三、腮腺处理

当腮腺发生肥大增生时，可用适当方式将其缩小收紧。可用缝线将其缩紧缝合，也可用电凝烧灼使之蛋白变性凝固收缩。

1. 可用缝线进行肥大腮腺的缩紧缝合。注意操作范围要局限在腮腺表面（图 6-3-39、图 6-3-40）。

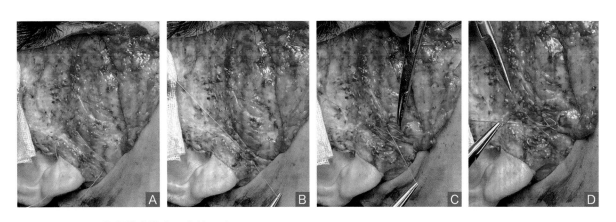

▲ 图 6-3-39　缩紧缝合增生肥大的腮腺

A. 用缝线缝合肥大的腮腺；B 收紧缝线；C. 缝线打结固定；D. 缝线缩紧缝合使肥大的腮腺体积变小。

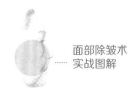

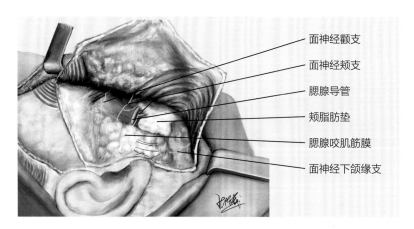

面神经颞支
面神经颊支
腮腺导管
颊脂肪垫
腮腺咬肌筋膜
面神经下颌缘支

▲ 图 6-3-40 缩紧缝合腮腺示意图

注意操作范围局限在腮腺表面。

2. 腮腺内有面神经走行，缝合深度勿过深以免损伤面神经。只需将腮腺浅叶缩紧缝合即可（图 6-3-41）。

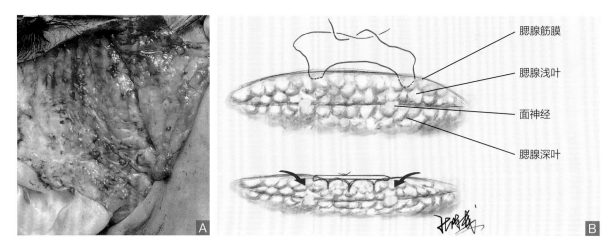

腮腺筋膜
腮腺浅叶
面神经
腮腺深叶

▲ 图 6-3-41 局限在腮腺浅叶行缩紧缝合

A. 腮腺内有面神经走行，缝合深度勿过深以免损伤面神经，只需将腮腺浅叶缩紧缝合即可；B. 局限在腮腺浅叶行缩紧缝合示意图。

四、SMAS 瓣提升固定

- SMAS 瓣的修剪方式和固定位点具有很大的灵活性。
- SMAS 瓣与皮肤可以分别朝不同的方向提升。SMAS 瓣适宜的提升方向为朝向后上方，但尽可能地垂直向上。
- 高位 SMAS 除皱术既可改善老化萎缩的眶周区域，也可以通过悬吊固定颊脂肪垫提升苹果肌、矫正睑颊沟下移。同时还可以将下颌松弛的软组织提升到颊部，达到柔化颧区的效果。
- SMAS 瓣悬吊固定的次序通常是自上而下的。先将 SMAS 瓣的上界外侧部分悬吊于颞深筋膜；再将垂直切开部分 SMAS 后形成的 SMAS 瓣缝合固定于 SMAS 耳前切口断端，直至下颌角下方；最后将形成的 SMAS- 颈阔肌瓣悬吊固定在乳突区筋膜上，与中线处颈阔肌成形术共同实现多个方向的提升固定（图 6-3-42）。

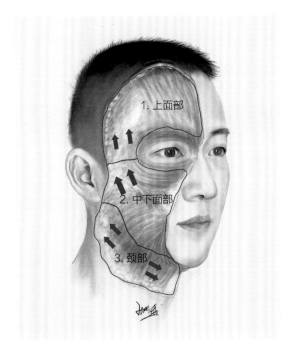

◀ 图 6-3-42　SMAS 瓣提升方向示意图
SMAS 瓣适宜的提升方向为朝向后上方，但尽可能地垂直向上。

1. 切断眼轮匝肌外下侧部分肌纤维，制备眼轮匝肌外侧瓣

- 外侧眼轮匝肌通常起到降低眉外侧的作用，被视为额部外侧的降眉肌。松解外侧眼轮匝肌可改善鱼尾纹，眉外侧能得到提升。形成的眼轮匝肌外侧瓣向后上方悬吊时，会收紧眶隔，对眶隔脂肪产生压力，改善下睑袋，同时缩短下睑的垂直长度。
- 剥离显露眼轮匝肌后，从外眦水平向内下方剪开眼轮匝肌 1.5 ~ 2.0cm（图 6-3-43），形成含眼轮匝肌部分肌纤维的高位 SMAS 瓣（图 6-3-44）。
- 对于眼轮匝肌明显增厚的求美者，应修剪切缘以防术后眦外侧出现台阶样外观（图 6-3-45）。

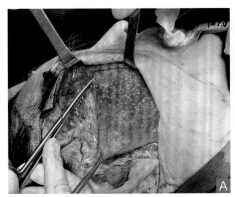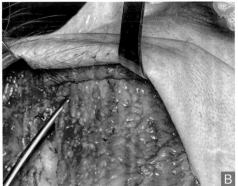

▲ 图 6-3-43　剪开眼轮匝肌外下侧
A. 从外眦水平向内下方剪开眼轮匝肌；B. 剪开眼轮匝肌 1.5 ~ 2.0cm。

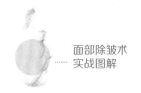

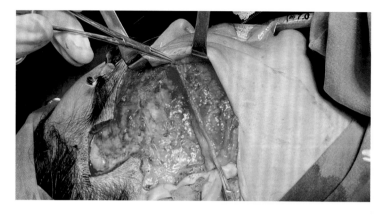

◀ 图 6-3-44　外侧眼轮匝肌瓣制备完成后所见

形成含眼轮匝肌部分肌纤维的高位 SMAS 瓣。

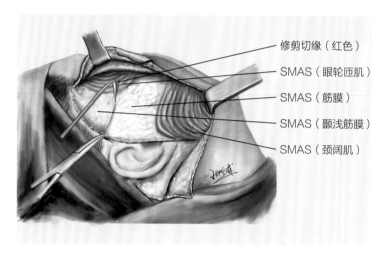

修剪切缘（红色）

SMAS（眼轮匝肌）

SMAS（筋膜）

SMAS（颞浅筋膜）

SMAS（颈阔肌）

◀ 图 6-3-45　修剪眼轮匝肌切缘示意图

对于眼轮匝肌肥厚者，为了避免术后眶外侧出现台阶样畸形，可对眼轮匝肌切缘进行适当的修剪（红色区域）。

2. 确定 SMAS 提升向量，获得最佳提升效果（图 6-3-46、图 6-3-47）

■ 向不同的方向牵拉 SMAS 瓣观察提升效果，留意鼻唇沟变化和口角移位情况，以确定获得最好效果的提升向量。

■ 除下颌缘下方颈阔肌向后上方提紧外，大部分 SMAS 瓣是以接近 90° 的方向向上提紧。

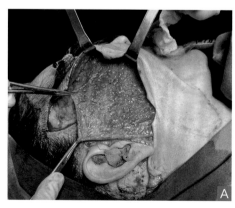
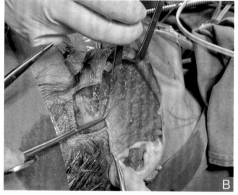

▲ 图 6-3-46　确定 SMAS 瓣最佳提升向量

向不同的方向牵拉 SMAS 瓣，观察鼻唇沟变化和口角移位情况，确定最好效果的提升向量。

A. 向上牵拉 SMAS 瓣；B. 向外侧牵拉 SMAS 瓣。

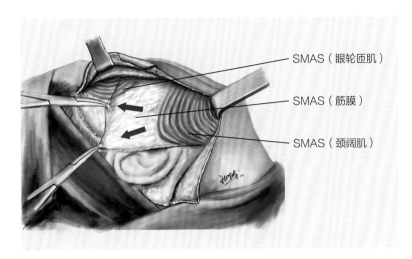

SMAS（眼轮匝肌）

SMAS（筋膜）

SMAS（颈阔肌）

◀ 图 6-3-47　确定 SMAS 瓣最佳
提升向量示意图

除下颌缘下方颈阔肌向后上方提紧外，
大部分 SMAS 瓣是以接近 90°的方向向
上提紧。

3. 确定最适宜的 SMAS 瓣提升向量后，将 SMAS 瓣上缘缝合 2~3 针固定于颞深筋膜（图 6-3-48、
图 6-3-49）

■ 缝针时注意避开颞浅血管，防止出血和血肿形成。

■ 缝合固定点尽量选择在无面神经颞支分布的区域。

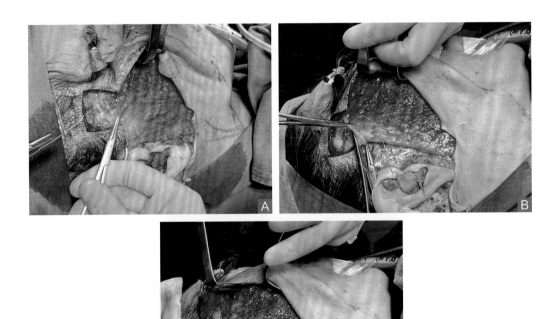

▲ 图 6-3-48　缝合固定 SMAS 瓣上缘

确定最适宜的 SMAS 瓣提升向量后，将 SMAS 瓣上缘缝合 2~3 针固定于颞深筋膜。

A. 缝合颞深筋膜；B. 缝合 SMAS 瓣上缘；C. 打结收紧缝线，将 SMAS 瓣上缘缝合固定于颞深筋膜。

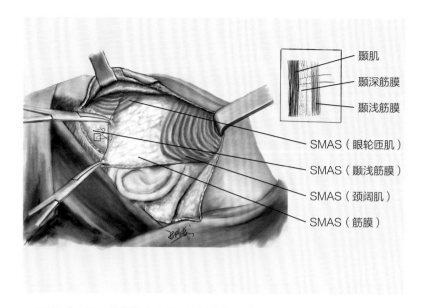

▲ 图 6-3-49　缝合固定 SMAS 瓣上缘示意图

选择无面神经颞支分布的区域作为固定点，同时避开颞浅血管以防血肿形成。

4. 将眼轮匝肌外侧瓣向外上方悬吊缝合，固定于眶外侧缘骨膜

- 将修薄的眼轮匝肌外侧瓣平铺在眶外侧区域。
- 将该肌肉沿眶外侧缘多点固定于眶周骨膜上。注意保证下睑形态良好（图 6-3-50）。

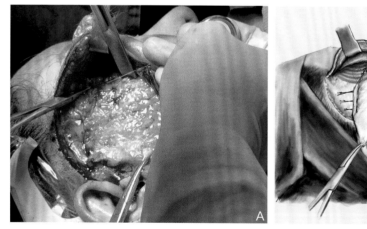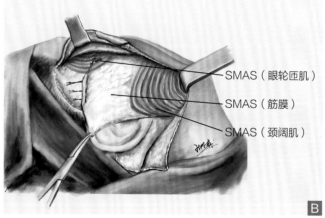

▲ 图 6-3-50　悬吊固定眼轮匝肌外侧瓣

A. 将修薄的眼轮匝肌外侧瓣沿眶外侧缘多点固定于眶周骨膜上；B. 悬吊眼轮匝肌瓣示意图。

- 完成固定后，眶隔会被收紧。对眶隔脂肪产生压力，从而减少了眶隔脂肪的突出，明显改善下睑袋。同时改善睑颊沟、缩短下睑长度，下睑形态会得到显著改善。
- 在将 SMAS 瓣提紧固定于颞深筋膜的同时，可将 SMAS 瓣的后上角在颧弓根表面的骨膜上固定 2 针。缝合固定点在耳屏游离缘前方 1.7cm 范围内的颧弓根处，避免在颧弓中部固定以免损伤面神经颞支（图 6-3-51）。

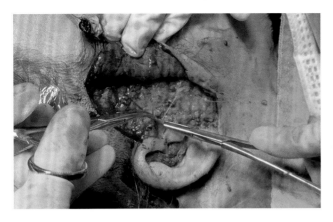

◀ 图 6-3-51　将 SMAS 瓣后上角固定于颧弓骨膜
将 SMAS 瓣提紧固定于颞深筋膜的同时，可将
SMAS 瓣的后上角固定 2 针在颧弓根表面的骨膜上。
但避免在颧弓中部固定以免损伤面神经颞支。

5. 沿耳前修剪多余 SMAS

■ 对耳前 SMAS 瓣的缝合固定应按照自上而下的方向进行。将修剪外侧多余 SMAS 瓣后的切缘与 SMAS 纵切口断端缝合。边修剪边缝合固定（图 6-3-52、图 6-3-53）。

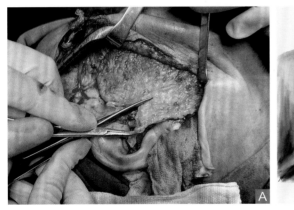
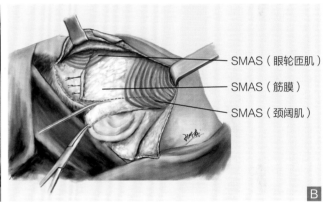

SMAS（眼轮匝肌）
SMAS（筋膜）
SMAS（颈阔肌）

▲ 图 6-3-52　沿耳前修剪多余 SMAS
A. 自上而下剪开耳前多余的 SMAS；B. 剪开耳前多余 SMAS 瓣示意图。

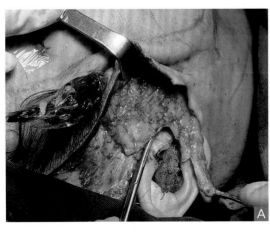
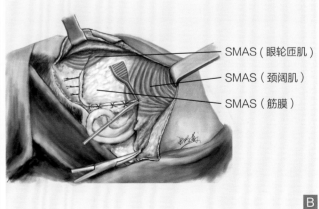

SMAS（眼轮匝肌）
SMAS（颈阔肌）
SMAS（筋膜）

▲ 图 6-3-53　缝合固定耳前 SMAS 切缘
将耳前多余 SMAS 瓣修剪后的切缘与 SMAS 纵切口断端缝合固定。
A. 自上而下边修剪边缝合固定；B. 缝合固定耳前 SMAS 切缘示意图。

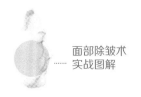
- 在耳屏前形成一个凹陷对术后自然外观非常重要。简单提拉 SMAS 并修剪掉多余的组织后缝合会造成耳屏前区饱满，破坏了耳部的形态美学。可在耳屏前纵向切开，形成深 3mm 左右的沟，提紧 SMAS 瓣后，在瓣的内侧面行褥式缝合将其固定于沟的前缘。
- 修剪耳前多余的 SAMS 直到下颌角水平以下。保留其在下颌角下方颈阔肌区域的附着，形成蒂在下方、可向耳后转位的 SMAS- 颈阔肌瓣（图 6-3-54 ）。

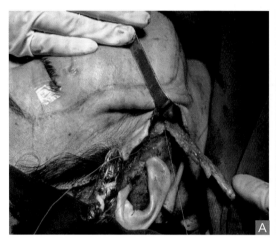
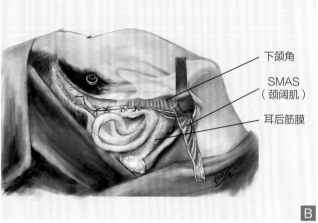

▲ 图 6-3-54　形成 SMAS- 颈阔肌瓣

A. 修剪耳前多余的 SAMS 直到下颌角水平以下；B. 形成蒂在下颌缘下方、可向耳后转位的 SMAS- 颈阔肌瓣示意图。

6. 将下颌缘下方的 SMAS- 颈阔肌瓣适当修剪后，向耳后转位，提紧缝合固定于乳突区筋膜上

- 因行颏下入路颈阔肌成形术时，已将颈阔肌内侧缘向中线处收紧，此时将颈阔肌外侧缘向乳突区悬吊固定时，两者的合力将使颈部 SMAS 垂直向上提升，起到收紧整个颈部的悬吊作用（图 6-3-55 ）。

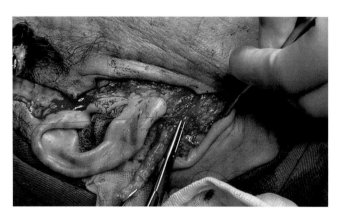

◀ 图 6-3-55　将颈阔肌外侧缘悬吊固定于乳突区筋膜

颈阔肌内侧缘的收紧和颈阔肌耳后转位瓣的提升固定，两者合力使颈部 SMAS 垂直向上提升，起到收紧整个颈部的悬吊作用。

- SMAS- 颈阔肌耳后转位瓣将颏下区域颈阔肌向乳突区提紧，可获得自然而持久的效果。同时还可以减轻颈阔肌横向松弛，对颏下区域提供支持，有助于恢复清晰的外侧下颌缘轮廓。特别适用于颈阔肌外侧明显松弛和下颌缘轮廓不清晰的求美者。
- SMAS- 颈阔肌耳后转位瓣的蒂部位置应在下颌角水平以下，才能起到保持颈部紧致以及协助塑造下颌轮廓线的作用（图 6-3-56 ）。

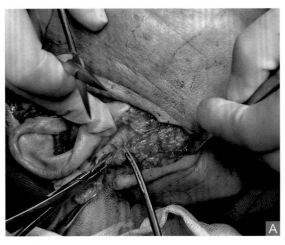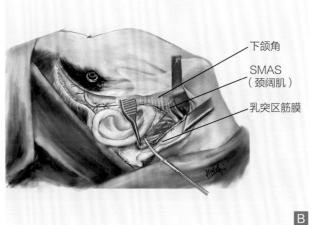

下颌角

SMAS
（颈阔肌）

乳突区筋膜

▲ 图 6-3-56　缝合固定并修剪颈阔肌耳后转位瓣

A. SMAS- 颈阔肌耳后转位瓣的蒂部位置应在下颌角水平以下，图示为修剪多余的 SMAS 瓣；B. 缝合固定并修剪颈阔肌耳后转位瓣示意图。

- 在提升耳后转位 SMAS 瓣并将其固定于乳突筋膜的过程中，需要使头颈部保持中立位，如此可以使缝合张力适度。当求美者屈颈时，乳突远离前颈部，获得动态绷紧悬吊的效果。

7．修剪 SMAS- 颈阔肌耳后转位瓣并加强与乳突区筋膜的缝合

- 可对该瓣的切缘进行连续缝合或间断加强缝合数针。防止瓣发生翻卷从而在下颌下区和乳突区形成条索带或松脱导致下垂复发（图 6-3-57）。
- 耳后转位瓣固定后，在不影响其坚韧性的前提下，对其表面进行修剪打薄。该处皮瓣较薄，术后容易出现局部膨隆不平整（图 6-3-58）。

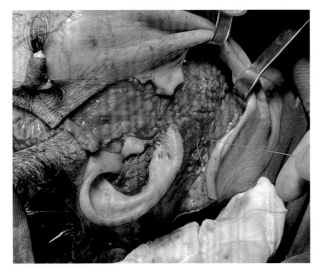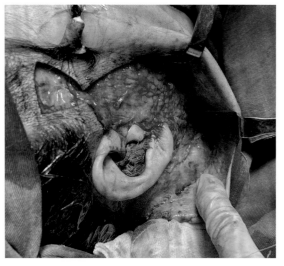

▲ 图 6-3-57　加强缝合颈阔肌耳后转位瓣

耳后转位瓣需要缝合固定牢靠，防止松脱复发下垂或筋膜瓣发生翻卷形成条索。

▲ 图 6-3-58　修整颈阔肌耳后转位瓣

耳后转位瓣缝合固定后，需要对其表面进行修薄，避免术后出现局部膨隆。

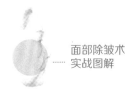

8. 修剪 SMAS- 颈阔肌瓣因转位在蒂部形成的猫耳畸形，其处理方法类似于修整皮肤猫耳畸形

■ 向内侧延长 SMAS 纵切口的末端，横向剪断颈阔肌（图 6-3-59）。

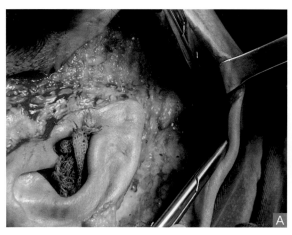
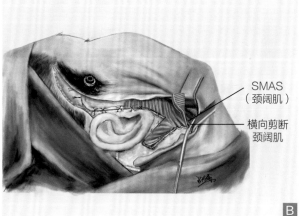

▲ 图 6-3-59　向内侧横向剪断颈阔肌
A. 向内侧延长 SMAS 纵切口的末端，横向剪断颈阔肌；B. 在 SMAS 纵切口末端向内横向剪开颈阔肌示意图。

■ 修剪 SMAS- 颈阔肌瓣的多余部分，将两切缘对位缝合，使之平整。应避免重叠缝合，以防局部隆起（图 6-3-60）。

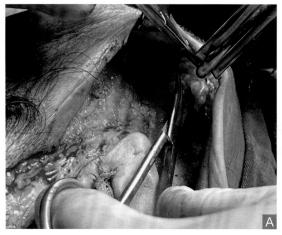
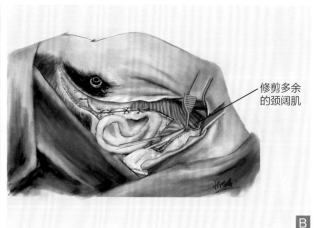

▲ 图 6-3-60　修剪耳后转位瓣蒂部多余的 SMAS
A. 修剪 SMAS- 颈阔肌瓣的多余部分，将两切缘对位缝合，使之平整；B. 修剪多余的颈阔肌示意图。

9. 可继续向内横断颈阔肌外侧缘，降低其向下的牵引力，不予缝合（图 6-3-61）

■ 继续向内侧横向松解颈阔肌外侧缘，适合于颈阔肌较短、紧缩且下颌缘轮廓不清晰的求美者（图 6-3-62）。

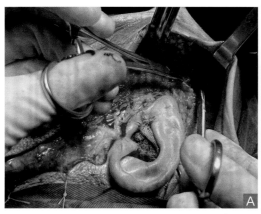
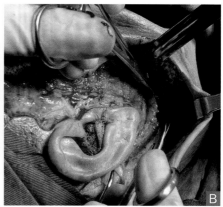

▲ 图 6-3-61　继续向内侧横断颈阔肌外侧缘

A. 用剪刀向内侧延长 SMAS 纵切口的末端；B. 横向剪断颈阔肌，降低其向下的牵引力。

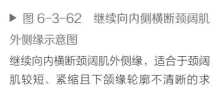

▶ 图 6-3-62　继续向内侧横断颈阔肌外侧缘示意图

继续向内横断颈阔肌外侧缘，适合于颈阔肌较短、紧缩且下颌缘轮廓不清晰的求美者。

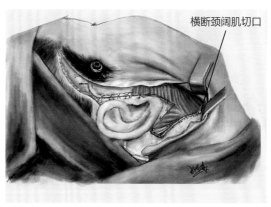

10. 完成 SMAS 瓣提升初步定位后，自下而上加强缝合 SMAS 切缘，使之更加牢固（图 6-3-63）

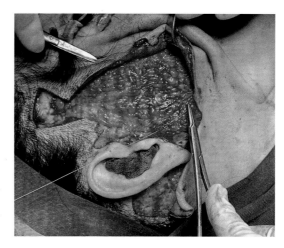

▶ 图 6-3-63　加强缝合 SMAS 切缘

完成 SMAS 瓣提升初步定位后，自下而上加强缝合 SMAS 切缘，使之更加牢固。缝合时线结打在 SMAS 瓣深方。

11. 对于术前口角囊袋严重的求美者，可在 SMAS 瓣悬吊提升完成后，用缝线将口角囊袋区域的筋膜与耳屏前筋膜褥式缝合收紧，进一步悬吊和提拉口角囊袋区域

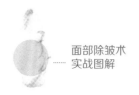
12. 最后仔细修剪 SMAS，使之更加平整。特别是缝合处，常因组织积聚而隆起（图 6-3-64）

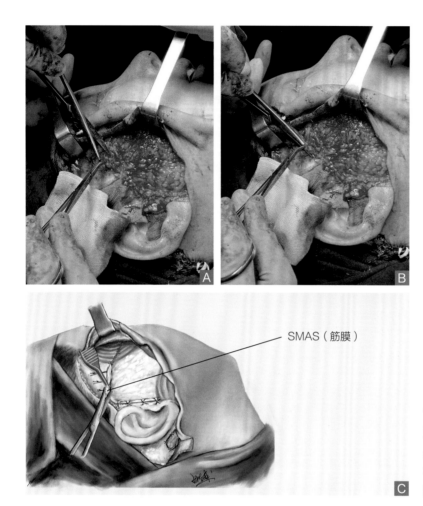

SMAS（筋膜）

◀ 图 6-3-64　修剪 SMAS，使之
更加平整

A 和 B 为仔细修剪 SMAS，使之更加
平整，特别是在缝合处，常因组织积
聚而隆起；C. 修剪 SMAS 示意图。

13. SMAS 瓣提升固定后，由于深层软组织悬吊和张力的变化，皮肤可能会出现凹陷。可继续行皮下剥离，释放凹陷区域，确认皮肤拉伸后轮廓平滑且没有凹陷（图 6-3-65）

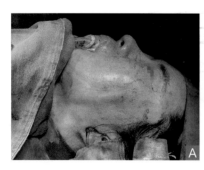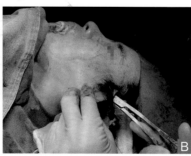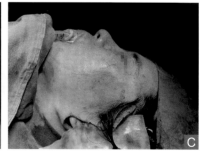

▲ 图 6-3-65　继续皮下剥离，确认皮肤拉伸后轮廓平滑无凹陷

A. SMAS 瓣提升固定后，由于深层软组织悬吊和张力的变化，皮肤可能会出现凹陷；B. 继续行皮下剥离，释放凹陷区
域；C. 确认皮肤拉伸后轮廓平滑且没有凹陷。

第四节　耳垂调整、皮瓣提升以及切口缝合

一、释放调整耳垂

　　SMAS 提升悬吊的反向牵引力会向前下方牵拉耳垂，加上后期皮肤的回缩和瘢痕的挛缩会导致耳垂位置异常，被拉长的耳垂呈现"精灵耳垂"的外观。重新定位耳垂及重建耳垂夹角可以避免这一现象发生。因此术中有必要将耳垂基底游离释放，使其处在正确的位置和自然形态后进行缝合固定，会让手术效果看上去更加自然、没有手术痕迹。

1. 正常的耳垂位置与形态
- 耳垂自然形态个体差异较大。
- 通常认为较为理想的耳垂形态应该是圆润饱满的，约占整个耳郭高度的 27%。
- 耳垂最适宜的位置应该与耳郭长轴线形成 10°~15° 的夹角（图 6-4-1）。

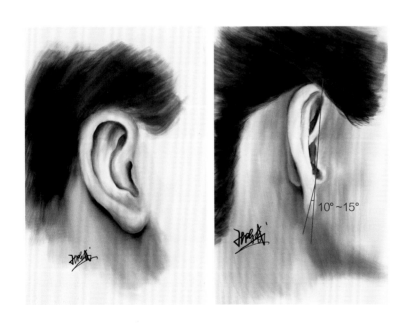

◀ 图 6-4-1　正常的耳垂位置与形态
理想的耳垂形态位置应该是圆润饱满的，与耳郭长轴线形成 10°~15° 的夹角。

2. 游离耳垂基底
- 由于 SMAS 瓣张力的牵拉会使耳垂向前下方移位，因此需要游离耳垂基底，将耳垂转位到合适的位置（图 6-4-2、图 6-4-3）。

3. 调整耳垂至理想位置
- 使耳垂与耳郭长轴成 10°~15°，然后将耳垂基底与颈阔肌-耳韧带缝合固定，减少术后由于耳垂被皮肤牵拉或瘢痕挛缩而移位（图 6-4-4、图 6-4-5）。

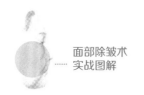
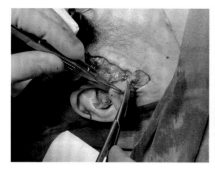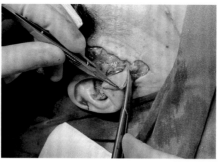

◀ 图 6-4-2　游离释放耳垂
基底

用剪刀剪开耳垂基底，使之能
活动，调整位置。

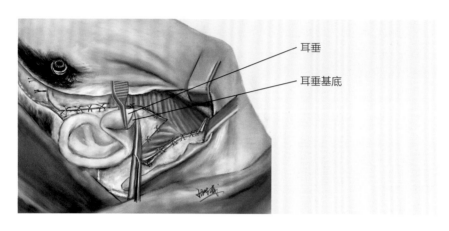

耳垂

耳垂基底

◀ 图 6-4-3　游离释放耳垂
基底示意图

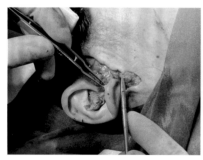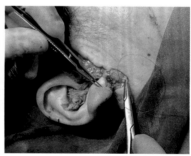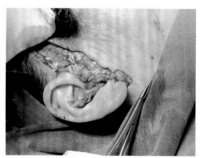

▲ 图 6-4-4　调整耳垂位置后，将耳垂缝合固定

将耳垂调整至理想位置后，将耳垂基底与颈阔肌－耳韧带缝合固定，减少术后牵拉移位。

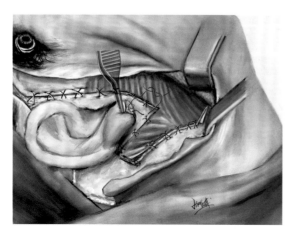

◀ 图 6-4-5　将耳垂调整位置后缝合固定示意图

4. 耳垂位置调整前后对比（图 6-4-6）

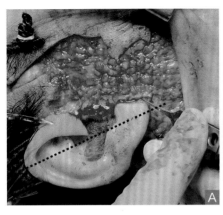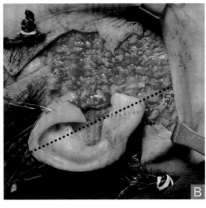

◀ 图 6-4-6　耳垂位置调整
前后对比图

A. 耳垂位置调整前；B. 耳垂位
置调整后。

5. 对于天生精灵耳垂的求美者，如果术前沟通确定需要改变耳垂的位置和形态，也可行此操作
（图 6-4-7）

6. 耳垂释放重新定位后形态对比（图 6-4-8）

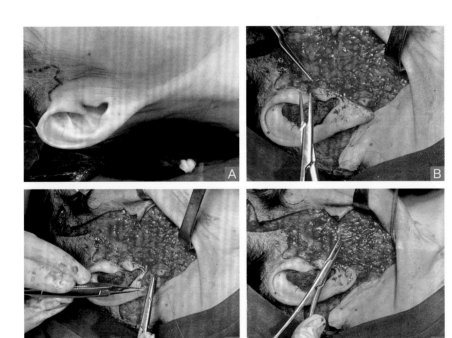

◀ 图 6-4-7　天生精灵耳垂
的修复

A. 先天精灵耳垂外观；B. 将耳
垂基底游离释放；C. 调整耳垂
位置形态后将耳垂基底缝合固
定；D. 耳垂位置形态调整缝合
后外观。

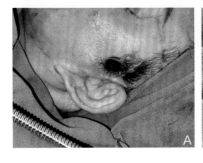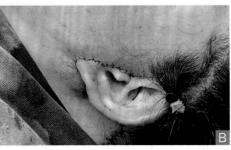

◀ 图 6-4-8　耳垂释放重新
定位后形态对比图

A. 耳垂修复前；B. 耳垂修复后。

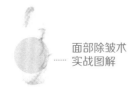
二、皮瓣提升

- 多余皮肤的处理是面部除皱术的最后阶段，包括适当向量的提升、多余皮肤的切除、皮肤关键点缝合、切口缝合和耳屏重建等。

- 正确的皮肤提升向量对获得术后最佳效果至关重要。提升向量的指导原则应以实际提升效果为依据。

- 去除面部皮肤的本质是修剪提升 SMAS 后所造成的多余皮肤。面颈部软组织的支撑已由 SMAS 的悬吊来完成了，并且 SMAS 的悬吊也去除了皮肤切口的张力。切勿试图通过用力牵扯皮肤来达到提升面部组织的效果。

- 深层组织缝合时组织的堆积、组织提升产生的条索和吸脂等很多因素都会导致皮肤凹凸不平，且只有绷紧皮肤时才会明显。因此在处理皮肤之前，应先进行皮下修剪或重新缝合，确保皮下均匀、没有包块或不平整。

- 求美者头部位置会影响皮肤切除量的判断。当求美者头侧向对侧时，皮瓣会被拉伸，当头转回操作侧时，皮瓣会变得更加富余。保持求美者头部处于正中位且颏颈角在 90° 左右是精确评估皮肤去除量、避免皮瓣张力过大的关键。

  （1）悬吊缝合皮瓣之前，先用生理盐水冲洗创面，并检查止血是否确切（图 6-4-9）。

  （2）朝不同方向提升皮瓣，寻找最佳的提升向量。

- 用血管钳夹住耳前及耳后的皮肤，以耳郭为参照朝不同方向牵拉移动皮瓣，借此判断皮肤的移动程度，并寻找效果最佳的提升向量（图 6-4-10）。

- 牵拉皮瓣时，注意皮瓣的旋转角度不至于局部皮肤聚集隆起。同时也应观察颞部发际线的改变，切勿过度上移颞部发际线。

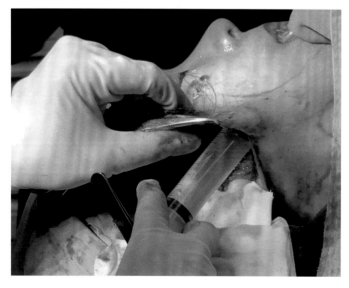

▲ 图 6-4-9　生理盐水冲洗创面
处理皮肤之前，先用生理盐水冲洗创面，检查止血是否确切。绷紧皮肤仔细观察，如有凹凸不平，应进行修剪或重新缝合。

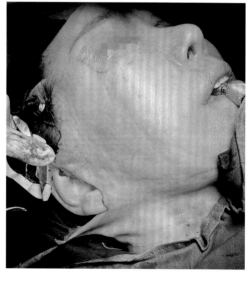

▲ 图 6-4-10　寻找最佳的皮瓣提升向量
以耳郭为参照朝不同方向牵拉移动皮瓣，借此判断皮肤的移动程度，并寻找效果最佳的提升向量。

■ 正确的皮瓣提升方向应该是朝后上方放射状的。上面部倾向于垂直向上，中面部与耳郭长轴平行向后上方，下面部及颈部皮肤向乳突方向提升（图 6-4-11）。

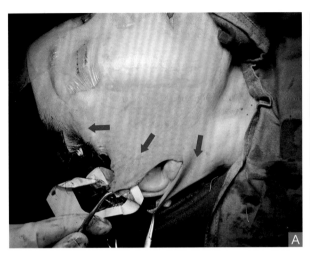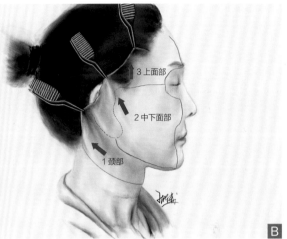

▲ 图 6-4-11　正确的皮瓣提升方向

上面部倾向于垂直向上，中面部与耳郭长轴平行向后上方，下面部及颈部皮肤向乳突方向提升。

A. 正确的皮瓣提升方向应该是朝后上方放射状的；B. 皮瓣提升方向示意图。

■ 皮瓣的牵拉需要一定的紧张度，以使面颈部皮肤看起来足够紧致。但又不能过紧，以防影响皮瓣血供引起张力性坏死。

■ 耐心调整提升向量，直到获得最佳的自然紧致效果，这是获得理想术后效果的关键步骤。

三、关键点缝合

6 个关键缝合点（图 6-4-12）。

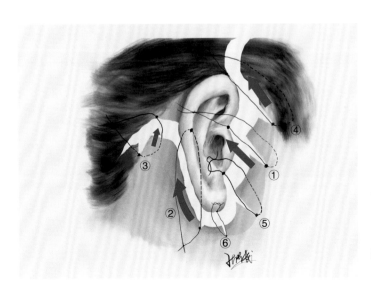

◀ 图 6-4-12　皮瓣关键点缝合示意图

6 个关键缝合点分别是耳屏上切迹（①）、颅耳间沟切口最高处（②）、耳后切口进入发际处（③）、耳上基点（④）、耳屏间切迹（⑤）和耳垂最低处（⑥）。粉红色区域为拟去除皮肤。

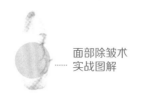
■ 缝合关键点时将求美者头部转回中立位，以适当的张力拉紧皮瓣。

■ 关键缝合点可保持正常的皮肤张力，但切口其余部位不应该存在张力

1. 第一个关键缝合点——耳屏上切迹

■ 于耳屏上切迹处垂直剪开多余的皮肤，行第 1 针固定。

■ T 形切口有助于准确对位缝合，且延长切口修剪多余的皮肤时不会切断已有的缝线（图 6-4-13）。

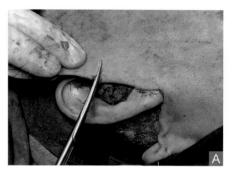
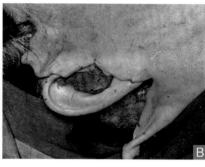

◀ 图 6-4-13 缝合耳屏上切迹

A. 于耳屏上切迹处垂直剪开多余的皮肤，行第 1 针固定；
B. T 形切口有助于准确对位缝合，且延长切口修剪多余的皮肤时不会切断已有的缝线。

2. 第二个关键缝合点——耳后区的颅耳间沟切口顶点处

■ 确定第二个关键缝合点时，将耳后皮瓣向后上方提拉，并稍向前旋转，以保持后发际线的延续性，但过度的旋转会降低提升效果（图 6-4-14，图 6-4-15）。

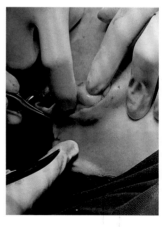
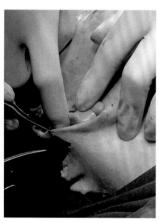

▲ 图 6-4-14 缝合颅耳间沟切口顶点处

第二个关键缝合点在耳后区，颅耳间沟切口顶点处。

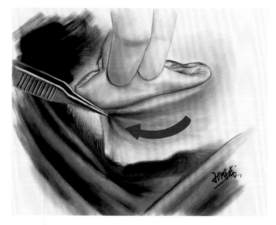

▲ 图 6-4-15 稍向前旋转耳后皮瓣示意图

缝合第二个关键缝合点时，将耳后皮瓣稍向前旋转，目的是保持后发际线的延续性。但过度的旋转会降低提升效果。

■ 通常认为第一个和第二个关键缝合点承受皮瓣上最大的张力，但其实不应该存在任何张力大的地方，整个皮瓣上的张力几乎是均匀分布的。

■ 颈部屈伸和旋转活动需要一定的皮肤量，仔细调整皮肤提升的向量避免过度去除颈部皮肤，维持紧致又自然的形态。

3. 第三个关键缝合点——耳后切口进入发际处

- 修剪和缝合第三个关键点时，同样需要将耳后皮瓣稍向前旋转，以确保后发际线的延续性，同时也可以减少切口末端的猫耳朵形成，避免延长切口（图 6-4-16 ~ 图 6-4-18）。
- 修剪提升耳后皮瓣时，需考虑体位对皮瓣和切口的影响。当求美者站立位时，肩部下垂，切口处张力就会增加，可能会导致皮肤血运障碍，瘢痕增生和增宽。
- 颈部形态的改变更多的是取决于颈部脂肪的处理及颈阔肌的悬吊，而不是依靠收紧皮肤的程度。

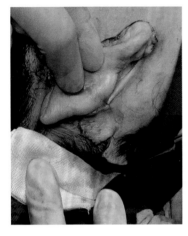

▲ 图 6-4-16　第三个关键缝合点在耳后切口进入发际处

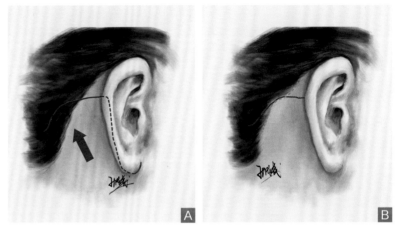

▲ 图 6-4-17　耳后皮瓣提升方向不当，导致后发际线阶梯畸形示意图

A. 耳后皮瓣向右上方提紧，忽略了后发际线的延续性；B. 错误的耳后皮瓣提升方向导致后发际线阶梯畸形（绿色虚线），形态不自然。

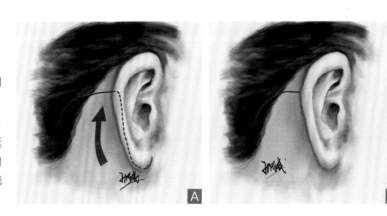

▶ 图 6-4-18　耳后皮瓣正确的提升方向示意图

A. 耳后皮瓣向右上方提升的同时，应稍向前旋转，确保后发际线的延续性；B. 正确的耳后皮瓣提升方向获得术后形态自然流畅的后发际线（绿色虚线）。

4. 第四个关键缝合点——耳上基点

- 注意在此处缝合时要将皮瓣缝在颞深筋膜和颞肌上（图 6-4-19）。

5. 第五个关键缝合点——耳屏间切迹处

- 在耳屏间切迹处剪开皮瓣时，需确保有足够的皮肤覆盖耳屏（图 6-4-20）。

6. 第六个关键缝合点在耳垂最低处

- 沿耳郭自然弧度向前下方剪开覆盖在耳垂上的颊部皮瓣以释放耳垂。边剪开边尝试将耳垂移出皮瓣，直至耳垂能完全移出并处于正确的位置（图 6-4-21）。

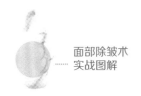
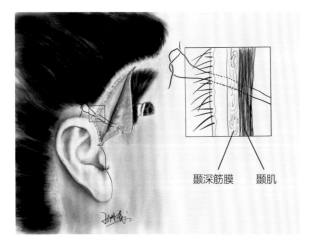

▲ 图 6-4-19　第四个关键缝合点示意图

第四个关键缝合点在耳上基点。缝合时要将缝线牢固地缝在颞深筋膜和颞肌上。粉红色区域为拟去除的多余皮肤。

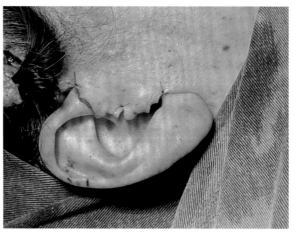

▲ 图 6-4-20　第五个关键缝合点

第五个关键缝合点在耳屏间切迹处。修剪耳屏间切迹处皮瓣时，需确保有足够的皮肤覆盖耳屏。

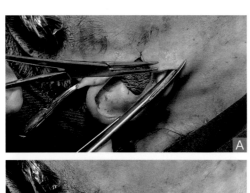
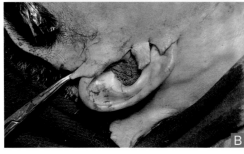

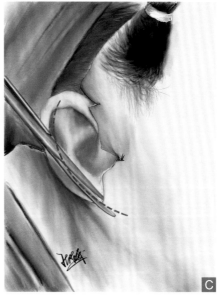

◄ 图 6-4-21　第六个关键缝合点在耳垂最低处

A. 沿耳郭自然弧度向前下方剪开覆盖在耳垂上的颊部皮瓣以释放耳垂；B. 边剪开边尝试将耳垂移出皮瓣，直至耳垂能完全移出并处于正确的位置；C. 沿耳郭自然弧度（红色虚线）剪开皮瓣示意图。

- 要严格遵循"宁少勿多"的原则，切勿过度切开皮瓣，否则会出现典型的精灵耳垂外观，且难以修复。
- 在耳垂最低处皮缘缝合固定一针。

四、皮瓣修剪

1. 沿耳垂基底自然的弧线修剪多余的皮肤（图 6-4-22）
2. 修剪耳郭前面多余的皮肤

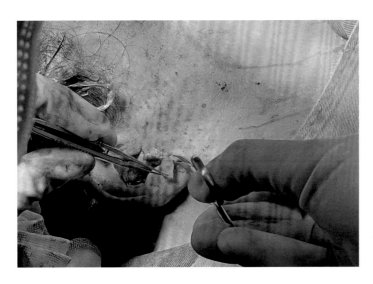

◀ 图 6-4-22　修剪耳垂处多余的皮肤
沿耳垂基底自然的弧线修剪多余的皮肤。

■ 剪除覆盖在耳屏表面的多余皮肤时，需精确判断皮瓣长度，使缝合后耳屏不会受牵拉而变形，同时也不会消除耳屏前凹陷。

■ 剪除耳轮脚前面多余的皮肤。用剪刀沿耳轮脚软骨边缘弧度作精确的弧形修剪，向下至耳屏上切迹处（图 6-4-23）。

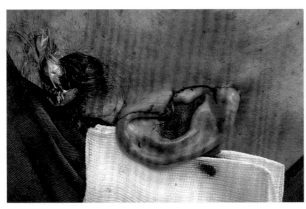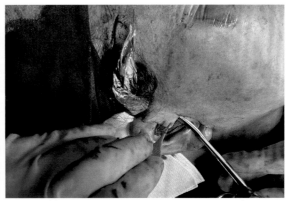

▲ 图 6-4-23　修剪耳郭前面多余的皮肤
去除耳屏及耳轮脚前面多余的皮肤时，用剪刀顺着耳郭软骨的结构弧度作精确的弧形修剪。

■ 沿耳郭前面的自然结构线修剪多余的皮肤。同时斜向修剪皮缘下的脂肪组织，可以减小切口两侧厚度差异，避免不自然的臃肿外观。可多保留 1mm 皮肤，这样可以在无张力的情况下缝合切口（图 6-4-24）。

■ 对于男性求美者，有时会将带毛发的颊部皮肤移至耳前，此时可修薄一定宽度的皮肤，再用电凝烧灼破坏皮下毛囊，形成一定宽度的无毛发生长的耳前皮肤。

3. 修剪颅耳间沟多余的皮肤（图 6-4-25）

■ 因为颅耳间沟切口与耳后皮瓣提升方向几乎一致，所以通常不需去除太多的皮肤量，只需少量修剪或完全不需要修剪。

■ 过量地修剪颅耳间沟处皮瓣，切口缝合后会改变颅耳间沟自然的形态。

4. 修剪后发际线多余的皮肤

■ 修剪后发际线处多余的皮肤时，必须将皮缘修剪成与原始切口相同的斜面，允许头发穿过瘢痕再生，进一步隐藏瘢痕（图 6-4-26 ）。

■ 枕部切口末端如果出现较大的猫耳畸形时，要慎重考虑修剪猫耳需要延长切口的方向。既要避免无毛发的皮肤插入发际内，又要将瘢痕更好地隐藏起来。

5. 修剪颞区鬓角处多余皮肤

■ 在该切口上施加张力，对悬吊下垂的软组织没有任何作用，反而会造成瘢痕和脱发。因此只需保守地切除松弛的皮肤，无须绷紧皮瓣进行修剪，强调无张力缝合。

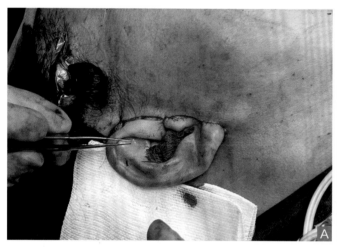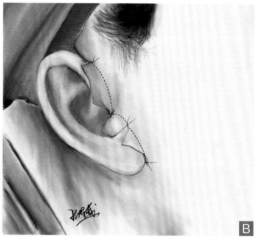

▲ 图 6-4-24　沿耳郭前面的自然结构修剪多余的皮肤

A. 顺着耳郭的自然结构修剪皮缘，同时可适当修剪皮瓣下脂肪，减小切口两侧的厚度差异；B. 沿着耳郭自然结构修剪皮缘示意图。

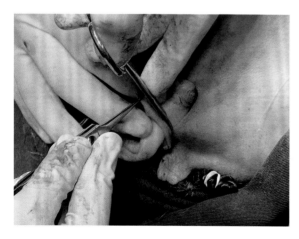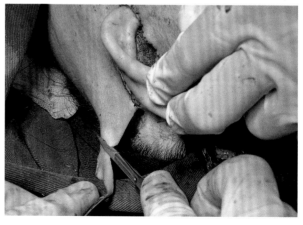

▲ 图 6-4-25　修剪颅耳间沟处多余皮肤

如果耳后皮瓣提升向量合理的话，耳后皮瓣的颅耳间沟处通常不需要修剪，或只需少量修剪。

▲ 图 6-4-26　修剪后发际线处多余的皮肤

修剪后发际线处多余的皮肤时，必须将皮缘修剪成与原始切口相同的斜面，允许头发穿过瘢痕再生，进一步隐藏瘢痕。

- 该区域需要去除的皮肤量通常非常小。应保证切口两侧有 1～2mm 的皮肤重叠，避免张力下缝合。
- 依鬓角处切口形态进行修剪，将多余的皮瓣边缘修剪成对应形态（图 6-4-27）。

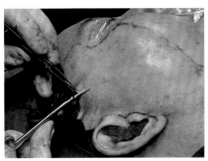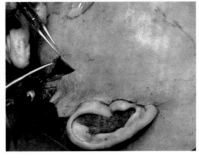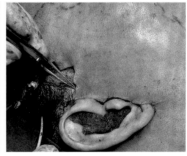

▲ 图 6-4-27　修剪鬓角处多余皮肤

修剪颞区鬓角处皮肤时，只需切除多余的皮肤，无须绷紧皮瓣进行修剪。将皮瓣边缘修剪成与切口相对应的形态。

- 对于发际缘切口，需将剪除多余皮肤后的断面修剪成与切口相同的倾斜度。切口下毛囊会透过菲薄的瘢痕和皮肤重新生长毛发，进一步隐藏瘢痕（图 6-4-28）。
- 在发际内去除多余的头皮时，应沿毛囊生长方向下刀切除多余的头皮（图 6-4-29）。

6. 当使用耳屏后切口时，需要重建耳屏（图 6-4-30）

- 要确保有足够的皮肤覆盖耳屏软骨。
- 可适当修薄耳屏皮瓣内侧的脂肪，以形成更薄、结构更清晰的耳屏。但注意不要过度修剪以免影响皮瓣血供造成皮肤缺血坏死。
- 对于男性求美者，应用电凝烧灼或剔除耳屏处皮瓣内的毛囊，防止术后耳屏上长有毛发。

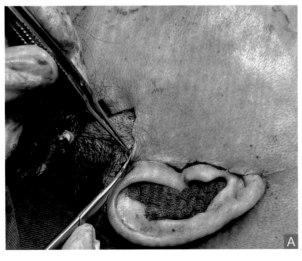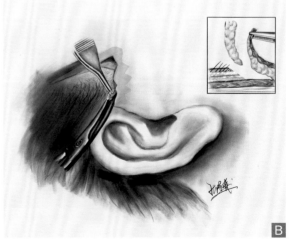

▲ 图 6-4-28　修剪发际缘切口皮下的脂肪组织

A. 适当剪除皮缘下脂肪，允许毛发透过菲薄的瘢痕和皮肤重新生长，进一步隐藏切口瘢痕；B. 修剪发际缘切口皮下的脂肪示意图。

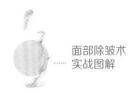

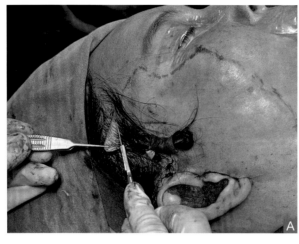

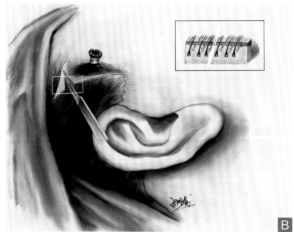

▲ 图6-4-29　修剪发际内切口多余皮肤

A. 在发际内去除多余的头皮时，应沿毛囊生长方向下刀切除多余的头皮，尽量减少对毛囊的损伤；B. 沿毛囊生长方向下刀切除多余的头皮示意图，粉红色区域为拟去除的头皮。

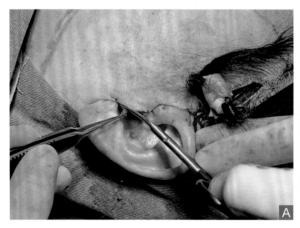

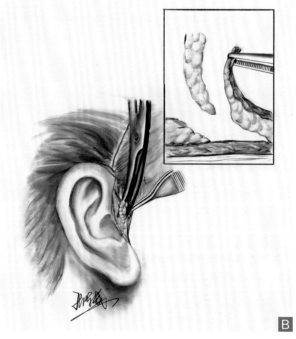

▲ 图6-4-30　重建耳屏

A. 当采用耳屏后切口时，可适当修薄耳屏皮瓣内侧的脂肪，以形成更薄、结构更清晰的耳屏；B. 修剪耳屏皮瓣内侧脂肪示意图。

五、切口缝合

- 在皮缘能严密对合的情况下，针距越宽越好。
- 由于切口处于无张力状态，因此无须进行皮下减张缝合，可节省手术和麻醉时间。
- 缝合切口时强调无创原则，如严禁无齿镊上下夹持皮缘，使用湿盐水纱布时刻保持皮缘湿润等。
- 缝线打结不可过紧，术后肿胀会使缝线勒得更紧，增加缝线瘢痕和皮缘坏死的风险。

　　除了行常规切口缝合操作外，由于面部除皱术的特殊性，还需注意以下几点。

1. 颅耳间沟处皮肤的缝合（图 6-4-31）

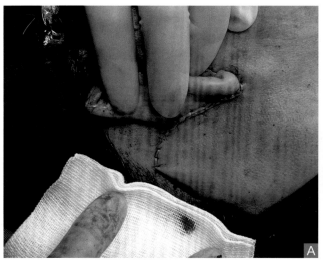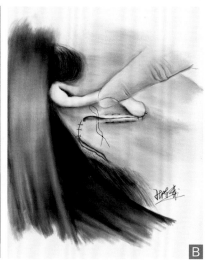

▲ 图 6-4-31　颅耳间沟处皮肤的缝合

A. 轻度外翻缝合是该处最适合的缝合方式，缝合时，缝线需要带上少量深面软组织，这样可以将切口线固定在颅耳间沟处；B. 颅耳间沟处皮肤外翻缝合示意图。

▪ 轻度外翻缝合，是该区域愈合后最美观的缝合方式。

▪ 缝合时，缝线需要带上少量深面软组织，这样可以将切口线固定在耳颅沟处，有助于维持颅耳间沟的自然形态。

2. 颞部鬓角区域切口的缝合

▪ 缝合头皮切口时，先将头皮皮下缝合固定在颞深筋膜和颞肌上，再全层缝合头皮，以防皮肤回缩瘢痕增宽，导致瘢痕性秃发（图 6-4-32）。

▪ 可用半埋式褥式缝合发际切口，线结打在毛发侧，可减少缝线瘢痕和针眼瘢痕的形成。

▪ 颞部发际切口最上端的猫耳朵修剪，应引向远离毛发稀疏的区域。

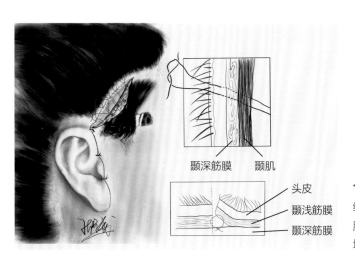

◀ 图 6-4-32　颞部头皮缝合示意图

缝合头皮切口时，先将头皮皮下缝合固定在颞深筋膜和颞肌上，再全层缝合头皮，以防皮肤回缩瘢痕增宽，导致瘢痕性秃发。

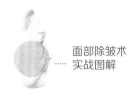

面部除皱术
实战图解

3. 放置引流

- 由于面部除皱术创面大，为保证有效充分的引流，每侧面颈部常放置两处引流。
- 在鬓角近耳轮脚处皮下留置一橡皮引流条，引流面颊部皮下潜在的渗出液（图 6-4-33）。
- 从乳突区插入颈部皮下引流管，接负压引流球。不仅可以引流血液和组织渗出液，更大的好处是使颈部皮肤平整地贴附在创面基底，消灭死腔（图 6-4-34）。

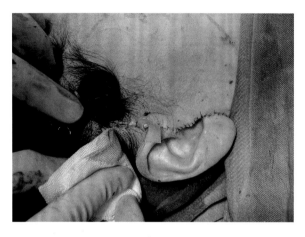

▲ 图 6-4-33 在鬓角处皮下留置一橡皮引流条

在鬓角近耳轮脚处皮下留置一橡皮引流条，引流面颊部皮下潜在的渗出液。

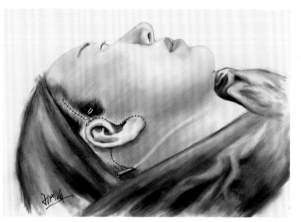

▲ 图 6-4-34 颈部皮下留置负压引流管示意图

从乳突区插入颈部皮下引流管，接负压引流球。不仅可以引流血液和组织渗出液，更大的好处是使颈部皮肤平整地贴附在创面基底，消灭死腔。

第五节　包扎及术后处理

一、术后包扎

1. 包扎前先解开"小辫子"，为求美者清洗并擦干头发。并在伤口处涂抹油性软膏以避免皮瓣边缘干燥（图 6-5-1）。

2. 用酒精纱布块覆盖引流口预防逆行感染（图 6-5-2）。

3. 在耳后区垫蓬松纱块团，避免包扎时耳郭向后折引起求美者的不适（图 6-5-3）。

4. 在耳前区覆盖酒精纱布块（图 6-5-4）。

5. 用大棉垫覆盖一侧术区。注意在棉垫上剪开一小口导出引流管，避免引流管受压或打折导致术后引流不畅（图 6-5-5）。

6. 同法处理另一侧。

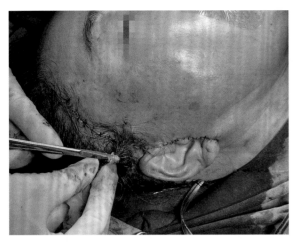

▲ 图 6-5-1　解开"小辫子"

包扎前先解开"小辫子"，为求美者清洗并擦干头发。在伤口处涂抹油性软膏。

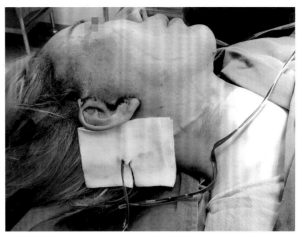

▲ 图 6-5-2　用酒精纱布块覆盖引流口

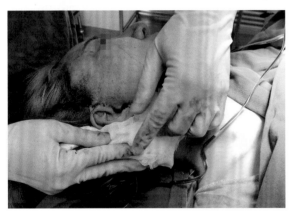

▲ 图 6-5-3　在耳后区垫蓬松纱块团

在耳后区垫蓬松纱块团，避免包扎时耳郭向后折引起求美者不适。

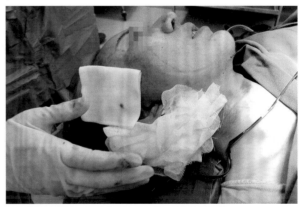

▲ 图 6-5-4　在耳前区覆盖酒精纱布块

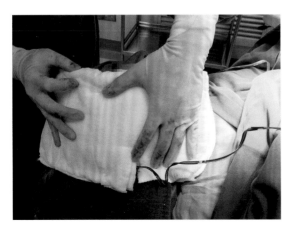

◀ 图 6-5-5　用大棉垫覆盖一侧术区

注意在棉垫上剪开一小口导出引流管，避免引流管受压或打折导致术后引流不畅。

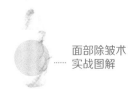
7. 先用普通纱布绷带蓬松固定敷料，再用弹力绷带适当压力加压包扎（图6-5-6、图6-5-7）。

■ 包扎压力要适中，压力过大不仅不能预防血肿，反而会加重肿胀，影响皮瓣血运。

■ 颈部需要一定的活动度，注意压力适当。

■ 颏下切口处常承受较大的压力，注意勿包扎过紧引起切口愈合不良。

■ 负压压力不要太大，否则会引起求美者疼痛，特别是拔管时会剧烈疼痛。

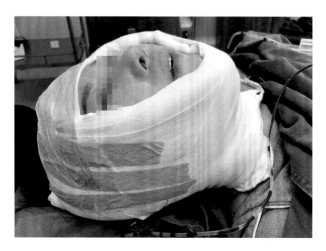

▲ 图6-5-6　术区包扎完毕

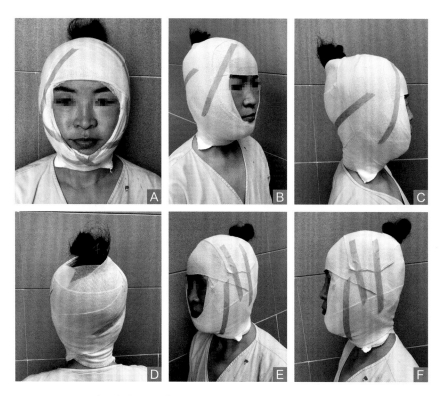

▲ 图6-5-7　术区包扎完毕外观

A. 正位观；B. 右半侧位观；C. 右侧位观；D. 后位观；E. 左半侧位观；F. 左侧位观。

二、术后护理

- 术后常规抬高床头，直到出院。

- 术后拆线前保持颏颈角略大于 90°，低头屈颈会增加耳后皮瓣的张力。为了保证睡觉时颈部能够维持合适的位置，可以在项部放一个小枕头或卷起来的小毛巾。向外看时不能只旋转颈部，要将躯干和头颈部作为整体转动，以防止 SMAS 瓣开裂。

- 术前 0.5～1.0 小时通过静脉预防性使用抗生素。由于手术时间长，术中可追加使用一次，术后无须使用抗生素。

- 术后一周内不宜过量饮水，不宜饮食过咸。

- 嘱求美者拔除尿管后，尽早离床慢走活动，可加快新陈代谢，增加皮瓣血供，有利于术后康复。

- 术后必要时给予镇痛、止吐和助眠药物。术后恢复是不舒服的，但是可以忍耐，假如有难以忍受的疼痛存在就需要查找原因。

- 术后第一天打开包扎换药，观察皮瓣血运、有无血肿形成、切口愈合情况及引流情况。换药后继续棉垫敷料包扎。

- 术后不建议热敷或冰敷术区，因术区麻木，容易引发烫伤、冻伤等严重情况。

- 术后早期进食要选择质软、清淡的食物，可以加速组织愈合，减少血肿和唾液腺囊肿的发生。

- 术后第 2 天的 24 小时引流量通常少于 20mL，呈浆液性。大多数求美者此时可拔除引流片及引流管。拔管后用蓬松纱布团再松散包扎 1 天。

- 术后第 4 天可洗头、洗澡，但注意不能用力揉搓术区及切口。使用吹风机时选择冷风而不宜用热风，以免烫伤皮肤。头发干燥后佩戴弹力面罩。

- 术后第 4 天，术区肿胀开始消退，此时可行面神经功能检查，如有异常，尽早干预。

- 求美者离院后，可自行用棉棒蘸生理盐水轻柔清洁切口部位后再涂少许红霉素软膏，每日 1～2 次。切勿强行去掉缝线伤口上的干痂。

- 建议每 2 天复诊一次，直至拆线。最好能长期随访，术后 1 个月、3 个月、半年、1 年复诊，了解求美者的远期恢复情况。

- 术后第 5 天起，可进行日常洗脸、洗澡、洗头。但要注意以下几点：洗前先用红霉素软膏涂抹伤口，对切口略加保护；重点清洗发梢和发尾；清洗头面部的水温要适宜；术区和切口不可用力揉搓；洗头后头发用毛巾擦拭，并使用吹风机选择冷风吹干头发；最后用棉棒蘸碘伏轻涂切口进行消毒。

- 术后 8～10 天拆线。此时淤青和肿胀能基本消退。求美者术后 2 周可化妆，恢复工作和参加社交活动。

- 拆线 2～3 天后开始规范应用防止瘢痕增生的药物。

- 拆线后除辛辣刺激食物外，其余正常饮食即可。如果术中去除了部分下颌下腺，忌辛辣刺激性食物 6 周以上，以减少对唾液腺的刺激。

- 半年内尽量保持在稳定体重范围，勿快速增肥或减肥。

- 各种保健品和维生素 E、阿司匹林等，术后 2 周开始可正常重新服用。

- 术后 3 个月内，禁止面颈部术区用力按摩护理，以免提升复位的组织松脱复发下垂。

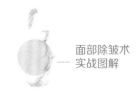

- 佩戴弹力面套注意事项：①弹力面套不可过紧或过松，适中最好，同时注意颈部和耳后区也要能压迫到位；②拆线前每天坚持佩戴弹力面套 20 小时以上；③拆线后可依据情况白天间断或夜间睡眠时佩戴，尽量保证每天佩戴面罩 15 小时以上；④弹力面套戴上后，用手轻轻向后上方捋平，皮肤不能有皱褶；⑤术后 3 个月内，对于面部出现的凹凸不平整，需要待其自然恢复，也可在凸起部位的面罩内垫上几层同等大小的纱布块进行压迫；⑥建议坚持佩戴弹力面罩半年，最少不能少于 3 个月。
- 如果出现不可控的瘢痕增生，应尽早积极干预，如瘢痕内注射曲安奈德、局部放疗等。
- 术后 2 周内不要参加剧烈的活动，1 个月内不要参加体育活动。

三、面神经功能检查

- 由于面神经功能检查受肿胀影响较大，因此可选择术后肿胀尚未发生时趁早检查，或术后 3～4 天术区肿胀开始消退时进行检查。
- 在求美者轻松状态下进行检查，不要制造紧张气氛。最好是求美者未意识到是在做面神经检查的情况下进行，不要暗示和误导求美者。同时还要排除疼痛的影响。
- 检查时要同时观察表情肌收缩引起的表情变化和对称性。
- 先定位诊断：通过检查判断是面神经哪一级分支和哪些分支受损。
- 再进行定性诊断：面神经受损是完全离断，还是受压、挫伤等。定性诊断会比较困难，需要结合病史、观察和回顾术中可能损伤面神经的操作等综合判断。
- 通过嘱求美者做抬眉动作，判断面神经颞支是否损伤。面神经颞支受损表现为同侧不能抬眉、同侧额纹消失等。
- 通过嘱求美者用力龇牙和用力闭眼判断面神经颧支是否损伤。注意观察两侧鼻唇沟变化及对称性，是否出现眼睑闭合不全。面神经颧支损伤后可造成睑裂闭合不全、同侧鼻唇沟变浅甚至消失。
- 通过吹口哨和鼓腮动作判断面神经颊支是否损伤。颊支损伤后可表现为人中歪斜向健侧，不能做吹口哨动作，鼓腮时漏气。
- 通过龇牙，观察下唇露牙是否对称判断面神经下颌缘支受损情况。其损伤后会引起下唇诸肌瘫痪，龇牙时同侧露牙减少，出现嘴角歪斜。
- 虽然面神经颈支支配的颈阔肌也参与协助下唇和嘴角的下降功能，但其受损时的表现通常不明显。
- 当诊治出现困难时，需要请有经验的神经内科医师和显微外科医师协助诊治。面神经损伤需要尽早治疗，精准施策。

第七章

面部除皱术并发症及防治

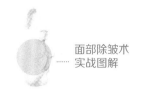
面部除皱术的特点是操作复杂、风险高、创伤大、时间长。手术的每个步骤均有相关的并发症。临床上常见的并发症主要有以下几种。

第一节　出血和血肿

- 出血可能会发生在手术台上伤及较大血管时，可能发生在手术结束包扎的时候，也可能发生在术后返回病房的 1～2 天内。常表现为下颌缘轮廓消失，也可表现为颈部不规则、不对称，或异常饱满和难以缓解的疼痛。

- 血肿会导致感染、皮瓣张力过大、皮瓣血运障碍甚至皮肤坏死。血肿纤维化后会导致外形异常和表面不平整。持续增大的血肿还可能会压迫呼吸道而危及生命。

- 为了减少术中出血，常采用控制性低血压。在切口关闭之前，需要将血压回升到正常范围，否则出血点可能在术中被掩盖，导致术后出血。

- 术后血压波动大或频繁呕吐、咳嗽、疼痛等会导致血压升高而引起出血。因此，术后必须维持血压的稳定，给予有效的止吐、止痛措施。

- 长期服用抗凝药物的求美者可因凝血机制障碍造成出血。因此术前需详细询问病史且告知求美者必须在术前 4 周停用抗凝药，术前常规检查凝血功能，术前、术中及术后均给予适量的止血剂。

- 进食、夸张表情动作等导致创面之间的滑动或分离，也会引起创面继发性出血。

- 面部血供丰富，仔细彻底的止血必须贯穿手术始终，每一个步骤都要控制出血。大血管出血进行结扎，小血管出血可采用电凝止血，直至无明显出血点。使用电凝止血时注意保护皮瓣不要被烫伤。在危险区域使用电凝时也需小心，电凝的热传导也会损伤神经。

- 女性求美者手术日期需避开月经期。

- 术中准确识别剥离层次，在自然间隙内剥离可避免损伤较粗的血管，减少出血。

- 手术后加压包扎可以起到止血作用，但单纯依靠加压包扎止血是不可靠的，术中必须彻底止血，且包扎要均匀有效，可以采用弹力面套加压包扎，使整个面部受力均匀。

- 较小的血肿可以穿刺抽出，也可以待其自然吸收，不用处理。较大的血肿穿刺治疗后要严密观察。反复出现持续增大的血肿，则需要移除缝线，打开切口进行检查和止血。

- 持续增大的血肿是紧急情况，可能会压迫呼吸道导致窒息。此时应迅速拆除所有的缝线，给面部减压，同时打开伤口彻底检查，清除血肿并止血。

- 应对求美者及其陪护人员进行宣教，告知其持续增大的血肿会有什么表现，如出现明显的胀痛，局部快速肿胀饱满，缝合处出血等等。

- 只要处理及时、得当，术后血肿通常不会遗留远期后遗症。即使是拆除缝线止血后重新缝合，皮瓣也都能愈合良好。但如果血肿没有及时清除，血肿机化会引起皮肤色素沉着、皮肤回缩等，需要半年至一年时间才能自行恢复到原来的外观和质地。

- 打开伤口清理血肿时，求美者往往会惊恐、烦躁不安，此时最好是在全麻下进行。

- 清除血凝块后，探查出血的位置进行止血。通常不止一个出血点，在关闭切口前，要确保所有止血点都已彻底止血，不要遗留出血点。

- 当血凝块被移除后，创面常会发生渗出液积聚，此时留置负压引流管非常必要。引流管对预防血肿并无帮助，但可以预防血清肿的形成。

第二节　血清肿、水肿与瘀斑

- 面部除皱术后早期必然会发生不同程度的水肿，这是机体对损伤的自然反应，但通常都不会太严重（图 7-2-1，图 7-2-2）。

- 瘀斑很常见。如果术前服用影响凝血功能的药物（如阿司匹林），该情况会更严重。多数情况下瘀斑会在接下来的数日内逐渐消退（图 7-2-2）。皮瓣坏死的早期也会表现为局部皮肤发暗，因此出现瘀斑时需要密切观察瘀斑随时间推移的变化。

- 尽管从医师角度看来是很正常的术后水肿和瘀斑，求美者及其家属仍然会过分焦虑和担心。因此，术前就应该告知求美者，术后可能会出现不同程度的水肿和瘀斑，这无法避免，也很难预测。

- 无论是否为正常的肿胀，医疗人员都应该耐心、详细地向求美者解释、安抚，积极地改善肿胀的状况。

- 发现血清肿时应及时穿刺抽吸并加压包扎。在接下来的 2~3 天内，必要的话可以反复穿刺抽吸。

- 口服糖皮质激素能缓解严重的水肿。口服泼尼松龙（20mg/片），一天 3 片（60mg），顿服，连续 5 天。

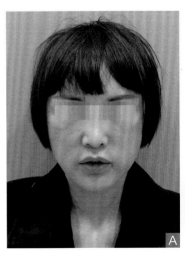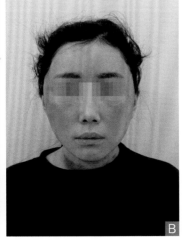

◀ 图 7-2-1　术后水肿
面部除皱术后早期必然会发生不同程度的水肿，但通常都不会太严重。
A 和 B 均为术后 5 天常见的肿胀程度外观。

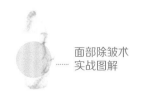

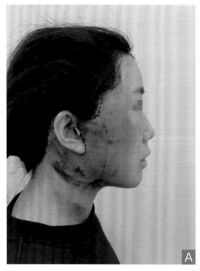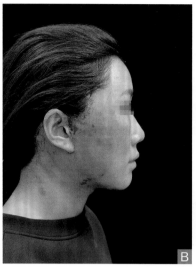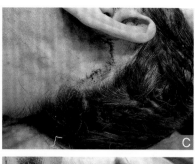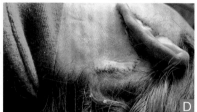

▲ 图 7-2-2　术后常见的瘀斑表现及消退情况

A 和 C 为术后早期瘀斑表现；B 和 D 为数日后瘀斑逐渐消退的表现。

第三节　面神经损伤

　　面神经损伤是面部除皱术最严重的并发症，会严重影响面部外观，给求美者和医师都带来巨大的压力。

■ 面神经损伤有多种因素。术中钳夹组织、缝合 SMAS、过度牵拉、电凝止血时的热传导、血肿压迫等都会误伤面神经。但最主要的，还是与术者对面部解剖、面神经走行不熟悉，手术中剥离层次过深有关。

■ 当剥离层次不清晰时应立即停止操作。仔细辨别剥离层次，确认无误再继续分离。或者从容易剥离、层次清楚的安全区域开始，渐渐过渡到剥离困难的区域。

■ 在剥离韧带分布区域时应特别小心。面神经常走行在韧带附近，并经此处浅出移行。

■ 剥离 SMAS 瓣时应小心谨慎，剥离层次不能过深。如果术者没有丰富的经验，操作不熟练时，尽可能避免行 SMAS 下剥离。可选择 SMAS 折叠缝合，或仅限于腮腺安全区域内行 SMAS 剥离。

■ 面神经主干受腮腺保护，因此其损伤在面部除皱术中很罕见。面神经颞支和颊支有较多的吻合支，所以永久性损伤并不常见。

■ 面神经下颌缘支在面部除皱术中经常受影响，常在下颌缘吸脂和颈阔肌下剥离时受损。该神经损伤的表现为求美者做龇牙动作时，受累一侧下唇外翻受限，露牙数减少。

■ 如术中发现面神经损伤，应将面神经断端用显微外科缝合技术无创缝合。

■ 多数面神经受损能在数周或数月内自行恢复，其间应给予营养神经的药物，如维生素 B_6 等。

■ 面神经下颌缘支受损影响到下唇运动时，在其自行恢复期间可予肉毒毒素注射健侧，以改善对称性。

■ 如果观察数月后，神经受损表现仍无改善，应请显微外科医生会诊，协助进一步诊治。

第四节　皮肤坏死

■ 皮肤坏死主要发生于切口边缘。最容易发生皮肤坏死的部位是耳后区域。但幸运的是，该区域相对隐蔽，通常换药后能以可接受的瘢痕形态自行愈合，少数情况下需要植皮修复。

■ 耳前皮肤坏死造成的永久性瘢痕，求美者常难以接受，甚至引起纠纷。

■ 皮肤坏死的早期常会表现为苍白或颜色深暗，这是个危险信号，需要引起重视（图 7-4-1）。

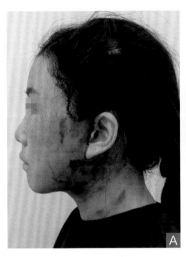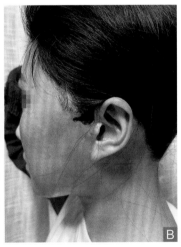

◀ 图 7-4-1　皮肤坏死表现示例图

A. 皮肤坏死的早期常会表现为苍白或颜色深暗，这是个危险信号，需要引起重视；B. 耳前区发生局部皮肤坏死，表现为皮肤发黑、皮革样。

■ 导致皮肤坏死的原因有很多。皮瓣分离过薄，损伤真皮下血管网，或剥离范围过大导致皮瓣远端血供障碍是引起皮肤坏死最常见的原因。

■ 术中为追求提升紧致的效果，过多切除皮肤，导致切口张力过大也会引起皮肤坏死。

■ 术后包扎过紧、血肿处理不及时引起局部皮瓣张力过大、吸烟、感染等都有可能导致皮瓣存活不良。

■ 剥离皮瓣时，需在皮瓣真皮侧保留少许脂肪以保护真皮下血管网。同时应控制剥离范围，保持前面颊部皮肤与深层组织的连接，保证穿支血管对皮瓣的血供不受破坏，降低皮瓣缺血坏死的风险。

■ 面部除皱术的组织提升主要是依靠 SMAS 上提收紧，而非提紧皮肤。因此术中无须过度绷紧皮肤，只将皮瓣展平即可。

■ 术后早期皮瓣颜色发暗、有皮肤坏死的迹象时，可局部涂抹硝酸甘油药膏，每天 3 次，促进血管

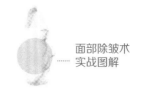

舒张，改善微循环。

- 术后出现皮瓣血运障碍时，应及时拆除缝线减小张力。处理增宽的瘢痕比处理皮肤坏死要容易得多。

- 小面积皮肤坏死结痂时，勿强行揭除痂皮，可保持痂皮干洁，待其自然痂下愈合。干洁的痂皮是最好的"创面敷料"，创面愈合后痂皮会自然脱落。

- 面积较大的皮肤坏死则需要清创，积极换药，促进肉芽生长和上皮化愈合。必要时行植皮或局部皮瓣转位修复。

- 高压氧治疗也是一种有效的辅助治疗方法，可缩短疗程和提高疗效。

第五节　术后秃发

- 术后脱发主要发生在颞部。

- 头皮剥离层次过浅损伤毛囊、手术切口设计不良、皮瓣缺血坏死和张力下缝合切口导致瘢痕增宽是引起术后秃发的常见原因。

- 切开头皮时须顺毛发生长的倾斜度切开。垂直切开头皮会切断毛发，失去毛囊，造成局部毛发脱失。

- 颞区皮下剥离时，皮瓣上需附着一定厚度的脂肪保护毛囊。如果剥离过程中可清晰看见毛囊，意味着毛囊已被破坏，必然会引起术后脱发。

- 头皮切口最好不用电凝止血，尽量采取压迫止血的方式。

- 头皮切口需在无张力下缝合。注意缝合针距和边距，不可过密过紧，严密对合即可。

- 因毛囊损伤过度导致的永久性秃发，可行局部皮瓣转位，或瘢痕直接切除缝合，或行毛发移植治疗。

第六节　切口瘢痕

瘢痕愈合是组织修复的基础。所有的手术均会产生瘢痕，只是愈合程度具有差异性。明显的瘢痕会影响美观，降低手术满意度。

- 明显的瘢痕常发生于耳前及耳后切口部位（图 7-6-1）。

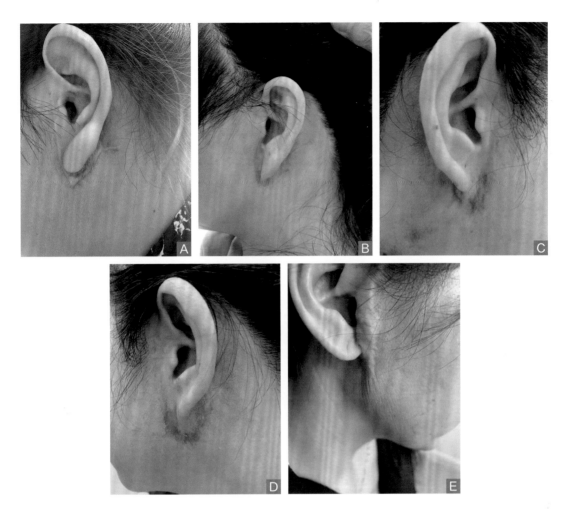

▲ 图 7-6-1　切口瘢痕示例图

A～E 明显的瘢痕常发生于耳前及耳后切口部位。

- 大多与切口缝合张力过大和皮缘缺血坏死后瘢痕愈合有关。
- 剥离皮瓣时注意保护真皮下血管网，保证皮瓣血供不受破坏。术后包扎过紧也会引起皮瓣血供障碍，特别是颏下区，此处常会承受过大的包扎压力导致切口愈合不良。
- 修剪多余皮瓣时勿切除过多皮肤，保证切口无张力缝合。同时缝合切口也勿过紧过密。
- 做发际缘切口时，切口应设计在发际内 2～3mm，并与皮面 3°～5° 夹角切开皮肤，保留切口下毛囊。术后毛发可以透过菲薄的皮肤重新生长。这样切口两侧都有毛发生长，可以更好地隐藏瘢痕。
- 术后为淡化切口瘢痕，可使用抗瘢痕软膏和硅胶贴片等。
- 如果术后切口瘢痕有增生迹象，可在瘢痕内注射糖皮质激素和 / 或化疗药物。
- 部分瘢痕适合手术切除，但最好结合放疗、化疗、压迫等方式进行综合治疗。
- 激光也是有效的瘢痕治疗方法。

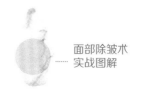
第七节　感 觉 异 常

- 所有行面部除皱术的求美者术后都会经历某些感觉异常，特别是在耳区域和下颌下区域。早期表现为感觉消失，渐渐感觉迟钝或麻木，偶有刺痛、瘙痒等不适。由于剥离皮瓣时皮神经终末支受损造成的感觉异常，绝大多数能在半年内恢复正常状态。但由于感觉神经主干受损所致的感觉异常，则有可能不能完全恢复。

- 面部除皱术中最常受损的感觉神经是耳大神经。耳大神经损伤后会在其支配的皮肤区域产生感觉异常或感觉缺失，表现为耳郭和 / 或耳郭前后皮肤麻木。

- 最易损伤耳大神经的部位是外耳道下方约 6.5cm 处。该区域皮下组织非常少，皮瓣剥离过深时容易损伤耳大神经。因此在乳突区域和胸锁乳突肌上部区域进行皮瓣剥离时，最好是在照明良好的直视下，贴近皮肤行锐性剥离，避免分离过深。

- 行颈部皮瓣剥离时，也有可能损伤颈横神经。其在耳大神经的下方，水平跨过胸锁乳突肌向内侧走行。颈横神经损伤后表现为颈前区皮肤麻木。

- 只要感觉神经主干未离断，大多数求美者的皮肤感觉都能在半年内完全恢复。当可疑感觉神经主干受损时，可给予营养神经的药物，促进神经恢复。

- 术中如果发现神经被切断，应立即应用显微外科技术行神经吻合。若无法修复，可将神经断端用不可吸收线结扎做标记，以便二期修复。

第八节　感　染

- 面颈部血运丰富，感染很少见。绝大多数的术后感染都是比较轻微的。但偶尔也会发生严重的感染，导致皮肤坏死。

- 术后感染局部表现为红、肿、热、痛等炎症反应，全身则表现为发热及白细胞升高。

- 感染主要与术中无菌操作不严格有关。术中头发暴露在手术野内，如果不注意无菌操作，很容易污染术野引起感染。

- 手术前让求美者用苯扎溴铵清洗头发，消毒时再用消毒液冲洗头发。同时手术中应严格无菌操作。

- 术后求美者体温超过 38.5℃，在排除其他原因后，应考虑感染，积极采取抗感染措施。

- 切口处发生炎症积液时应及时拆除部分缝线，进行清创、引流，并积极换药。

- 面部除皱术后通常无需应用抗生素。但如果发生感染，则需要行细菌培养和药敏试验，针对性应用抗生素。

第九节　提升效果不满意

- 表现为面部过度提紧、表情僵硬、不自然，提升不足，面部横移，下垂复发等。
- 残留的口角囊袋是求美者面部除皱术后常见的不满意地方之一。尽管术中采取多种措施，如吸脂、SMAS 提升、颊脂肪垫减量和悬吊等，但由于口角囊袋成因复杂，手术只能改善而不能完全消除口角囊袋。
- 面部过度提紧，表情僵硬常与术中对软组织，特别是皮肤的过分绷紧有关。也与求美者肤质太差导致的皮肤缺乏弹性等有关。
- 提升不足则与面部韧带未充分剥离有密切关系。只有充分离断韧带，才能有效提升软组织，使组织得到更好的复位，才能获得良好且持久的术后效果。
- 术后求美者出现面部横移，面部"被风吹紧"的外观，是由于皮瓣剥离范围过大，同时皮肤提升向量错误，过分地向外侧牵拉导致面部扁平化，缺乏立体感。
- SMAS 提升后固定不良是下垂复发的常见原因。另外，未充分离断韧带而强行提拉 SMAS 所获得的提升效果往往不持久，由于其效果是 SMAS 固有的弹性所获得的，SMAS 还具有蠕变性，使得效果维持时间大大缩短。
- 术前沟通要详细、真诚。手术能达到的和不能达到的效果都应事先跟求美者交代清楚。
- 严格把握适应证。特别是手术动机不良、吹毛求疵的求美者，应特别警惕。
- 依据求美者的具体情况选择合适的手术方式。需要做大范围面部提升的求美者，如果为了迎合求美者而选择小切口除皱术，注定术后效果不会满意，存在纠纷隐患。
- 手术剥离范围要恰当。行 SMAS 下剥离时，要充分松解限制 SMAS 移动的韧带。
- 选择最佳的 SMAS 和皮肤提升向量，选择适宜的固定位置和正确的缝合次序。
- 重视术后护理。恢复早期严禁用力按揉面颈部，坚持正确佩戴弹力面套等。

第十节　面部提升后的继发畸形

一、精灵耳垂

- 术后耳垂被牵拉向前下方，变长变尖，丧失饱满圆滑的自然形态，呈"精灵耳垂"外观（图 7-10-1）。
- 精灵耳垂是由于术中 SMAS 和皮肤的反向作用力牵拉耳垂，以及术后皮肤回缩和瘢痕挛缩所造成的。

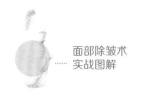

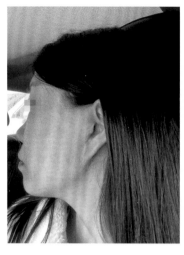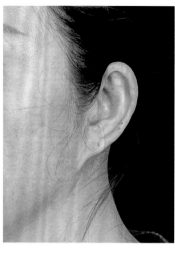

◀ 图 7-10-1 精灵耳垂外观

精灵耳垂，表现为术后耳垂被牵拉向前下方，变长变尖，丧失饱满圆滑的自然形态。

- 术中提升固定 SMAS 后，应游离耳垂基底，使之能自由活动。将其基底固定于耳郭长轴后方夹角 15°左右的自然位置。

- 修剪耳垂处皮瓣时，遵循"宁少勿多"的原则，切忌过度剪开皮瓣而导致缝合耳垂皮肤时张力过大。

- 精灵耳垂最理想的修复方法是重新剥离整个面部除皱术切口，重新定位皮肤和耳垂，并去除多余的皮肤。但这仅适用于术后多年并且有过度皮肤松弛的求美者。

- 对于术后早期、无面颊部皮肤松弛的求美者，可切开耳垂基底，耳垂向上回缩至适合位置后会在耳垂下方形成一个 V 形创面。在创面基底两侧横向剥离后拉拢缝合，并缝合固定耳垂。该修复方法操作简单，但需以耳垂下方遗留垂直小瘢痕为代价。

二、耳屏低平

- 耳屏低平是面部除皱术后常见的并发症。耳屏低平会导致外耳道口暴露，形态不自然。

- 采用耳屏后切口剥离皮瓣时，破坏了耳屏软骨的自然形态和皮瓣张力过大是导致耳屏低平的常见原因。

- 如果术前求美者已经有耳屏低平，此时最好采用对耳屏的形态影响较小的耳屏前切口，否则会加重耳屏低平的情况。

- 当采用耳屏后切口，在剥离耳屏皮瓣时需在耳屏软骨上留下薄层皮下脂肪，同时需熟练掌握重建耳屏皮瓣的技巧。

三、发际线异常

- 最常见的发际线异常是鬓角消失或过度抬高、后发际线阶梯畸形等（图 7-10-2）。

- 术后发际线异常的主要原因是切口设计不合理，术中皮瓣提升向量不正确。

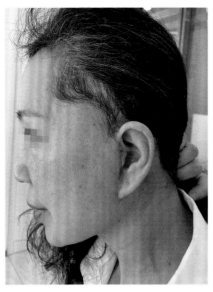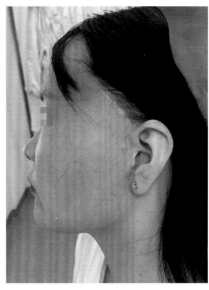

◀ 图 7-10-2　鬓角消失

切口设计不合理，导致鬓角抬高或者消失，这是最常见的发际线异常之一。

■ 颞部鬓角区域和耳后乳突区的切口设计，要根据求美者鬓角高低、外眦至鬓角的距离、下颌下 - 颈区皮肤的松弛活动度等进行个性化设计。要遵循在能达到最佳提升效果的前提下，做到瘢痕隐蔽，不破坏自然发际线的原则。

■ 术中提升组织时，不仅要观察提升效果，还要关注发际线的延续性。

■ 术后出现发际线异常，可采用毛发移植或局部皮瓣转位等方法治疗。

四、局部不平整

■ 过度吸脂导致的深层结构显露、皮瓣剥离厚度不均一、深部组织缝合积聚，以及组织提升后导致的局部组织堆积等都是引起术后局部不平整的原因。另外血肿纤维化也是引起局部皮肤不平整的因素之一。

■ 皮瓣剥离时应在皮下脂肪层内进行分离。皮瓣上需保留一定厚度的脂肪，以防皮瓣过薄导致深部结构显露。

■ 切勿过度吸脂，特别是下颌下颈区。过度去除脂肪会导致明显的畸形，很难纠正。吸脂过程中保持吸脂针开孔朝向深面，以免真皮下遗留凹陷。

■ SMAS 瓣提升固定后，需进一步修剪平整。因缝合固定常会引起局部组织积聚导致局部隆起。

■ 如求美者存在二腹肌及下颌下腺突起的情况，需要在术中将其部分切除或采用电凝、A 型肉毒毒素注射等手段将其体积缩小。术前由于它们被脂肪或疏松组织覆盖可能不明显，但随着下颌下颈部脂肪的去除和组织的收紧后，局部凸起可能就会表现得异常明显。

■ 术后放置引流管，有助于预防颈部条索的形成。

■ 术后早期由于炎症反应引起的局部硬化，出血导致的条索和硬结等会随着时间而自行软化消失。

■ 术后坚持佩戴弹力面套对矫正面部不平整也有很大的辅助作用。

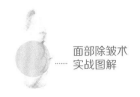
五、左右侧不对称

- 术后早期由于肿胀程度不同、体位的影响等，两侧不对称会更加明显。但会随时间推移慢慢自行改善。
- 术前就应该告知求美者，手术不可能做到绝对的对称。最好术前就指出其存在的不对称情况。
- 术中提升和去除组织时，注意两侧的对称性和形态变化。尽量做到两侧面颈部提升向量一致，去除组织量大致相同。除非术前评估就发现明显的不对称。
- 术后佩戴弹力面套对恢复对称性也有帮助。
- 如果出现明显的一侧紧致而另一侧松垂，则有必要术后半年至一年，待瘢痕软化后再次手术矫正。

第十一节　唾液腺囊肿和腮腺瘘

- 唾液腺囊肿和腮腺瘘通常是由腺体实质受损导致的分泌液外泄所形成的。
- 引流液为透明唾液样液体时应引起怀疑。如果无法确认是否唾液，也可以通过实验室检查唾液淀粉酶。
- 损伤原因可以是不经意的腺体撕裂、切开，或是缝线过深。
- 术中使用双极电凝烧灼可防止发生唾液腺囊肿和腮腺瘘。
- 虽然腮腺瘘有自愈性，可以自行恢复。但一旦发生，最好及时反复抽吸后放置引流，同时加压包扎消灭死腔。
- 注射 A 型肉毒毒素已成为一种有效的治疗手段，是可以选择的治疗方法之一。

第十二节　意外冻伤或烧伤

- 常表现为冰敷或热敷后局部出现水疱。
- 尽管适当的冰敷、热敷可以加速恢复，但不推荐。
- 因面部除皱术皮下进行了广泛的分离，术后皮肤感觉麻木，很容易发生冻伤或烫伤。
- 洗头后使用吹风机暖风吹干头发时导致头皮烫伤也时有发生。
- 热敷前先在正常皮肤上感受温度，且术区使用时间不宜过长。
- 吹风机应选择低挡热风或者冷风模式。

第十三节　其他并发症

- 术后色素沉着或色素减退。轻度化学剥脱或激光是治疗色素沉着的有效手段。局部涂比马前列素可治疗色素减退。也可以考虑文身修饰。
- 术后毛细血管扩张常发生在皮肤白皙的求美者中。可能与皮瓣剥离过浅有关。剪刀尖朝下轻柔剥离，在皮瓣上保留足够的皮下脂肪，可减少毛细血管扩张的发生率。毛细血管扩张通常会在几个月内完全自愈。激光治疗可以有效改善。
- 角膜擦伤偶有发生。手术开始时，在求美者眼裂涂布眼膏，再用黏性透气薄膜将睑缘闭合，以防术中无意擦伤角膜。角膜急性擦伤时，用抗生素眼膏和双层纱布盖上眼睛，通常在 24 小时内愈合，必要时请眼科会诊协助诊治。
- 体内异物残留。术中必须保持警惕，避免将异物遗留在手术部位。应特别注意填塞在深处的纱布块。关闭切口前要做详细的检查。清点纱布应该是常规流程。

第八章

案例报告

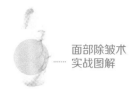

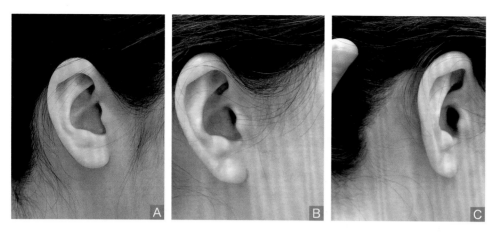

▲ 图 8-0-1　手术前后切口瘢痕外观水印

A. 术前拟行切口周围外观；B 和 C. 面部除皱术后半年切口瘢痕外观，可见术后切口瘢痕不明显，耳屏及耳垂无变形，耳后发际线无异常。

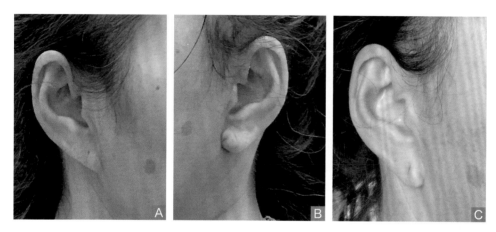

▲ 图 8-0-2　手术前后瘢痕及耳垂形态对比

A. 术前呈天生的精灵耳垂外观；B. 术后 3 周仍可见手术切口瘢痕，耳垂修复变得圆润饱满；C. 术后 15 个月可见切口瘢痕几乎不显，耳垂形态更加自然。

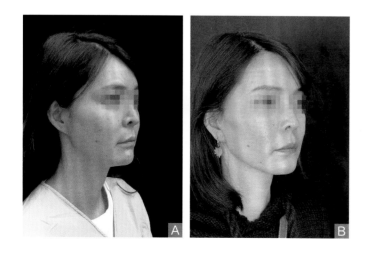

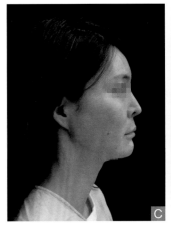
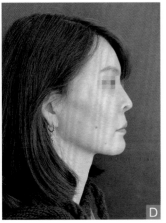

◀ 图 8-0-3　手术前后对比图

A 和 C. 术前可见轻度中面部软组织松垂，木偶纹初显；B 和 D. 高位 SMAS 除皱术后 1 年面部表现，可见中面部软组织复位紧致，下颌缘变清晰，木偶纹改善明显。

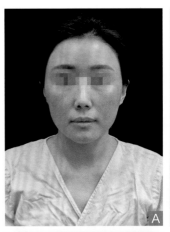
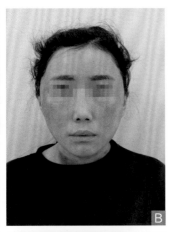

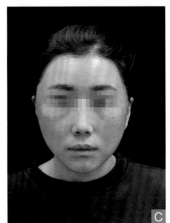
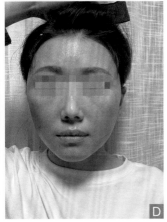

◀ 图 8-0-4　术后恢复早期图片

A. 术前可见轻度的面部组织松垂；B. 行高位 SMAS 除皱术后 3 天可见术区肿胀较为明显，颈部可见瘀斑；C. 术后 1 周拆线时肿胀和瘀斑都有所缓解；D. 术后 2 周面部外观已大致恢复正常，完全不影响其社交活动。

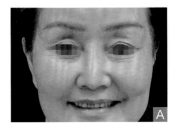
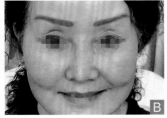

◀ 图 8-0-5　面部除皱术对鱼尾纹的改善效果示例图

A. 术前可见眼轮匝肌肥大，鱼尾纹明显；B. 全面部除皱术 + 颈阔肌成形术后 2 个月外观，在行高位 SASM 除皱术时松解了眼轮匝肌与真皮的连接，同时切开了眼轮匝肌的外侧降肌部分，使鱼尾纹得到了明显的改善，眉外侧也得到了提升。

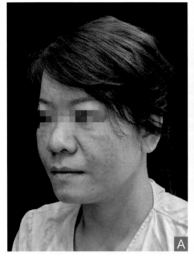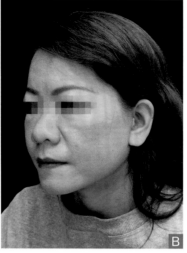

◀ 图 8-0-6　手术前后对比图

A. 术前面部软组织松垂，法令纹明显，下颌缘不清晰，颏下少许脂肪堆积；B. 行高位 SMAS 除皱术和经颏下入路颈阔肌成形术后 1 个月，改善最明显的是颏下区和下颌缘，获得了理想的颏颈角和优美的下颌缘；面部组织也获得了紧致提升，但鼻唇沟改善不明显，这也体现了高位 SMAS 除皱术对面部组织厚重的求美者鼻唇沟改善有限的缺点。

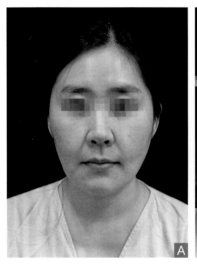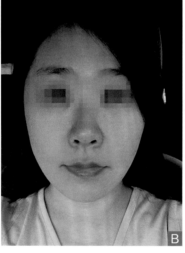

◀ 图 8-0-7　手术前后对比图

A. 术前可见苹果肌下移明显，加深了鼻唇沟，同时伴随有下面部组织的松垂，口角囊袋明显；B. 行高位 SMAS 除皱术后半年，可见法令纹和口角囊袋改善明显，面部组织变得紧致，更富年轻态。

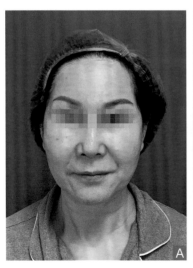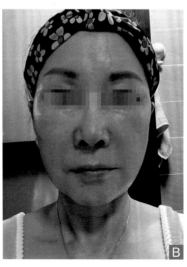

◀ 图 8-0-8　手术前后对比图

A. 该求美者术前面颈部皮肤组织出现明显松垂，出现典型的面部老化表现：鼻唇沟加深、口角囊袋明显和颈阔肌束带；B. 该求美者接受高位 SMAS 除皱术和经颏下入路颈阔肌成形术后 2 个月后，上述的面颈部老化表现均得到了显著的改善。

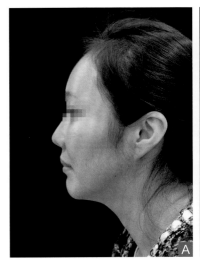 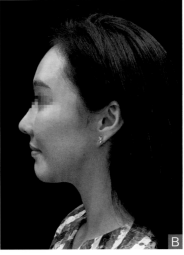

◀ 图 8-0-9 手术前后对比图

A. 术前可见面部组织轻度松垂，最大的问题在于颏颈角过大；B. 其接受了高位 SMAS 除皱术和经颏下入路颈阔肌成形术，术中颈阔肌横断，松解紧缩的颈部，同时 SMAS 瓣在乳突区的悬吊固定使术后半年颈部轮廓变得柔美，获得理想的颏颈角。

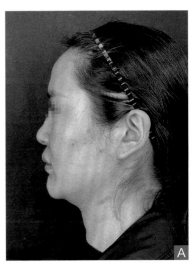 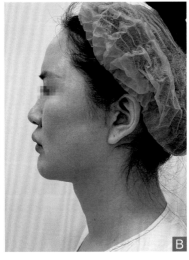

◀ 图 8-0-10 手术前后对比图

A. 术前可见中下面部组织松垂，颏下轮廓不佳；B. 行高位 SMAS 除皱术和经颏下入路颈阔肌成形术后 3 个月颏下轮廓变得清晰，颏颈角理想。

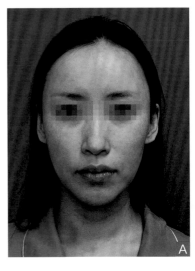 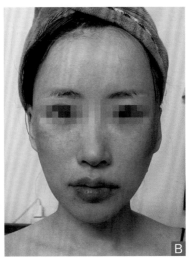

◀ 图 8-0-11 手术前后对比图

A. 术前可见苹果肌下移明显，给人一种面部轻度松垂的感觉；B. 行高位 SMAS 除皱术后 12 天由于颧脂肪垫复位提升，中面部容量增加，使脸型变成更符合东方人审美的心形脸型，更显年轻态。

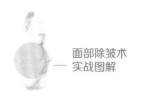

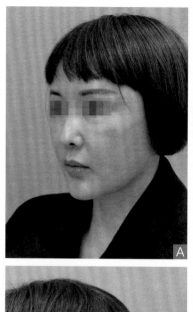
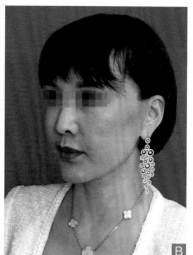
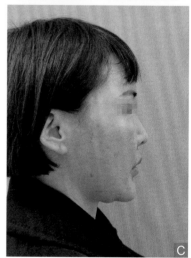
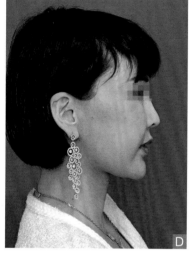

◀ 图 8-0-12　手术前后对比图
A 和 C 示该求美者术前由于反复多次行不明材料注射填充，导致其面部看起来比较臃肿；B 和 D 为该求美者行高位 SMAS 除皱术后 7 个月的外观，可见面部组织变得紧致，下颌缘紧致，显得更加年轻和健康。

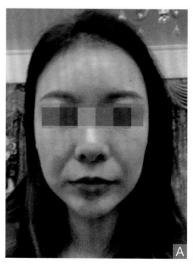
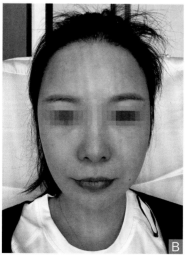

◀ 图 8-0-13　手术前后对比图
A. 术前可见面部软组织较松垂，鼻基底凹陷，法令纹深，苹果肌下移，颊部组织也松垂下移，口角囊袋初显；B. 接受高位 SMAS 除皱术后 2 个月，颧脂肪垫提升复位，中面部容量明显增加，整个面部轮廓得到显著的改善，由原来的倒梯形脸型变回年轻时的心形脸型。

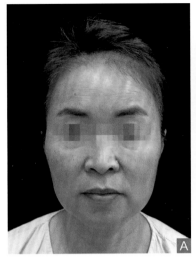 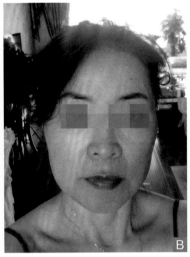

◀ 图 8-0-14 手术前后对比图

A. 术前有典型的衰老表现——面部出现凹槽和囊袋样改变，眼袋、颧袋、口角囊袋形成，泪沟、颊中沟、木偶纹形成，鼻唇沟较深；面部饱满紧致感变差，软组织松垂，面部轮廓模糊；B. 高位 SMAS 除皱术和经颏下入路颈阔肌成形术后 15 个月，外观较术前显得更年轻，高位 SMAS 面部除皱术成功地旋转并悬吊中面部，使颧脂肪垫得到复位提升，同时睑颊沟也明显上升，下睑看起来更短更年轻。

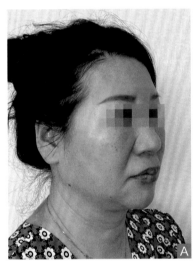 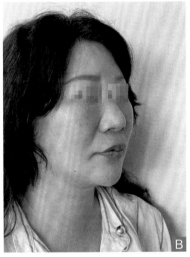

◀ 图 8-0-15 手术前后对比图

A. 术前可见中下面部松垂较为明显，鼻唇沟深，口角囊袋下垂超出下颌下缘，颈部松弛和颈部深层组织增生明显；B. 高位 SMAS 除皱术和经颏下入路颈阔肌成形术后 7 个月，可见松垂的面部组织得到复位，鼻唇沟变浅，口角囊袋明显改善，同时实现颈部的轮廓清晰和年轻化。

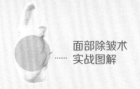

参考文献

[1] 王志军，高景恒，李吉. 面部韧带的解剖学研究 [J]. 中国美容整形外科杂志，1992（3）：127-130.

[2] 王志军，高景恒，李吉. 面部表浅肌肉腱膜系统的解剖学研究 [J]. 实用美容整形外科，1992（3）：115-118.

[3] 王志军，王毅彪，夏成俊，等. 颞区筋膜结构分析 [J]. 实用美容整形外科，1992（4）：205-207.

[4] 王炜. 整形外科学 [M]. 杭州：浙江科学技术出版社，1999.

[5] 李福耀. 医学美容解剖学 [M]. 北京：人民卫生出版社，1999.

[6] 王海平. 面部分区解剖图谱：手术原理与整形实践 [J]. 沈阳：辽宁科学技术出版社，2011.

[7] 李晨，吕宁，王志军，等. 面中部脂肪垫的解剖学研究进展 [J]. 中国美容整形外科杂志，2012，23（2）：108-110.

[8] 刘容嘉，杨柠泽，王志军，等. 鼻唇沟区域软组织的三维可视化重建 [J]. 中国美容整形外科杂志，2013，24（12）：726-728.

[9] 柳大烈，薛瑞，查元坤. 现代美容外科学 [M]. 3 版，北京：人民军医出版社，2014.

[10] 杨柠泽，张尧，王志军，等. 眶颊沟老化特征的解剖学研究 [J]. 中华医学美学美容杂志，2014（1）：52-54.

[11] 艾玉峰，王志军，王炜. 面部年轻化美容外科学 [M]. 杭州：浙江科学技术出版社，2015.

[12] 王志军，王岩，石恒，等. 高位 SMAS 除皱术的关键点 [J]. 中华整形外科杂志，2018，34（10）：809-814.

[13] 沈琪. 高位 SMAS 联合 FAME 技术在面部年轻化中的应用进展 [J]. 中国美容医学，2019，28（7）：163-165.

[14] 王志军，白承新，李冠一，等. 面颈部分区及其局部结构解剖学：面中区、颊脂肪垫区和蜗轴区 [J]. 中国美容整形外科杂志，2019，30（10）：640-646.

[15] 王志军，白承新，李冠一，等. 面颈部分区及其局部结构解剖学：表浅肌肉腱膜系统 [J]. 中国美容整形外科杂志，2020，31（09）：531-534.

[16] 杨柠泽，王洁晴，韩晴，等. 应用尸体解剖模拟面部 SMAS 分离提紧术的效果探讨 [J]. 中国美容整形外科杂志，2020，31（9）：524-527.

[17] GREGORY R D E. Operative plastic surgery[M]. New York: McGraw-Hill Companies, 2000.

[18] GREGORY L T. Atlas of aesthetic face & neck surgery[M]. Amsterdam: Elsevier, 2004.

[19] SHERRELL J A, DOUGLAS S S, JENNIFER L W. Aesthetic plastic surgery[M]. Amsterdam: Elsevier, 2009.

[20] THOMAS J R, CLINTON D H. Thomas procedures in facial plastic surgery: facelift[M]. Beijing: People's Medical Publishing House, 2011.

[21] JOEL E P, ROD J R. Facial topography: clinical anatomy of the face[M]. Boca Raton: CRC Press, 2012.

[22] MORRIS E H, ALLAN E W, DAVID E E H. Midfacial rejuvenation[M]. New York: Springer, 2012.

[23] RICHARD J W. Aesthetic[M] //PETER C N. Plastic surgery: Volume 2. 3rd ed. Philadelphia, PA: Saunders, 2013.

[24] BRUCE F C, MICHAEL J S. Aesthetic rejuvenation of the face and neck[M]. New York: Thieme Medical Publishers, 2016.

[25] KOICHI W, MOHAMMADALI M S, MARIOS L, et al. Anatomy for plastic surgery of the face, head, and neck[M]. New York: Thieme Medical Publishers, 2016.

[26] JOE N. The art and science of facelift surgery[M]. Amsterdam: Elsevier, 2019.

[27] ROD J R, JAMES M S, EREZ D, et al. Facial danger zones: staying safewith surgery, fillers, and non-invasive devices[M]. New York: Thieme Medical Publishers, 2020.

[28] FRITZ E B. Facial rejuvenation[M]. New York: Thieme Medical Publisher, 2008.

[29] SKOOG T, TORD S. New methods and refinements[Z]. Almgrist and Wicksell International Stockholm, 1974: 300-330.

[30] MITZ V, PEYRONIE M. The superficial musculo-aponeurotic system (SMAS) in the parotid and cheek area[J]. Plastic and Reconstructive Surgery, 1976, 58(1): 80-88.

[31] CONNELL B F. Contouring the neck in rhytidectomy by lipectomy and a muscle sling[J]. Plastic and Reconstructive Surgery, 1978, 61(3): 376-383.

[32] DEDO D. "How I do it" : plastic surgery. Practical suggestions on facial plastic surgery. A preoperative classification of the neck for cervicofacial rhytidectomy[J]. Laryngoscope, 1980, 90(11 Pt 1): 1894-1896.

[33] ELLENBOGEN R, KARLIN J V. Visual criteria for success in restoring the youthful neck[J]. Plastic and Reconstructive Surgery, 1980, 66(6): 826-837.

[34] OWSLEY J Q J R. SMAS-platysma facelift. A bidirectional cervicofacial rhytidectomy[J]. Clinics in Plastic Surgery, 1983, 10(3): 429-440.

[35] FURNAS D W. The retaining ligaments of the cheek[J]. Plastic and Reconstructive Surgery, 1989, 83(1): 11-16.

[36] HAMRA S T. The deep-plane rhytidectomy[J]. Plast Reconstr Surg, 1990, 86(1): 53-61.

[37] STUZIN J M, BAKER T J, GORDON H L. The relationship of the superficial and deep facial fascias: relevance to rhytidectomy and aging [J]. Plastic and Reconstructive Surgery, 1992, 89(3): 441-449.

[38] WHETZEL T P, MATHES S J. Arterial anatomy of the face: an analysis of vascular territories and perforating cutaneous vessels[J]. Plastic and Reconstructive Surgery, 1992, 89(4): 591-603.

[39] YOUSIF N J, GOSAIN A, MATLOUB H S, et al. The nasolabial fold: an anatomic and histologic reappraisal[J]. Plastic and Reconstructive Surgery, 1994, 93(1): 60-69.

[40] CONNELL B F, MARTEN T J. The trifurcated SMAS flap: three-part segmentation of the conventional flap for improved results in the midface, cheek, and neck[J]. Aesthetic plastic surgery, 1995, 19(5): 415-420.

[41] MENDELSON B C. Extended sub-SMAS dissection and cheek elevation[J]. Clinics in Plastic Surgery, 1995, 22(2): 325-339.

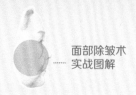

面部除皱术
实战图解

[42] SCHUSTER R H, GAMBLE W B, HAMRA S T, et al. A comparison of flap vascular anatomy in three rhytidectomy techniques[J]. Plastic and Reconstructive Surgery, 1995, 95(4): 683-690.

[43] STUZIN J M, BAKER T J, GORDON H L, et al. Extended SMAS dissection as an approach to midface rejuvenation[J]. Clinics in Plastic Surgery, 1995, 22(2): 295-311.

[44] GOSAIN A K, AMARANTE M T, HYDE J S, et al. A dynamic analysis of changes in the nasolabial fold using magnetic resonance imaging: implications for facial rejuvenation and facial animation surgery[J]. Plastic and Reconstructive Surgery, 1996, 98(4): 622-636.

[45] MARTEN T J. Facelift: planning and technique[J]. Clinics in Plastic Surgery, 1997, 24(2): 269-308.

[46] WHETZEL T P, STEVENSON T R. The contribution of the SMAS to the blood supply in the lateral face lift flap[J]. Plastic and Reconstructive Surgery, 1997, 100(4): 1011-1018.

[47] HAMRA S T. The zygorbicular dissection in composite rhytidectomy: an ideal midface plane[J]. Plastic and Reconstructive Surgery, 1998, 102(5): 1646-1657.

[48] PESSA J E, GARZA P A, LOVE V M, et al. The anatomy of the labiomandibular fold[J]. Plastic and Reconstructive Surgery, 1998, 101(2): 482-486.

[49] LITTLE J W. Three-dimensional rejuvenation of the midface: volumetric resculpture by malar imbrication[J]. Plastic and Reconstructive Surgery, 2000, 105(1): 267-285.

[50] LITTLE J W. Volumetric perceptions in midfacial aging with altered priorities for rejuvenation [J]. Plastic and Reconstructive Surgery, 2000, 105(1): 252-266.

[51] MOSS C J, MENDELSON B C, TAYLOR G I. Surgical anatomy of the ligamentous attachments in the temple and periorbital regions[J]. Plastic and Reconstructive Surgery, 2000, 105(4): 1475-1490.

[52] HAMRA S T. Correcting the unfavorable outcomes following facelift surgery[J]. Clinics in Plastic Surgery, 2001, 28(4): 621-638.

[53] RAMIREZ O M. Full face rejuvenation in three dimensions: a "face-lifting" for the new millennium[J]. Aesthetic Plast Surg, 2001, 25(3): 152-164.

[54] MENDELSON B C, MUZAFFAR A R, ADAMS W P J R. Surgical anatomy of the midcheek and malar mounds[J]. Plastic and Reconstructive Surgery, 2002, 110(3): 885-896.

[55] GOSAIN A K, KLEIN M H, SUDHAKAR P V, et al. A volumetric analysis of soft-tissue changes in the aging midface using high-resolution MRI: implications for facial rejuvenation[J]. Plastic and Reconstructive Surgery, 2005, 115(4): 1143-1152.

[56] FERREIRA L M, HORIBE E K. Understanding the finger-assisted malar elevation technique in face lift[J]. Plastic and Reconstructive Surgery, 2006, 118(3): 731-740.

[57] LITNER J A, ADAMSON P A. Limited vs extended face-lift techniques: objective analysis of intraoperative results[J]. Arch Facial Plast Surg, 2006, 8(3): 186-190.

[58] LAMBROS V. Observations on periorbital and midface aging[J]. Plastic and Reconstructive Surgery, 2007, 120(5): 1367-1376.

[59] ROHRICH R J, PESSA J E. The fat compartments of the face: anatomy and clinical implications for

cosmetic surgery[J]. Plastic and Reconstructive Surgery, 2007, 119(7): 2219-2227.

[60] DE CASTRO C C. Anatomy of the neck and procedure selection[J]. Clinics in Plastic Surgery, 2008, 35(4): 625-642.

[61] GASSNER H G, RAFII A, YOUNG A, et al. Surgical anatomy of the face: implications for modern face-lift techniques[J]. Archives of Facial Plastic Surgery, 2008, 10(1): 9-19.

[62] GRAF R, GROTH A K, PACE D, et al. Facial rejuvenation with SMASectomy and FAME using vertical vectors[J]. Aesthetic Plastic Surgery, 2008, 32(4): 585-592.

[63] MARTEN T J. High SMAS facelift: combined single flap lifting of the jawline, cheek, and midface[J]. Clinics in Plastic Surgery, 2008, 35(4): 569-603.

[64] ROHRICH R J, PESSA J E. The retaining system of the face: histologic evaluation of the septal boundaries of the subcutaneous fat compartments [J]. Plastic and Reconstructive Surgery, 2008, 121(5): 1804-1809.

[65] SCHAVERIEN M V, PESSA J E, SAINT-CYR M, et al. The arterial and venous anatomies of the lateral face lift flap and the SMAS[J]. Plastic and Reconstructive Surgery, 2009, 123(5): 1581-1587.

[66] SUNDINE M J, KRETSIS V, CONNELL B F. Longevity of SMAS facial rejuvenation and support[J]. Plastic and Reconstructive Surgery, 2010, 126(1): 229-237.

[67] TRUSSLER A P, STEPHAN P, HATEF D, et al. The frontal branch of the facial nerve across the zygomatic arch: anatomical relevance of the high-SMAS technique [J]. Plastic and Reconstructive Surgery, 2010, 125(4): 1221-1229.

[68] JACONO A A, PARIKH S S, KENNEDY W A. Anatomical comparison of platysmal tightening using superficial musculoaponeurotic system plication vs deep-plane rhytidectomy techniques[J]. Archives of Facial Plastic Surgery, 2011, 13(6): 395-397.

[69] MUSTOE T A, RAWLANI V, ZIMMERMAN H. Modified deep plane rhytidectomy with a lateral approach to the neck: an alternative to submental incision and dissection[J]. Plastic and Reconstructive Surgery, 2011, 127(1): 357-370.

[70] BRANDT M G, HASSA A, ROTH K, et al. Biomechanical properties of the facial retaining ligaments[J]. Archives of Facial Plastic Surgery, 2012, 14(4): 289-294.

[71] WONG C H, HSIEH M K, MENDELSON B. The tear trough ligament: anatomical basis for the tear trough deformity[J]. Plastic and Reconstructive Surgery, 2012, 129(6): 1392-1402.

[72] WONG C H, MENDELSON B. Facial soft-tissue spaces and retaining ligaments of the midcheek: defining the premaxillary space[J]. Plastic and Reconstructive Surgery, 2013, 132(1): 49-56.

[73] FELDMAN J J. Neck lift my way: an update[J]. Plastic and Reconstructive Surgery, 2014, 134(6): 1173-1183.

[74] PELLE-CERAVOLO M, ANGELINI M, SILVI E. Complete platysma transection in neck rejuvenation: a critical appraisal[J]. Plastic and Reconstructive Surgery, 2016, 138(4): 781-791.

[75] YANG H M, KIM H J, PARK H W, et al. Revisiting the topographic anatomy of the marginal mandibular branch of facial nerve relating to the surgical approach[J]. Aesthetic Surgery Journal, 2016, 36(9): 977-982.

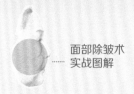
[76]　PELLE-CERAVOLO M, ANGELINI M, SILVI E. Treatment of anterior neck aging without a submental approach: lateral skin-platysma displacement, a new and proven technique for platysma bands and skin laxity[J]. Plastic and Reconstructive Surgery, 2017, 139(2): 308-321.

[77]　JACONO A A, ALEMI A S, RUSSELL J L. A meta-analysis of complication rates among different SMAS facelift techniques[J]. Aesthetic Surgery Journal, 2019, 39(9): 927-942.

[78]　MENDELSON B, WONG C H. Changes in the facial skeleton with aging: implications and clinical applications in facial rejuvenation[J]. Aesthetic Plastic Surgery, 2020, 44(4): 1151-1158.

附录

面部除皱术知情同意书

科室:	姓名:	性别: □男 □女	年龄: 岁	病案号:

工作单位: 联系电话:	家庭住址:

身份证号	
诊断		手术名称	
麻醉方式		切口类型	
手术替代方案	

（一）本手术是一种创伤性的治疗手段，一般来说该项治疗是安全的。但由于操作具有一定的风险性，在治疗操作中和其后可能会发生意外和并发症，现告知如下，包括但不限于：

1. 医师虽然尽了最大努力，但由于个人审美观的不同和当前医疗水平所限，面部年轻化手术不一定能完全满足求美者的要求，可能效果不尽如人意或出现并发症。

2. 术后求美者应严格遵从医嘱，若发现异常情况，应及时就诊，配合医师尽快处理，不得无故纠缠。

3. 术后手术部位恢复至自然状态需要一定时间（轻者 1~3 个月，重者可达 6 个月以上），并因年龄、体质、手术不同而有所差异，求美者应予以理解。

4. 求美者有精神病史或其他特殊病史的，术前应如实详细告知医师。若隐瞒病史而出现不良后果，由求美者本人负责。

5. 协议书由双方自愿签订。如发生医患纠纷，不履行签订意见，应到法律部门解决。

6. 有关手术的情况

（1）本人理解由于个人审美观不同和现行医疗水平所限，手术效果不一定能完全满足本人的要求。

（2）本人理解严格遵医嘱治疗若出现异常反应，应及时到医院就诊，以便进一步处理。

（3）本人理解术后手术部位肿胀需一定的时间恢复，根据个人年龄、体质、手术部位和手术类型的不同，恢复时间长短不一样。

（4）本人理解如有精神异常病史、瘢痕增生、出血倾向、药物过敏等不宜手术的情况，术前应如实告知医师。

（5）本人理解人体的两侧并不完全对称，因此手术也不能使两侧完全对称或一致。

（6）本人理解手术前后必须照相，相片将作为医院的病历资料，由手术机构保存，机构有权用于教学、学术交流，但不用作商业广告使用，医院负责保护本人的隐私权。

（7）本人理解应按照医师要求按时复诊，未按医师要求复诊或手术后时间超过 1 年，需要手术调整时，医院将按新诊就医者对待，所需一切费用由本人承担。

7. 一般手术风险

（1）出血：包括伤口及创面出血、血肿，可能需再次手术进行止血、清除血肿等。

（2）感染：伤口可因手术部位、手术难度、个人体质等特定原因而发生感染，需进行引流及相应治疗。

（3）瘢痕：术后可能会留下手术切口痕迹和手术部位瘢痕反应。瘢痕增生的程度和个人体质、手术部位、年龄等多种因素密切相关，而非手术医师能够人为控制和预测的。

（4）可能出现局部皮肤的色素沉着或色素脱失、红血丝等。

（5）任何手术麻醉都存在风险。任何药物都可能产生副作用，包括轻度的恶心、皮疹等症状，极少数情况下可能会出现较严重的不良反应。

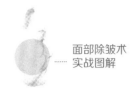

8. 除皱手术特殊风险

（1）术后一段时间内局部皮肤麻木及感觉迟钝、皮下硬结、局部凹凸不平整等，需待其自然恢复，必要时需要作进一步处理。

（2）切口周围有毛发稀疏的可能、发际线有轻度的改变。

（3）随着年龄的增长及皮肤的老化松弛，皱纹会再次出现，可考虑再次手术治疗。

（4）可能出现局部皮肤坏死，需换药或手术治疗。

（5）局部皱纹及皮肤的松弛情况存在个体差异，术后效果或有不同。

（6）术中损伤邻近血管、神经所带来的相应不良后果。

（7）术后提升紧致的组织可能出现一定程度再次松垂的情况。

（8）手术无法达到完美的效果，只能在原有基础上改善。

（9）本人理解根据本人的病情，可能出现以上特殊并发症或风险。一旦发生上述风险和意外，医师会采取积极应对措施。

（二）求美者知情选择

1. 医师已经告知将要进行的操作方式以及此次操作及操作后可能发生的并发症、风险和可能存在的其他治疗方法，并且解答了本人关于此次操作的相关问题。

2. 同意在操作中医师可以根据病情对预定的操作方式做出调整。

3. 理解操作需要多位医师共同进行。

4. 未得到操作百分之百成功的许诺。

5. 同意医师对手术切除的病变器官、组织或标本进行处置，包括病理学检查、细胞学检查和医疗废物处理等。

我已详细阅读以上内容，对医师、护士的告知表示完全理解，经慎重考虑，我决定同意做此项手术。

我授权_____医师在遇有紧急情况时，为保障我的生命安全实施必要的救治措施，并保证承担全部所需费用。

患者／法定监护人／委托代理人／签名：_____与患者关系（非患者本人需附有效证件复印件、授权文件）：

医生签名：

日期： 年 月 日 时

52检